Pflege zwischen Schutz und Freiheit

gelesen und zurück 7.11.02   S. Markuia

Deutsches Rotes Kreuz
Schwesternschaft Berlin
- Gemeinnützige Krankenhaus GmbH -
Krankenheim Mariendorf
Pflegedienstleitung
Britzer Str. 91, 12109 Berlin
Telefon: 8035-5300

WB IV   8/2002

Pflege zwischen Schutz und Freiheit

Das Selbstbestimmungsrecht
verwirrter alter Menschen

Manfred Borutta

Vincentz Verlag

Die Deutsche Bibliothek – CIP-Einheitsaufnahme
Ein Titeldatensatz für diese Publikation ist bei Der Deutschen Bibliothek erhältlich

Hinweis:
Sämtliche Angaben in diesem Buch entsprechen dem aktuellen Wissensstand. Dies entbindet den Benutzer jedoch nicht von der Pflicht, die getroffenen Maßnahmen in eigener Verantwortung entsprechend zu überprüfen und zu kontrollieren.

Bei zahlreichen der in diesem Buch aufgeführten Arnzeimittelnamen oder anderen Bezeichnungen, die ohne besondere Kennzeichnung versehen sind, handelt es sich um nach dem Warenzeichenschutzgesetz eingetragene Namen bzw. Bezeichnungen, die nicht ohne Genehmigung verwendet werden dürfen.

© 2000 Vincentz Verlag, Hannover
Das Werk einschließlich seiner Einzelbeiträge und Abbildungen ist urheberrechtlich geschützt. Jede Verwertung außerhalb der engen Grenzen des Urheberrechtsgesetzes ist ohne Zustimmung des Verlages unzulässig und strafbar. Dies gilt insbesondere für Vervielfältigungen, Übersetzungen, Mikroverfilmungen und die Einspeicherung und Verarbeitung in elektronischen Systemen.
Druck: Th. Schäfer Druckerei GmbH, Hannover
ISBN 3-87870-623-5

*Meinen Eltern,
Helene und Peter,
und ihrem selbstbestimmten Altwerden gewidmet*

Es widerspricht dem Prinzip der Selbstbestimmung, dem Abweichler nur wegen seiner Andersartigkeit die Freiheit zur Abweichung zu nehmen, solange er keinen anderen damit schädigt.

aus: „Probleme der Einwilligungsfähigkeit" Knut Amelung, 1995

Mein Dank gilt meiner Lebensgefährtin Monika für zahlreiche Anregungen, konstruktive Kritik zum Manuskript, für ihren Humor und ihr Verständnis.

Mein Dank gilt ebenfalls Sebastian, der wiedermal auf seinen Vater tagelang verzichten musste, was ihm manchmal jedoch ganz gelegen kam.

Pflege zwischen Schutz und Freiheit
Das Selbstbestimmungsrecht verwirrter alter Menschen

Vorwort 6

Einleitung 12

Teil A: Im Spannungsfeld zwischen Schutz und Freiheit 15

I. Der fesselnde Pflegealltag 15

1. Der alltägliche Umgang mit verwirrten alten Menschen
   – Von der Normalität des Unnormalen – 15
2. Das Verhalten der Verwirrten und die Haltung der Pflegenden .. 16
3. Das Festhalten an Ritualen und die Suche nach gültigen
   Standards 19
4. Die gesellschaftspolitischen Rahmenbedingungen und ihre
   Auswirkungen auf die Strukturen in den Altenpflegeheimen 23
5. Die berufspolitischen Bedingungen in der Altenpflege 27
6. Zwischen Pflegewissenschaft und Praxis:
   Die Ausbildungssituation 29
7. Exkurs: „fixierte Altenpflegeschülerin" und
   „fixierter Heimleiter" 32
8. Fixieren als Therapie? 34
9. „Mehr Bewegungsfreiheit"!
   – Die paradiesischen Versprechungen der Herstellerfirmen 37
10. Fixieren verwirrter alter Menschen
    – Untersuchungen zum Thema 40

**II. Fixierungen in den Altenheimen
– zwei Erhebungen im Vergleich** 42

1. Legalisierte Zwangshandlungen und legitimierte Zwanghaftigkeit 42
2. Zur sprachlichen Bedeutung: Was heißt „fixieren"? 43
3. Formen der Freiheitsentziehung in der Pflege 44
4. Sechs Jahre Betreuungsrecht: Was hat sich in der Praxis getan? .44
4.1. Erste Befragung zum Thema „Fixierung"
   in vier Altenheimen 1993 44

	Angegebene Gründe zur Fixierung 45
	Wissen um die Tatbestände der Freiheitsentziehung 46
	Ausbildung und Berufserfahrung der befragten MitarbeiterInnen 47
	Weitere Ergebnisse der Befragung aus 1993 47
4.2	Befragungsergebnisse aus der Praxis 1999 49
	Angegebene Gründe zur Fixierung 50
	Wissen um die Tatbestände der Freiheitsentziehung 50
	Ausbildung und Berufserfahrung der MitarbeiterInnen 51
	Weitere Ergebnisse der Befragung von 1999 52
4.3	Fazit der Befragungen 1993 und 1999 im Vergleich 54

III.	**Zur rechtlichen Situation** 57
1.	Das Wissen um die rechtliche Situation in der Pflege 57
2.	Freiheitsanspruch versus Schutzgedanke 57
3.	Bettgitter und Grundgesetz: Die rechtlichen Grundlagen des Selbstbestimmungsrechts 58
4.	Zum Unterschied von Freiheitsbeschränkung, -entziehung und -beraubung 60
5.	Die rechtlichen Grundlagen der Aufsichts- und Betreuungspflicht 62
6.	Das Betreuungsrecht 65
6.1	Vom Vormundschaftsrecht zum Betreuungsrecht 65
6.2	Leitgedanken des Betreuungsrechts 67
6.3	Voraussetzungen einer Betreuerbestellung 69
6.4	Der Betreuer: Pflichten, Aufgabenkreise und Haftung 71
6.5	Unterbringung, unterbringungsähnliche Maßnahmen und vormundschaftsgerichtliche Genehmigung nach dem BtG 75
6.6	Die Stellung des Betreuten 77
6.7	Die Kooperation zwischen Pflegenden, Betreuern und Vormundschaftsgericht 79
7.	Weitere gesetzliche Grundlagen 80
7.1	Das Pflegeversicherungsgesetz 80
7.2	Das Heimgesetz 82
7.3	Die Psychiatrie- und Unterbringungsgesetze der Bundesländer 85

IV.	Inhalt und Bedeutung des Selbstbestimmungsrechts verwirrter alter Menschen	88
1.	Aspekte der Selbstbestimmung	88
2.	Das Recht auf Selbstbestimmung und seine Einschränkung in der Pflegepraxis	94

V.	Die Betreuungs- und Aufsichtsverantwortung der Pflegekräfte	97
1.	Die Betreuungspflicht und die Betreuungsverantwortung der Pflegekräfte	97
2.	Die Aufsichtspflicht des Pflegekräfte	99
3.	Die Verkehrssicherungspflicht innerhalb und außerhalb von Pflegeeinrichtungen	101
4.	Verletzung der Aufsichts- und Betreuungspflicht durch Pflegekräfte	102
5.	Verantwortlicher Umgang mit den Grenzen der gesetzlichen Pflichten	104
6.	Die Aufsichts- und Betreuungspflichten in ihrer Anwendung im Pflegealltag	105

VI.	Die Voraussetzungen zur Zulässigkeit von Fixierungen	108
1.	Fixierung als „ultima ratio" der Pflegearbeit	108
2.	Die Einwilligung des Betroffenen	108
2.1	Einwilligungsfähigkeit	109
2.2	Aufklärung und Beratung	113
2.3	Einwilligungsunfähigkeit	116
2.4	Der mutmaßliche Wille entscheidungsunfähiger Menschen und die Patientenverfügung	119
3.	Der rechtfertigende Notstand	121
4.	Die vormundschaftsgerichtliche Genehmigung	122
5.	Die Genehmigungspflichtigkeit des Einsatzes von Medikamenten, von Untersuchungen und Heilbehandlungen durch den Arzt	123
6.	Die Dokumentationsverantwortung bei der Anwendung freiheitsentziehender und -beschränkender Maßnahmen	125

Teil B: Perspektiven zur Auflösung des Spannungsfeldes 128

VII. Das Berufs- und Pflegeverständnis 129

1. Ergebnisse aus den Befragungen 129
2. Der lange Schatten – Pflegegeschichte
   und Berufsverständnis 130
3. Das Selbstbestimmungsrecht als
   professionelle Aufgabe der Pflege 132
4. Gerontopsychiatrie und Recht 138

VIII. Die Haltung und Kompetenz der Pflegenden 142

1. Schlüsselqualifikationen für die Pflege 142
2. Weitere Kompetenzen im Umgang mit
   gerontopsychisch veränderten Menschen 146
2.1 Authentizität 147
2.2 Humor 148
2.3 Phantasie, Kreativität und Flexibilität 151
2.4 Abwägen und Entscheiden 152
2.5 Verantwortung übernehmen 153
3. Selbstpflege geht vor Fremdpflege 155
3.1 Der Umgang mit eigenen Aggressionen in der Pflege 155
3.2 Erfolge anders definieren 158
3.3 Der Umgang mit eigenen Grenzen –
    Selbst-Pflege-Planung 160
4. Die Anwendung der ultima ratio im Pflegealltag 165
5. Handeln in Notfallsituationen 167

IX. Die Institution Altenheim 169

1. Zwischen äußerem Anspruch und innerer Wirklichkeit 169
2. Lebenswirkliche Heimverträge 171
3. Pflegende sind Experten ihrer Arbeit 172
4. Pflegerisches Handeln an Werte orientieren
   – zum Umgang mit Standards 175
5. Wohnen heisst sich wohlfühlen 178
6. Risiken managen 183

X.	**Der verwirrte Mensch**	189
1.	Die Entdeckung der Langsamkeit – Ursachenklärung und Biographiebetrachtung: die Erkundung einer Landschaft	189
2.	Eigensinn tut gut! Oder: der Umgang mit dem Wohlbefinden	194
3.	Demenz und Verwirrtheit	196
4.	Das „störende" Verhalten dementer Menschen	206
5.	Individualität geht vor Methode – zum Umgang mit ROT, Validation, Snoezelen und anderen pflegerisch-therapeutischen Ansätzen	213
6.	Vertrautheit entwickeln	222
7.	Verwirrte ver-rückt sein lassen	224

Anhang ... 227

Fragebogen 1999 ... 227
Faxvordrucke zur Zusammenarbeit mit den Vormundschaftsgerichten ... 232
Stadieneinteilung der Alzheimer-Krankheit nach Reisberg ... 235

Literaturverzeichnis ... 239

Einleitung

Erster Ausgangspunkt des Zustandekommens dieses Buches ist eine Ausarbeitung, die im Rahmen einer Weiterbildungsmaßnahme 1993 von mir erstellt und die 1994 vom Vincentz Verlag unter dem Titel „Fixierung in der Pflegepraxis – Alternativen kennen – Selbstbestimmungsrecht achten" veröffentlicht wurde.

Die vorgenommene Themenwahl resultierte damals im Wesentlichen aus meiner mehrjährigen Praxis als Altenpfleger auf einer Pflegeetage eines Altenheims in Aachen sowie aus meiner Tätigkeit als Unterrichtsfachkraft und Kursleiter am Fachseminar für Altenpflege des Kreises Aachen.

Eigene Erfahrungen im Umgang mit verwirrten alten Menschen im Altenheim spielten hierbei eine ebenso große Rolle wie die Erfahrungen meiner Kollegen in der Pflegepraxis und der SchülerInnen am Fachseminar, die ich während ihrer Altenpflegeausbildung zu begleiten hatte.

Im tagtäglichen Umgang mit verwirrten alten Menschen im Altenheim haben wir uns im Team oft über unsere unterschiedlichen Sichtweisen ausgetauscht und ständig nach neuen, individuellen bewohnerorientierten Ansatzweisen in unserer Arbeit gesucht.

Oft jedoch ersetzten wir in der unmittelbaren Arbeit und im Dialog mit den Verwirrten diskursives durch intuitives Handeln.

Das heißt: In Gesprächen und in der alltäglichen Pflegearbeit ließen wir uns häufig eher von einer unmittelbaren Ahnung (intuitiv) leiten als von durchdachtem und festgelegtem (diskursivem) Handeln. Unsere hierbei gemachten Erfahrungen zeigen, dass dies durchaus dem Wohl des Verwirrten als auch dem eigenen Wohlbefinden der Pflegenden dienlich sein kann. Dennoch stieß dieses manchmal zu wenig reflektierte Vorgehen auf Grenzen und war letztendlich stark abhängig von der ethischen Grundeinstellung und dem Menschenbild des einzelnen Pflegenden.

An Empathie mangelte es uns nicht. Aber auch diese Empathie kann ein fundiertes Wissen um die Bedeutung der Selbstbestimmung verwirrter alter Menschen letztendlich nicht ersetzen.

Deshalb hielt ich es für unabdingbar, sich näher mit den rechtlichen Rahmenbedingungen unserer täglichen Arbeit als AltenpflegerInnen auseinanderzusetzen.

Einen weiteren Anstoß zu dieser Arbeit lieferten die Erfahrungen der SchülerInnen während ihres Berufspraktischen Einsatzes (BPA = „Praktikum") in verschiedenen Altenheimen. Für viele war die dort erlebte Praxis schockierend.

Aus ersten massiv emotional geprägten Reaktionen auf die vorgefundene „Praxis" in vielen Altenheimen entstand bei den SchülerInnen ein wachsendes Interesse an der praktischen, aber auch rechtlichen Bedeutung von Fixierungen.

Hierbei stellte ich insbesondere in der Diskussion mit älteren SchülerInnen (die bereits mehrere Jahre ohne Ausbildung berufstätig waren) eine Suche nach verbindlichen Handlungsmaßstäben fest.

Diese gesuchten Prinzipien sollten – so der ausgesprochene Wunsch dieser SchülerInnen – möglichst regelmäßig und verbindlich anwendbar sein.

Hierdurch entspann sich eine umfangreiche Diskussion über den Sinn und Zweck derartiger Handlungsmaßstäbe oder – wie ich es nenne – mehr oder weniger fragwürdiger Rezepte für den alltäglichen Umgang mit Dementen.

Durch die Praxisgespräche und die Besuche „vor Ort" lernte ich das „Innenleben" vieler Einrichtungen kennen. Hierbei spiegelten sich die Schilderungen der SchülerInnen in der Reflexion am Fachseminar praktisch wider.

Oft erlebte ich – auch bei langjährigen Mitarbeitern – ein auf einer massiven Unsicherheit basierendes Handeln im Umgang mit verwirrten Heimbewohnern.

Bewohner schienen in vielen Heimen reihenweise sediert, saßen in Rollstühlen mit Stecktischen und Gurten fixiert. Viele wurden bereits um 16.00 Uhr nachmittags ins Bett gelegt, erhielten dort um 16.30 Uhr ihre letzte Mahlzeit und waren bis zum Morgen ohne Nahrung!

Bettschürzen, Bauchgurte und Bettgitter sind damals wie heute in vielen Altenheimen an der Tagesordnung!

Viele Mitarbeiter scheinen im Umgang mit weglaufenden, schreienden, lallenden oder auch apathischen Bewohnern hoffnungslos überfordert.

Für die SchülerInnen im ersten Ausbildungsjahr stellten sich diese Situationen meist als abschreckend dar. Die meisten hatten sich jedoch nach wenigen Wochen (gezwungenermaßen) „akklimatisiert".

Wenn sie es auch „als nicht richtig empfinden" (Zitat), es mangelte ihnen – ebenso wie vielen ihrer langjährigen Berufskollegen an Wissen um die rechtliche Problematik und an praktischen Handlungsalternativen im Umgang mit Verwirrten.

Aufgrund dieser Erfahrungen habe ich das Selbstbestimmungsrecht des verwirrten alten Menschen sowie die Betreuungs- und Aufsichtspflichten der Pflegenden im Unterricht thematisiert.

Dieses auf die 94er Publikation aufbauende, aber erheblich erweiterte und aktualisierte Buch soll einen Beitrag zu einer größeren u. a. rechtlichen Transparenz, aber auch einen Beitrag zu einem anderen Umgang mit verwirrten alten Menschen liefern. Die aktuelle Gesetzgebung und Rechtsprechung wurde hierbei mit berücksichtigt.

Die unreflektierte Fixierung verwirrter alter Menschen stellt aus

meiner Sicht immer noch ein „finales Symptom" dar, ein äußeres Warnzeichen einer pflegerischen Kapitulation. Die Fixierung alter Menschen im Altenheim und zu Hause ist Ausdruck:
- mangelnder pflegerischer Alternativen,
- von Rechtsunsicherheiten der Beteiligten,
- von strukturellen Defiziten in den Einrichtungen.

Das vorliegende Buch widmet sich allen drei Ursachen und geht im zweiten Teil (B) gezielt auf mögliche Handlungsfelder der Pflegenden, der Institutionen und in Bezug auf die Verwirrten ein, ohne dabei in rezeptive Handlungsanweisungen für den Umgang mit gerontopsychisch veränderten Menschen verfallen zu wollen.

Im Gegenteil: Es ist mir ein Anliegen, Pflegende zum Wechsel vom norm-gerechten zum individuumorientierten Handeln zu ermuntern. Rezepte und Standards helfen im Umgang mit verwirrten alten Menschen wenig.

Das Buch wendet sich vor allem an Pflegekräfte, die täglich mit gerontopsychisch veränderten Menschen arbeiten und sicherlich einige der Fallbeispiele aus ihrer Praxis kennen.

Es richtet sich daneben aber ebenso an Leitungskräfte und Vorgesetzte, also insbesondere an die Heim- und PflegedienstleiterInnen in den stationären Einrichtungen der Altenpflege. Sie sind hinsichtlich ihrer arbeitsrechtlichen Fürsorgepflicht und ihrer Organisationsverantwortung in Bezug auf die MitarbeiterInnen gefordert, sowie in Bezug auf die HeimbewohnerInnen, ein Höchstmaß an Selbstbestimmung und Freiheit zu garantieren und dabei den Schutz der dementen Bewohner nicht aus dem Blick zu verlieren.

Des Weitern kann es Heimaufsichtsbehörden, Medizinischen Diensten der Pflegekassen, Vormundschaftsgerichten und Betreuungsvereinen eine unterstützende Hilfestellung bieten und hierbei Möglichkeiten und Alternativen zu den bekannten freiheitsentziehenden Maßnahmen aufzeigen sowie den Blick für den Umgang mit den Grenzen dieser Möglichkeiten schärfen.

Nicht zuletzt soll dieses Buch in der Aus-, Fort- und Weiterbildung der inhaltlichen Auseinandersetzung mit den Themen Selbstbestimmung im Alter, Freiheitsentziehung und Betreuungsverantwortung dienen.

Alle von mir verwendeten Namen sind frei erfunden!

Teil A: Im Spannungsfeld zwischen Schutz und Freiheit

„Freiheit ist ein Gut, das durch Gebrauch wächst, durch Nichtgebrauch dahinschwindet."

(Carl Friedrich von Weizsäcker)

I. Der fesselnde Pflegealltag

1. Der alltägliche Umgang mit verwirrten alten Menschen – Von der Normalität des Unnormalen

AltenpflegerInnen finden sich arbeitstäglich in Situationen wieder, die sonst kaum jemand ertragen möchte:

Sie sehen sich alten Menschen „ausgesetzt", die schreien, lallen, einnässen, Essen ausspucken, schlagen, weinen, weggehen wollen oder mit ihrem eigenen Kot spielen.

Sie sehen sich konfrontiert mit sexuellen Belästigungen, Gestank und einer ganzen Reihe unvernünftiger Handlungen.

Dabei sind sie gehalten, diese Verhaltensweisen 7 Stunden täglich (am Wochenende oft bis zu 10 Stunden), 12–14 Tage hintereinander auszuhalten, um dann vielleicht zwei Tage „ausspannen" zu können.

Verwirrte handeln anders als der Großteil der Menschen. Sie sind aus der uns vertrauten Welt ent-rückt in eine eigene, nicht mit logischem Denken erfassbare Welt.

Aber: Sie empfinden in der Regel ebenso sensitiv wie die sogenannten normalen Menschen auch!

Feinfühlig spüren sie, ob die Altenpflegerin sie ruppig oder sanft anfasst; ob sie wütend statt verständig reagiert.

Wenn sie unerwünscht sind, ziehen sie sich zurück. Ein Rückzug aus dem häufig kein Aus- oder Rückweg mehr führt.

Gerade in den ersten Tagen ihres Heimlebens wollen sie „nach Hause gehen".

Verwirrte alte Frauen wollen abends für ihren Mann (der längst verstorben ist) kochen, „weil dieser doch von der Arbeit kommt".

Der 90-jährige Bewohner möchte mit der Pflegerin „mal gerne bumsen".

Weil er keinen Raum für sich hat, seine Intimsphäre nicht wahren kann, onaniert er im Mehr-Bett-Zimmer, während die Zimmertüre offen steht.

Pflegende sind mit diesen Verhaltensweisen und dem Druck, irgend wie handeln zu müssen, alleingelassen und überfordert. Sie empfinden Ekel oder Ablehnung.

Sie agieren täglich unter dem Zwang, diese und andere Verhaltensweisen nicht zulassen zu dürfen.

In dieser unerträglichen Situation richten sie sich und die Bewohner oft zugrunde.

Ständig müssen sie die Bewohner vor sich selbst und vor ihren Mitbewohnern „schützen".

Überall lauert Gefahr oder – mindestens ebenso erheblich – zusätzliche Arbeit; weil Herr Schmitz sich z. B. selber den Katheter ziehen will und Frau Noppeney im Nachthemd das Haus verlassen möchte.

Die in diesen Konflikten auftretenden (beiderseitigen) Aggressionen scheinen vorprogrammiert und unausweichlich.

2. Das Verhalten der Verwirrten und die Haltung der Pflegenden

Wenn Sie als vollkommen unbedarfter Mensch ein Altenheim betreten, werden Sie bei genauerem Hinsehen nicht selten eine Inkongruenz (Unstimmigkeit) feststellen, die wie folgt aussehen kann:

Zwischen blankgeputzten Stationswänden und -fluren begegnen Ihnen schreiende, stöhnende, spuckende, einnässende, kratzende, weglaufende, lallende und oft unangenehm riechende Menschen.

Charakteren, denen Sie, so wie sie sind, in dieser eigenwilligen Ausprägung und in dieser Anzahl an kaum einem anderen Ort innerhalb unserer Gesellschaft begegnen können.

Das Verhalten dieser sogenannten Verwirrten irritiert. Eine Handlung erscheint Ihnen unvernünftiger als die andere:

– Herr Meyer rupft die Blumen aus dem Topf und kostet mal die Blumenerde;
– Herr Müller rührt stundenlang in seinem Kaffee, bis die Tasse leergerührt ist und alles über den Tisch gelaufen ist;
– Frau Noppeney zieht sich mitten auf dem Stationsflur ihre Bluse aus;
– Herr Rößler steckt sich ein Stück Seife in den Mund und kaut fleißig darauf herum;
– Frau Winkler verabschiedet sich abends von den MitbewohnerInnen und Pflegekräften mit dem Hinweis, dass sie nun ihrem Mann (der seit über 10 Jahren tot ist) das Abendbrot herrichten muss;
– Herr Breuer wandert tagtäglich mit dem Kompressor der Anti-Dekubitusmatratze über den Flur und bindet ihn an die Handläufe an.

Ebenso spannend stellt sich in diesem Panoptikum mit dem Titel „Altenheim" die Beobachtung so

mancher Pflegekräfte dar. Wie gehen sie mit diesen Verhaltensweisen um?
- Pflegekräfte schaffen realitätsorientierende Kalender an – die von den Verwirrten nicht beachtet werden;
- Sie aktivieren und rehabilitieren, sie motivieren, was das Zeug (und ihre eigene Psyche) hergibt – und die Verwirrten lachen über irgendetwas, was logisch nicht mehr nachvollziehbar und erfassbar ist;
- Viele Pflegende mühen sich ab, bauen realitätsorientierende Brücken in die verwirrte Welt und erwarten nun, dass die Verwirrten über diese Brücken in die ach so attraktive und reale Welt der Pflegenden kommen. Nur – die wollen nicht so recht;

Stellen Sie sich im Folgenden mal vor, die in vielen Altenheimen täglich ablaufenden realitätsorientierenden, aktivierenden, aber häufig auch erziehenden Reaktionen der Pflegenden würden außerhalb des „Panoptikums Altenheim" – im sogenannten normalen Leben stattfinden:
- In einem noblen Restaurant würde der Kellner mit der Frage an sie herantreten: „Haben Sie Ihr Gebiss dabei, oder mögen Sie passierte Kost?"
- Sie bekommen von Ihrem Arzt wegen einer Erkältung oder aus einem anderen Grund übel schmeckende Medikamente verordnet, die sie jedoch nicht einnehmen wollen. Ihr Lebenspartner mischt sie Ihnen deshalb heimlich in Ihr Essen.
- Ihr Nachbar betritt – nach einem kurzen Anklopfen – spontan Ihre Wohnung mit dem Hinweis, es sei ihm letztens eine gewisse Unordnung in Ihrer Wohnung aufgefallen und er werde deshalb nun mal kurz aufräumen. Er beginnt in Ihren Schränken zu kramen und wirft einige Sachen, von denen er meint, die müssten in den Abfall, fort.
- Wechseln Sie Ihrem Lebenspartner nachts um 2.00 Uhr mal eine Woche lang regelmäßig die Unterwäsche – wie dies im Nachtdienst mit inkontinenten Dementen häufig immer noch geschieht. Was denken Sie, wie lange Ihr Partner dies mitmacht?
- Ihre Familie hat beschlossen, mit Ihnen ein sogenanntes Toilettentraining durchzuführen und verlangt ab sofort von Ihnen, alle drei Stunden regelmäßig einen kontrollierten Toilettengang.

Sie werden natürlich sagen, was für ein Blödsinn, wer verlangt so etwas schon, wer macht dergleichen denn?

In vielen Altenheimen ist dies jedoch nach wie vor Alltag. Hier wird das Unnormale zur Normalität. Verhaltensweisen, wie sie kein Mensch ertragen oder hinnehmen würde, sehen sich Demente tagtäglich ausgesetzt.

Das ständige Kompensieren müssen von irgendwelchen Defiziten, das andauernde Unterstützen und Helfenmüssen kann für Pflegende ganz schön nervenaufreibend sein.

Es kann durchaus wütend machen, wenn Pflegende das Abendbrot mit immer neuen Feinheiten und Raffinessen herzurichten bemüht sind – aber Frau Müller lieber nach Hause zu ihrem (verstorbenen Mann) möchte, um mit ihm zu essen.

Es kann aggressiv machen, wenn Verwirrte
- ihre Medikamente nicht nehmen wollen,
- ständig rufen „Schwester, Schwester …" oder „Hilfe, Hilfe …",
- oder andauernd monoton jammern „Ich kann nicht mehr, ich kann nicht mehr …",
- wenn sie ständig weglaufen wollen,
- sich nicht waschen lassen wollen,
- Pflegekräfte schlagen oder treten.

Dauernd muss man Verwirrte vor sich selber und vor anderen schützen. Und dabei sich selber als Pflegekraft auch noch schützen.

Eine dreifache Kontrollaufgabe, die schnell zur fürsorglichen Belagerung führen kann.

Die Rollenverteilung scheint klar und eindeutig: Die Verwirrten und Verrückten sind auf der anderen Seite: es sind natürlich immer die BewohnerInnen.

Pflegekräfte sind in der Welt der Vernunft verhaftet und redlich darum bemüht, die Verwirrten über die Brücken der Realitätsorientierung in die vernünftige Welt zu holen. Nur sind diese Brücken nicht gerade fundiert und standfest, sie sind allzu häufig auf dementiellem Treibsand errichtet.

Erfolge verspüren Pflegende bei ihrer Arbeit, bei ihrem täglichen Abmühen selten, wie das folgende Beispiel aus dem Pflegealltag dokumentiert:

Herr Engels kippt ständig den Kaffee auf den frisch geputzten Fußboden in der Caféteria des Altenheims.

Ein eher *erziehender* Pfleger versucht autoritär zu belehren:

„Herr Engels, wenn Sie das noch einmal machen, dann kommen Sie nicht mehr aus Ihrem Zimmer" (dann kippt er den Kaffee eben in seinem Zimmer auf den Boden).

Ein eher *verstehender* Pfleger versucht zu klären:

„Herr Engels, warum machen Sie das eigentlich?

Schauen Sie mal – wenn Ihnen die Kaffeetasse zu schwer ist, dann heben Sie die Tasse doch mit beiden Händen an."

Herr Engels hierzu:

„Äh ja…" dann kippt er den Kaffee beidhändig auf den Boden.

Auf den beobachtenden Außenstehenden mag dies geradezu kabarettistisch wirken. Für die beteiligten Pflegekräfte sind solche Situationen kaum lange aushaltbar.

Selbst dann nicht, wenn sie kleine „Erfolge" erzielen, indem
- die ständig lallende Frau Meyer

hin und wieder ihren eigenen Namen ausspricht,
- Herr Schmitz statt Blumenerde mal richtig zu Mittag isst,
- Herr Müller mal nicht ins Waschbecken pinkelt.

Wenn Pflegende ständig mit leistungs- und normorientierten Ansätzen in einer Welt voller Unnormalem agieren; wenn sie hier ihr sozialisiertes Grundverständnis von „Erfolg" in der Pflege und Betreuung gerontopsychisch veränderter Heimbewohner nicht verändern, schaffen sie sich selber ihre Erfolglosigkeit, frustrieren und brennen letztendlich aus, obschon sie doch oft „mit Feuer und Flamme" ihre berufliche Laufbahn begonnen haben.

3. Das Festhalten an Ritualen und die Suche nach gültigen Standards

In Situationen, die für die Pflegekräfte belastend sind, wird zunächst belehrt: „Lassen Sie den Katheter los"!
Bald wird gemaßregelt und gedemütigt.
Es entstehen geradezu „pawlowsche Reaktionsweisen", die im Dauerkonflikt mit den Verwirrten erworben wurden:
- Herr Müller verweigert seine Medikamente.
Reaktion der Pflegenden: Sie werden ihm als „Schnaps" angedreht oder dem Pudding beigemischt.
- Frau Schmitz will nach Hause gehen.
Reaktion: Die Stationstüren werden abgeschlossen oder mit Sitzmöbel verbarrikadiert.
- Daraufhin läuft Frau Schmitz durch alle Zimmer und sucht nach einem Ausweg.
Reaktion: Sie wird im Zimmer eingesperrt oder an den Stuhl gegurtet.
- Herr Kannenbecker schmiert nachts mit seinem Kot.
Reaktion: Man bindet ihn mit einer Bettschürze fest; Hände obendrauf.

Das Kontrollbedürfnis der Pflegenden in Bezug auf das Verhalten der Bewohner ist ausgeprägt.

Mit Verstehen-wollendem *Beobachten* oder gar einem fachlich orientierten bewussten und vor allem empathischen *Wahrnehmen* hat diese Kontrolle nichts zu tun.

Aus einem falsch verstandenen Schutzgedanken heraus werden verwirrte Bewohner, die sich wie oben beschrieben verhalten, fixiert und unter psychischem Druck an der Ausübung ihres eigenen Willens gehindert.

Aber es sind nicht nur solch gravierende Einwirkungen, die das Leben der Verwirrten und die Arbeit ihrer Betreuer mit ihnen zur Hölle werden lassen.

Alltäglich und regelmäßig greifen Pflegende in die Handlungsautonomie Verwirrter ein. Dies geschieht in der Regel völlig unbewusst und ohne böse Absicht.

- Ob sie morgens (oder am Abend vorher) die Kleidungsstücke aus dem Schrank des Bewohners nehmen, um sie ihm morgens anzuziehen, ohne ihn dabei zu fragen, was er eigentlich anziehen möchte,
- ob sie ihn so waschen und rasieren, wie sie es für richtig erachten,
- oder sie das Frühstück nach ihren Vorstellungen zubereiten,
- ob sie Bewohner abends um 19.00 Uhr ins Bett legen,
- ob sie über die Verwendung seines Barbetrags („Taschengeld") entscheiden.

Ständig greifen sie in das Selbstbestimmungsrecht der verwirrten Bewohner ein.

Natürlich ist der verwirrte Bewohner in seiner Selbstbestimmungs*fähigkeit* eingeschränkt, das *Recht* zur Selbstbestimmung bleibt ihm dennoch erhalten, auch wenn die Wahrnehmung und Ausübung seines Selbstbestimmungsrechts durch ihn selber natürlich auf Grenzen stößt (s. dazu Kap. VI).

Nicht bewusst gemachte Unsicherheit der Pflegenden im Umgang mit verwirrten alten Menschen und unausgesprochene Hilflosigkeit im Umgang mit den Verhaltensweisen Dementer werden kompensiert, indem zu Ritualen gegriffen wird.

Festgelegte Handlungsabläufe sollen wieder Sicherheit geben, wo sich ansonsten Unsicherheit breitmachen könnte.

Standardisierte oder auch kollektive (früh- oder spätschichtbezogene) Rituale dienen in Situationen, die Angst auslösen können oder den Entscheidungsdruck erhöhen (wenn z. B. ein Bewohner zielstrebig das Haus verlassen will), der eigenen Stabilisierung oder vor allem der Stabilisierung des mühevoll, oft über Jahre aufgebauten Stationssystems.

Starre hierarchische Ordnungsprinzipien und ein mangelnder Fachkräfteanteil gehen in vielen Einrichtungen häufig einher mit pflegerischer Einfaltslosigkeit auf den Etagen. Phantasie und Toleranz verkommen zu marginalem Schmückwerk. Dahindämmernde Bewohner auf den Fluren und in den Aufenthaltsräumen sind der sichtbare Ausdruck eines solchen Leitbildes der Verwahrung.

AltenpflegeschülerInnen begegnen in solchen Einrichtungen häufig Killerphrasen wie: „Theorie und Praxis sind eben zwei Paar unterschiedliche Schuhe!" „Das haben wir hier schon immer so gemacht, und es funktioniert auch heute noch!"

Rituale sind sicherlich wichtig für uns Menschen. Sie geben Sicherheit und bieten uns in der Arbeit ein gewisses Maß an Verlässlichkeit.

Ein normiertes bzw. standardisiertes Handeln führt jedoch dazu, dass Pflegende aus ihrer Hilflosigkeit im Umgang mit verwirrten alten Menschen heraus sich ständig auf der

Suche nach rezeptiven Handlungsanleitungen befinden. Sie verfahren nach festgelegten Schemen und setzen einmal eingeübtes und in Einzelsituationen durchaus bewährtes Verhalten gerne fort, wiederholen es ständig, um einen einmal erfahrenen Erfolg erneut zu verspüren.

Im Umgang mit verwirrten alten Menschen kann dieses fragwürdige Verständnis von Routine jedoch auf Dauer zu einem ausgeprägten Macht-Ohnmacht-Verhältnis führen. Es wird nicht mehr hinreichend reflektiert, „schütze ich Frau Schmitz, wenn ich sie daran hindere das Haus oder die Station zu verlassen, oder beschneide ich ihre Freiheit?"

Das besonders mit dem Pflegeversicherungsgesetz in Mode gekommene Aufstellen von Standards macht die Symbiose des Umgangs mit Ritualen und des Griffes nach Standards sehr deutlich.

In ein hierarchisch geprägtes Gefüge passt es gut hinein, Standards für die MitarbeiterInnen oder auch von ihnen selbst auf der Mikroebene erstellen zu lassen. Auch hierbei soll natürlich Sicherheit (bei pflegerischen Fertigkeiten) vermittelt werden.

Dabei kann zumindest von ausgebildeten Pflegefachkräften verlangt werden, dass sie diese alltäglich durchzuführenden Handgriffe und Handlungen souverän und eigenverantwortlich wahrnehmen. Wie eine Intimpflege vorzunehmen ist, das sollte eine Pflegefachkraft schon innerhalb ihrer Ausbildung erlernt haben. Die Verpflichtung zur ständigen Fortbildung (auch durch das Lesen von Fachzeitschriften) ist der Pflege immanent.

Welcher Handwerkergeselle lässt sich von seinem Meister anhand von Checklisten vorgeben, wie er welche Schraube wann zu verwenden hat und wann welches Werkzeug wie einzusetzen ist?

Es macht hingegen durchaus Sinn, Pflegehilfskräfte mit entsprechenden Leitfäden und Pflegefachbüchern vertraut zu machen; das Rad muss aber auch hier nicht stets neu erfunden bzw. verschriftet werden.

In der Pflege scheint – historisch gewachsen und geprägt – die Vorstellung immer noch vorzuherrschen, „die da oben sagen uns hier unten, wo und wie es lang zu gehen hat".

Ein derartig devotes Verständnis bei der Arbeit mit Standards stellt nicht nur ein sehr zeit- und arbeitsaufwendiges Unterfangen dar, es suggeriert zudem eine Sicherheit, die ich als Pflegender de facto nur dann erlange, wenn ich mich in der Wahrnehmung meiner Eigenverantwortung übe, wenn ich gewisse Schlüsselqualifikationen erlerne, die für das Arbeiten mit gerontopsychisch veränderten Menschen (über-)lebenswichtig sind (s. Kap. VIII).

Standards, die wertorientiert die zu betreuenden Menschen und deren Lebensqualität im Blick haben und damit einen eher ganzheitlichen Ansatz verfolgen, sind dem gegenüber sehr sinnvoll und hilfreich. Klie/Ramin/Harris haben hierzu einen aus Großbritannien übertragenen äußerst interessanten Ansatz in ihrem Buch „Heime zum Leben – Wege zur bewohnerorientierten Qualitätssicherung"[1] geliefert, der unbedingt in der BRD in Theorie und Praxis weiterverfolgt werden sollte.

Im Vordergrund des hier gewählten Ansatzes stehen Pflegeprinzipien, die sich an sechs Grundwerten – Wahlfreiheit, Rechtssicherheit, Selbstverwirklichung, Unabhängigkeit, Privatheit und Würde – messen lassen müssen.

Die Selbstbestimmung des Heimbewohners steht hierbei im Zentrum dieser Prinzipien, die sich in der Pflegepraxis, im Raumangebot für die Bewohner, in der Anzahl und der Qualifikation des Personals, in der Dokumentation der Arbeit etc. niederschlagen und wiederfinden lassen müssen.

Gerade wenn Verwirrte Entscheidungen treffen, die wir selber als unnatürlich, unnormal und nicht nachvollziehbar betrachten; gerade dann kommt es häufig zu den Konfliktsituationen, weil sich die Frage stellt: Können diese Verwirrten denn noch selbstbestimmt entscheiden oder müssen wir nicht für sie – als Anwalt ihrer Interessen – entscheiden?

Die Unvernünftigkeit der Handlung wird bei den Pflegenden zum Anlass genommen, den Verwirrten vor sich selbst „schützen" zu wollen.

Dabei treffen Raucher z.B. bei jeder Zigarette, die sie sich anzünden, auch eine Entscheidung, die nachweisbar unvernünftig ist und ihre Gesundheit ruinieren kann.

Dennoch geht niemand im Sinne eines wohlgemeinten Selbstschutzes gegen einen Raucher vor.

Wichtig
Das Motiv, dem Verwirrten helfen zu wollen, legitimiert noch lange keine die Freiheit des Betroffenen einschränkende Maßnahme![2]

Verwirrte sind in ihrer Entscheidungsfähigkeit eingeschränkt. Häufig können sie die Folgen ihres Handelns nicht abschätzen oder beurteilen. „Deshalb entscheiden andere ständig, wie weit der Freiheitsspielraum der Betroffenen gehen darf."[3]

Jedoch liegt das Problem nicht in der fehlenden oder eingeschränkten Wahrnehmung der Selbstbestimmung des Verwirrten – sie ist Realität –, sondern vielmehr in der Frage, ob und wenn ja, in welcher Form und wie weitgehend durch Pflegende in das Leben verwirrter alter Menschen einerseits tatsächlich eingegriffen wird und andererseits eingegriffen werden darf.

---

1 Klie, Ramin, Harris: „Heime zum Leben" Vincentz Verlag, 1995
2 Th. Klie: Rechtskunde, 6. Auflage, 1997
3 zitiert nach E. Schützendorf, 1993

Auch hierbei helfen rezeptive Standards wenig.

Bereits die Führung eines vollwertigen Dialogs, bei dem beide – Pflegende ebenso wie Pflegebedürftige – ihre Interessen und Wünsche artikulieren können, ist nicht oder nur bedingt möglich.

Aus dem Blickwinkel einer kommunikativen Ethik gehen wir dann human miteinander um, wenn wir den anderen als individuelle Persönlichkeit respektieren und seinen Bedürfnissen und Interessen grundsätzlich dieselbe Berechtigung zubilligen wie den unsrigen.[4] Gerade hier bedeutet Kommunikation im Umgang mit Verwirrten das mühselige Aushandeln von Kompromissen.

Es gilt die Paradoxie aufzulösen, wie unter ungleichen Bedingungen grundsätzlich Gleichheit und Wechselseitigkeit verwirklicht werden können.[5]

Dies erfordert von Pflegenden, dass sie ihre faktisch vorhandene Macht nicht zur Unterdrückung des verwirrten alten Menschen ausspielen.

Sie müssen, um eine Beziehung vollständiger Wechselseitigkeit aufzubauen, als Anwalt des verwirrten Menschen denken und handeln. Dies setzt ein Höchstmaß an Reflexionsvermögen voraus, weil von dem verwirrten Bewohner i. d. R. keine adäquate Reaktion auf die Handlungen der Pflegenden ausgeht.

Immer wieder müssen sich Pflegende fragen, ob sie einfach über den verwirrten Menschen hinweg entscheiden oder ob sie versucht sind, sich mit ihm soweit wie möglich auseinanderzusetzen.

So stehen AltenpflegerInnen jeden Tag erneut im Spannungsfeld zwischen ihren (eigenen) Schutzgedanken und dem Freiheitsanspruch der verwirrten Bewohner. Jeden Tag geht es dabei darum, die Grenzen der Betreuung neu zu definieren und festzulegen.

4. Die gesellschaftspolitischen Rahmenbedingungen und ihre Auswirkungen auf die Strukturen in den Altenpflegeheimen

Vor dem Hintergrund fehlenden (qualifizierten) Personals und der derzeitigen Bewohnerstruktur in den Heimen scheinen viele „Therapie-Konzepte" bzw. „neue Wege in der Altenpflege" wie eine Forderung nach der Quadratur des Kreises.

Die Heime (und damit die MitarbeiterInnen) müssen seit mehr als 15 Jahren mit entscheidenden Veränderungen in ihrer Bewohnerstruktur umgehen:
1. das Einzugsalter der Heimbewohner wird ständig höher,
2. die Pflegebedürftigkeit der Bewohner nimmt rapide zu,
3. es ziehen verstärkt gerontopsychisch veränderte alte Menschen ein,

---

[4] ebenda
[5] ebenda

4. die individuelle Aufenthaltszeit der im Heim lebenden Menschen wird kürzer,
5. der Anteil der Sterbenden steigt im Heim an.

Diese in vollem Umfang seit langem manifesten Veränderungen werden die unmittelbar Betroffenen (Angehörigen und Pflegenden) erdulden und erleiden, nötige Konsequenzen werden jedoch berufs- wie gesellschaftspolitisch keine gezogen.

Im Gegenteil: Die Pflegeversicherung hat die beschriebenen Entwicklungen im stationären Bereich noch verschärft.

Zwar sollen die Wünsche des Pflegebedürftigen berücksichtigt werden (§ 2 SGB XI), jedoch soll ihnen nur soweit entsprochen werden, wie sie angemessen sind. Konkret sieht dies so aus, dass mit der erbrachten Pflegeleistung der Pflegebedürftige nicht bevormundet werden darf. Der Rahmen ist dort zu sehen, wo die Leistungen des SGB XI ihn faktisch festsetzen: im Wesentlichen bei den Sachleistungen (§ 36 SGB XI), dem Pflegegeld für zu Hause lebende Pflegebedürftige (§ 37 SGB XI) und den Kombileistungen (§ 38 SGB XI); also irgendwo zwischen 400,– DM (Geldleistung für selbstbeschaffte Pflegehilfe in Pflegestufe I) und 3.300,– DM (Sachleistung für höchstens 5 % der Pflegebedürftigen der Stufe III, die als Härtefall anerkannt sind).

Der Vorrang der häuslichen Pflege vor der stationären Pflege wird als eines der wesentlichen Ziele der Pflegeversicherung bereits in § 3 SGB XI festgeschrieben (in Anlehnung an § 3a BSHG). Wo eine angemessene Pflege und Betreuung nicht mehr gewährleistet ist, sind die Grenzen der ambulanten Versorgung zu sehen. Der Medizinische Dienst der Pflegekassen (MDK) hat in solchen Situationen auf den Einsatz professioneller ambulanter Dienste hinzuwirken oder auf die Möglichkeit stationärer Pflege.

Wählen hingegen Pflegebedürftige vollstationäre Pflege, obwohl diese nach Feststellung durch die Pflegekasse nicht erforderlich ist, so erhalten sie im Altenheim lediglich einen „Zuschuss" zu den pflegebedingten Aufwendungen, der in seiner Höhe die Sachleistungen in der ambulanten Pflege (§ 36 Abs. 3) nicht überschreiten darf (s. § 43 Abs. 4 SGB XI).

Des Weiteren bleibt auch nach fast vier Jahren Pflegeversicherung im stationären Bereich festzustellen, dass die Aufwendungen für die Betreuung der gerontopsychisch veränderten Heimbewohner leistungsmäßig nicht von der Pflegeversicherung übernommen werden. Laut Koalitionsvertrag der rot-grünen Bundesregierung soll dies jedoch im Laufe der jetzigen Legislaturperiode erneut überprüft werden (Pkt. VI. 7 des Koalitionsvertrages vom 20. Oktober 1998). Ebenso soll die fragwürdige Finanzierung der medizinischen Behandlungspflege im stationären Bereich aus den pauschalierten Sachleistungsbeträgen nach § 43 SGB XI überprüft werden. Bis zum 31. 12. 2001 bleibt diese Ungleichbehandlung von ambulant und stationär betreuten Pflegebedürftigen jedoch zunächst gesetzlich festgeschrieben. Damit bleibt krankenversicherten Heimbewohnern, die jahrzehntelang Beiträge zur Versicherung gezahlt haben, die entsprechende Gegenleistung mit dem Einzug in ein Altenpflegeheim weiterhin versagt.

Ca. 24 % der vom MDK überprüften Pflegeheimbewohner sind in Stufe 0 eingestuft und damit nicht pflegebedürftig im Sinne des SGB XI[6]. Sie erhalten somit keine Sachleistung nach § 43 SGB XI. Für zu erbringende Pflegeleistungen müssen sie selbst aufkommen bzw. der Sozialhilfeträger.

Die Folgen für die MitarbeiterInnen und die Einrichtungen selbst sind dementsprechend problematisch bis katastrophal.

Der unmittelbare Zusammenhang zwischen Überlastung des quantitativ wie qualitativ unterrepräsentierten Personals und der Einschränkung des Selbstbestimmungsrechts der Bewohner kann in Ansehung der Realitäten des Pflegealltags nicht bestritten werden.

Es besteht damit eine unzweifelhafte Kausalität zwischen dem Leistungsrecht der Pflegeversicherung und der Qualität der Pflege in den stationären Einrichtungen.

Sicherlich ermangelt es auch an einem in der Praxis allgemein anerkannten Stand von Pflege(qualität). Eine entsprechende wissenschaftliche Diskussion ist in Deutschland bislang noch nicht hinreichend etabliert.

Demzufolge findet sich in den „Gemeinsamen Grundsätzen zur Qualität und Qualitätssicherung", die auf der Grundlage des § 80 SGB XI von
- der Vereinigung der Träger der vollstationären Pflegeeinrichtungen auf Bundesebene
- der Bundesarbeitsgemeinschaft der überörtlichen Sozialhilfeträger
- der Bundesvereinigung der Kommunalen Spitzenverbände und
- den Spitzenverbänden der Pflegekassen

im Oktober 1996 für den stationären Bereich erstellt wurden, dann auch folgende Formulierung:

„Die Pflege wird fachlich kompetent nach den allgemein anerkannten pflegewissenschaftlichen Erkenntnissen, bedarfsgerecht und wirtschaftlich erbracht."

Klie weist zu Recht darauf hin, dass im Gegensatz zur Standardformulierung in der Krankenversicherung (SGB V), die Versorgung kranker Menschen nicht dem „allgemein anerkannten", sondern dem *aktuellen Stand von Medizin und Pflege* entsprechen muss. Er sieht eine Gefahr darin, dass in der Diskussion über die Pflegequalität in

---
6 Quelle: Th. Klie: Pflegeversicherung, 4. neubearbeitete Auflage, Vincentz-Verlag 1998, S. 36

Altenpflegeheimen technisch-medizinische Aspekte zu hoch, andere schwerer beschreibbar und berechenbare Aspekte der Hilfe und Zuwendung eher gering gewertet werden.[7]

Heimleitungen sind mit diesen Entwicklungen und dem bisherigen politischen Stillstand häufig überfordert. Dies gilt insbesondere da, wo die Leitungsfunktion von Personen wahrgenommen wird, deren berufliche Qualifikation mehr als fragwürdig erscheint.

„Der Fisch stinkt vom Kopf her!" – Heim- und PflegegruppenleiterInnen, die nicht über die nötige Kompetenz verfügen, schaffen sich häufig die zu dieser fehlenden Kompetenz gehörenden Strukturen in ihren Häusern.

Qualifiziertes Personal hat da oft keine Chance zur Veränderung. Frustration und hohe Fluktuation sind die Folgen.

Die Aufgabe der Pflegeschlüssel für den stationären Bereich mit Inkrafttreten des SGB XI und die damit einhergehende Festsetzung prospektiver Pflegesätze und entsprechender Budgets gewährleistet den Einrichtungsträgern zwar einerseits einen größeren Gestaltungsraum bei der Bewirtschaftung ihrer Altenpflegeheime, andererseits bleibt jetzt nur noch die gesetzliche Vorgabe der Heimpersonalverordnung zu erfüllen, wonach (bei mehr als 20 nicht-pflegebedürftigen oder vier pflegebedürftigen Heimbewohnern) mindestens jeder zweite Beschäftigte eine Pflegefachkraft sein muss.

Diese zunächst bis spätestens zum 30. September 1998 zu erfüllende Anforderung ist nunmehr – noch durch Beschluss des alten Bundeskabinetts – bis zum 30. September 2000 zu erfüllen. Viele Heime sind von dieser Quote Lichtjahre entfernt und werden sie auch bis dahin nicht erreichen. Nicht zuletzt die Trägerverbände wirken weiterhin auf eine Aufweichung hin. Im Frühjahr 1998 wäre ihnen dies auch beinahe gelungen. Die zuständige Ministerin Nolte wollte die Anforderungen der Heimpersonalverordnungen sogar ganz streichen und es „den Kräften des freien Marktes" überlassen, welche Pflegequalität in den Einrichtungen der Altenhilfe vorgehalten wird.

Die erneut aufkommende Diskussion um eine bundeseinheitliche Altenpflegeausbildung mit dem langfristigen Ziel einer einheitlichen Ausbildung in den Pflegeberufen (ebenfalls im Koalitionsvertrag – Pkt. VII 2 – festgeschrieben) lässt darauf hoffen, dass die Qualifizierung von AltenpflegerInnen und KrankenpflegerInnen nicht nur als ausbildungs- und arbeitsmarktpolitische Zielsetzung, sondern ebenso als Ziel einer qualifizierten Betreuung und Pflege der alten Menschen politisch doch noch irgendwann erkannt wird.

---

7 a.a.O. S. 15

Allerdings ist der zur Zeit diskutierte und vorliegende Gesetzesentwurf eher ernüchternd bis erschreckend. Aus Sicht mehrerer Bundesländer bedeutet er einen massiven Rückschritt in der Entwicklung der Ausbildungsqualität. Dies gilt insbesondere im Hinblick auf die Ausbildung von UmschülerInnen, die das Bundesfamilienministerium auf 2 Jahre festschreiben möchte (Stand: Dez. 1999).

Die Gewaltanwendung von Pflegekräften gegenüber alten verwirrten Menschen kann weder von der unmittelbaren Umfeld-Ebene (Angehörige, Ärzte u. a.) noch von der MitarbeiterInnen-Ebene und von der Leitungs-Ebene außer Acht gelassen und ebenso wenig von der Trägerebene und der Ebene der politischen Entscheidungsfindung und Beschlussfassung dauerhaft negiert werden.

„Kostendämpfende Maßnahmen" in der Sozial-, Gesundheits- und Altenpolitik wirken sich auf die Träger der Einrichtungen aus, die sich zur „Kostenoptimierung" veranlasst sehen, mit deren Umsetzung sie ihre Leitungsebene beauftragen. Diese stellt infolgedessen mangels finanzieller Spielräume ungelernte Hilfskräfte statt ausgebildete MitarbeiterInnen ein. Der Faktor „Qualität" unterliegt dem Diktat der betriebswirtschaftlichen Orientierung. Fachliche Aspekte einer optimalen oder auch nur guten Pflege werden dabei hinten angestellt.

Pflegende MitarbeiterInnen, die unter diesen schwierigen Rahmenbedingungen arbeiten müssen, werden zur erwähnten pflegerischen Quadratur des Kreises aufgefordert. Sie führen infolgedessen eher eine funktionale statt eine bedarfsorientierte Pflege durch, was wiederum die Selbständigkeit der Heimbewohner erheblich nachteilig beeinträchtigt.

5. Die berufpolitischen Bedingungen in der Altenpflege

Die gesellschaftspolitische Dimension ist von entscheidender Bedeutung z. B. im Hinblick auf die Personalpolitik in der Altenhilfe.

Fachkräfteanteile, wie sie derzeit in der BRD noch existieren, sind in anderen europäischen Ländern längst überholt (z. B. Dänemark, Niederlande).

Aufgrund der allgemeinen Rezession wurde im Rahmen von finanziellen Konsolidierungsmaßnahmen zunächst – wie immer – im Sozialbereich gespart; dort vornehmlich bei Bevölkerungsgruppen, von denen ein Widerstand schwerlich zu erwarten war.

Es ermangelte und ermangelt an einer entsprechenden Lobby der alten Menschen, aber auch der Pflegekräfte.

In kaum einem anderen Beruf wird man eine derart verbreitete Lethargie der Berufsinhaber feststellen können wie in der Altenpflege.

Selten, dass sich MitarbeiterInnen gegen (berufs-)politische Entscheidungen wehren.

Bei den Gewerkschaften spielt die Berufsgruppe der AltenpflegerInnen eine marginale bis vollkommen unbedeutende Rolle.

Dies wurde u. a. 1989 bei der sogenannten „tariflichen Angleichung" der Altenpflege an die Krankenpflege deutlich: Zwar wurden damals die Altenpflegekräfte nach Abschluss ihrer seinerzeit weitverbreiteten 2-jährigen Ausbildung in die gleiche Gehaltsstufe (Kr. IV) eingestuft wie die Krankenpflegekräfte, die Zuschläge (Nachtdienst-, Samstags-, Sonntags-, Feiertags- und „Pflegezuschläge") wurden jedoch nicht angepasst. Und während Krankenpflegekräfte bereits nach 2 Jahren ihren Bewährungsaufstieg nach Kr. V erreicht haben, durften Altenpflegekräfte mit einer 2-jährigen Ausbildung darauf drei Jahre warten, und dies obschon die Altenpflegeausbildung in den vielen Bundesländern mittlerweile im theoretischen Bereich quantitativ und im Inhaltsspektrum umfassender war als die bundesweit einheitlich geregelte Krankenpflegeausbildung.

Es dauerte noch einige Jahre, bis diese tarifliche Ungleichheit weitestgehend aufgehoben wurde.

Aber die gesellschaftliche Vernachlässigung und politische Abqualifizierung der Altenpflege hat seit ihrem Entstehen Mitte der 50er Jahre Tradition in der BRD.

Während man in den 50er Jahren „lebenserfahrene, seelisch ausgeglichene, tatkräftige und doch gütige Pflegerinnen" suchte und die „typisch weiblichen Eigenschaften" als „unbezahlte und unbefragte Voraussetzung" ansah, urteilen noch in den 90er Jahren Gerichte wie das Oberlandesgericht Düsseldorf (U Kar. 28/92 vom 08. 06. 93) dass Altenpflege „*ausgerichtet sei an die Pflege gesunder alter Menschen*", während bei der Krankenpflege der „*Schwerpunkt auf der Pflege kranker Menschen jedes Alters*" liege. Aufgrund dessen hätten AltenpflegerInnen keinen Anspruch auf Verträge zur Abrechnung ihrer ambulant erbrachten Pflegeleistungen im Sinne des § 132 SGB V.[8]

Dies knüpft an Traditionen aus den 50er Jahren an, wo die Trennung zwischen Kranken- und Altenpflege so beschrieben wurde, dass nur erstere Leitungsfunktionen in Altenheimen übernehmen durften.

Wie sollen Pflegekräfte, deren Beruf von inkompetenten Gerichten und oft ebenso ahnungslosen Politikern immer noch bestenfalls als Appendix der Krankenpflege betrachtet wird, ein Selbstvertrauen entwickeln, mit dem sie sich gegen allzu hehre Vorstellungen und Forderungen Dritter – seien es Ärzte oder Vorgesetzte – wehren?

Es kann nur da gelingen, wo sich AltenpflegerInnen selbstbewusst

---

8 s. Altenpflege 12/93, S. 777

mit ihren Kompetenzen auseinandersetzen, diese öffentlichkeitswirksam vertreten, dabei jedoch die Grenzen ihrer Tätigkeiten erkennen und einhalten lernen, sowie fachlich fundiert und selbstbewusst die Kooperation mit anderen Berufsgruppen suchen.

Das Pflegeversicherungsgesetz fordert zu einer interdisziplinären Zusammenarbeit auf. So obliegt es nach Inkrafttreten des Gesetzes nicht mehr allein den Ärzten im Medizinischen Dienst, die Pflegebedürftigkeit festzustellen; vielmehr ist die Kompetenz der Altenpflegekräfte im Begutachtungs- und Entscheidungsprozess des Medizinischen Dienstes gefordert, was der Gesetzgeber in der amtlichen Begründung zu § 18 Abs. 6 SGB XI ausdrücklich betont hat:

„Pflegefachkräfte sind vom Medizinischen Dienst der Krankenkassen einzustellen oder im Wege von Beraterverträgen als Sachverständige zu beschäftigen", fordert der Gesetzgeber nicht nur die Kassen, sondern mittelbar auch die Pflegefachkräfte auf, sich qualifiziert „einzuschalten".

6. Zwischen Pflegewissenschaft und Praxis: Die Ausbildungssituation

Kaum eine Berufsausbildung ist seit Jahrzehnten auf Bundesebene so vernachlässigt worden wie die der Altenpflege.

Immer noch wird die Altenpflege – entgegen allen offiziellen Behauptungen – de facto als die mehr oder weniger unbekannte Stieftochter der Helfer- und Pflegeberufe betrachtet, obschon die erste gesetzliche Regelung für die Altenpflegeausbildung nunmehr bereits 30 Jahre alt ist (Ausbildungs- und Prüfungsordnung in NRW, 1969).

Wie sonst kann man sich die jahrelangen Streitereien zwischen Bundesrat, Bundestag und Ministerien um eine bundeseinheitliche Altenpflegeausbildung erklären.

Die Altenpflegeausbildung unterliegt nicht – wie ca. 250 andere Ausbildungsberufe – den Anforderungen des Berufsbildungsgesetzes (BBiG).

Während die Krankenpflegeausbildung bundeseinheitlich geregelt ist, haben wir es auch im Jahr 2000 in der Altenpflegeausbildung mit 17 unterschiedlichen Ausbildungsverordnungen bzw. Landesgesetzen zu tun.

1985 hat sich zwar die Kultus- und Sozialministerkonferenz der Bundesländer auf einheitliche Rahmenbedingungen verständigt, diese stellen jedoch nur einen Minimalkonsens dar, bei dem die wichtigste Einigung die gegenseitige Anerkennung der höchst unterschiedlichen Ausbildungsordnungen darstellt.

Curriculare Grundlagen, die rechtlich abgesichert sind, gibt es nicht. Auch dies ein Ausdruck mangelnder Qualitätssicherung in der Ausbildung.

Und so ist es nicht verwunderlich, dass viele Fachseminare auch noch froh sind über einen solchen Zustand, da sie so „ihre" Unterrichtsinhalte nach eigenem Gutdünken – und den individuellen Ressourcen (DozentInnen und ihre Schwerpunkte) stricken können.

Ein trauriges Resultat dieser unzureichenden Grundlagen ist die Tatsache, dass in vielen Altenpflegeschulen einerseits der Umgang mit Verwirrten thematisiert wird, andererseits völlig abstrahiert hiervon Rechtsgrundlagen vermittelt werden.

Eine sinnvolle, praxisnahe Auseinandersetzung mit dem Selbstbestimmungsrecht verwirrter alter Menschen in Verbindung mit der Aufsichts- und Betreuungspflicht findet selten statt. Ein eigenes Fach „Selbstbestimmung im Alter" gibt es nicht in den Fächerkanons der Ausbildungs- und Prüfungsordnungen.

Ethische, rechtliche, berufspolitische, pflegefachliche und soziologische Aspekte dieses Themas werden – wenn überhaupt – in den einzelnen Fächern häufig unabgestimmt unterrichtet.

Das ganzheitliche Pflegeverständnis wird hierdurch in einen Kuchen zerlegt, bei dem die Gleichwertigkeit und Gleichrangigkeit seiner Teile nicht mehr gegeben ist. Behandlungspflegerische Fertigkeiten sind dabei häufig wichtiger als psycho-soziale Fähigkeiten. Eine abstruse Adaption aus den Kindertagen der Krankenpflege.

Schlüsselqualifikationen wie
- Kritikbereitschaft und -fähigkeit einschließlich der Bereitschaft und Fähigkeit zur Selbstkritik,
- Argumentationsbereitschaft und -fähigkeit in dem Sinn, dass eigene Argumente dem Gegenüber die Möglichkeit bieten, im Dialog zu bleiben und gemeinsam nach der besseren Erkenntnis zu suchen,
- Empathie im Sinne der Fähigkeit, eine Situation oder ein Problem oder eine Handlung aus der Lage des jeweils anderen, von der Sache Betroffenen aus sehen zu können,
- zusammenhängendes Denken, welches Zusammenhänge erkennt oder eigenständig herstellt,
- die Fähigkeit zur Selbstständigkeit,
- kognitive Kompetenz,
- soziale Kompetenz oder Teamorientiertheit,
- institutionelle Kompetenz,
- Reflexivität; sich selbst im Zusammenhang des Arbeitsablaufes, des Arbeitsklimas und der Gestaltung des Arbeitsplatzes zu sehen

treten dabei allzu sehr in den Hintergrund des Ausbildungsauftrages.

Mit dem Ruf nach einer dualbetrieblichen Ausbildung, die den Ausbildungsschwerpunkt auch vertraglich in die Praxis der Altenheime verlegt, tritt das gezielte Ausbilden von Schlüsselqualifikationen noch mehr in den Hintergrund.

Die dem BBiG unterliegenden Ausbildungsgänge machen allzu deutlich, wie sehr der Riss zwischen Theorie und Praxis dadurch vertieft werden kann.

Die Pflegeausbildung dem freien Markt der Kräfte zu überlassen, und damit hinzunehmen, dass Altenheime mit 15 % Fachkräfteanteil als Ausbildungsstätten fungieren können, bedeutet ein Rückschritt, der viele positive Entwicklungen der letzten 30 Jahre aufheben würde.

Die Klitterung des Unterrichtsgeschehens würde mit ca. einem Wochentag Unterricht weiter vorangetrieben. Ein ganzheitlicher Ausbildungsansatz – wie oben kurz am Beispiel des Themas „Selbstbestimmung" beschrieben – würde mit acht Unterrichtsstunden pro Woche nicht mehr möglich sein.

Die tiefen Narben, die das dualbetriebliche Ausbildungssystem trotz Ausbildereignungsverordnung in anderen Berufen bereits gerissen hat, müssen nicht auch noch auf die ohnehin belastete Altenpflegeausbildung übertragen werden. Fehler anderer Ausbildungsgänge sind schon oft genug in der Altenpflege wiederholt worden.

Die hohe Fluktuation in der Pflege – in der nach wie vor 85 % Frauen arbeiten – dem primär schulischen Ausbildungssystem anzulasten, wie es das Berufsbildungsinstitut des Öfteren getan hat, kommt einer völligen Verkennung der Realitäten gleich. Hier stehen dann doch wohl allzu sehr die Interessensbindungen zwischen Zuschussgeber (= Auftraggeber) und dem abzuliefernden Produkt einer objektiven und wissenschaftlich fundierten Analyse der tatsächlichen Gegebenheit im Wege.

Die Belastungssituationen in der Pflege (der sog. „Praxisschock") werden doch wohl eher von den Gegebenheiten in der Praxis als von den Anforderungen der Ausbildungsstätten ausgelöst.

Auch eine inkarnierte (verinnerlichte) devote Haltung gegenüber der Medizin verschließt den Pflegenden später im Berufsalltag den Zugang zu einem selbstbewussten und kooperierenden Berufsverständnis.

So glauben die meisten Pflegekräfte, bei Fortbildungen befragt, immer noch, dass Ärzte ihnen gegenüber im Pflegeheim ein Weisungsrecht hätten.

Die selbstständige und eigenverantwortliche Betreuung und Pflege alter Menschen (u. a. § 1 APO-Altenpfl. NRW) verlangt Zivilcourage von AltenpflegerInnen gegenüber Arbeitgebern, Trägern, Ärzten, Krankenkassen, Behörden und politischen Vertretern.

Dabei ist vorrangig auf fachlichfundierte Kooperation im Sinne der eigenen beruflichen Interessen und im Interesse der Bewohner zu setzen. Mehr hierzu in den Kapiteln VII. und VIII.

7. Exkurs: „Fixierte Altenpflegeschülerin" und „Fixierter Heimleiter"

Als Empathieübung habe ich in den vergangenen Jahren bei unterschiedlichen Anlässen im Bereich der Aus- und Fortbildung TeilnehmerInnen fixiert. Zielsetzung war es, den TeilnehmerInnen einen Einblick in die möglichen Empfindungen eines fixierten verwirrten Heimbewohners zu geben.

Im Rahmen eines ca. 30-minütigen Experiments erklärte sich eine Altenpflegeschülerin im ersten Ausbildungsjahr bereit, sich auf ein vorher nicht näher beschriebenes Experiment einzulassen.

Die Thematik war aus dem bisherigen Unterrichtsverlauf allen klar: „Fixierungen im Altenheim".

Außer dieser einen Schülerin wollte sich niemand auf diese ansonsten unklare Situation einlassen.

Nachdem die Schülerin ihre Bereitschaft signalisiert hatte, habe ich einen Rollstuhl (den vorher niemand sehen konnte) in den Klassenraum geholt und einen Gurt. Die Schülerin wurde im Rollstuhl festgegurtet. Danach verließen alle weiteren Beteiligten den Raum.

Nach ca. 10 Minuten ging der erste Schüler in den Klassenraum, sagte kein Wort und schob den Rollstuhl samt Schülerin in eine andere Ecke des Raums.

Nach weiteren 5 Minuten gingen zwei Schülerinnen durch den Klassenraum, unterhielten sich miteinander, ignorierten dabei aber die „fixierte Schülerin" in ihrem Rollstuhl.

Wieder ca. 10 Minuten später ging ein Schüler in den Raum, nahm den Rollstuhl und fuhr ihn mit der Schülerin in einen anderen Raum, ohne dabei zu erklären, was er nun vorhabe zu tun.

Die Klasse ging wieder in ihren Klassenraum, dann holten wir die Schülerin im Rollstuhl sitzend hinzu.

Wir baten sie, noch im Rollstuhl sitzen zu bleiben und aus dieser Position heraus ihre Eindrücke und Empfindungen der Klasse mitzuteilen.

Folgende Zitate machen die Situation aus Sicht der Betroffenen deutlich:

„Es wurde kein Ton mit mir gesprochen."

„Man behandelte mich wie ein Stück Holz."

„Man wird einfach in die Ecke geschoben."

„Keiner sagt einem, wo es hingeht und was passiert."

„Ab in die Ecke; hier störst du nur" (Empfindung).

„Ich bin nicht wichtig."

„Wenn man im Alter so mit mir umgehen würde, ich würde Randale machen."

„Man wurde nicht angeguckt, es wurde nichts gesagt; so möchte ich später nicht behandelt werden!"

Auch wenn diese Situation – zeitlich befristet – nur bedingt vergleichbar ist mit der realen Lage, in denen sich verwirrte alte Menschen täglich befinden, so ist doch anhand den von der Schülerin gemachten Äußerungen ablesbar, was ein Mensch empfindet, wenn er „wie ein Stück Holz behandelt" wird, und er keine Möglichkeit besitzt aus freien Stücken seinen Aufenthaltsort selbst zu bestimmen, sondern andere für ihn bestimmen.

Die Fremdbestimmung ist eine Ursache für die schleichende Verfestigung von Verwirrtheitszuständen und von chronischer Regression.

Die an diesem Experiment beteiligten SchülerInnen hatten nahezu alle vorher im Rahmen ihres ersten Praktikums in verschiedenen Altenheimen unterschiedliche Fixierungspraktiken kennengelernt.

Einige kannten diese auch bereits aus ihren Vorpraktika.

Mit Wut und Resignation standen sie dieser Praxis gegenüber, aber mit großem Interesse an Handlungsalternativen haben sie sich engagiert am darauffolgenden Unterricht zu dieser Problematik beteiligt.

Ähnlich erging es einem Heimleiter während einer Fortbildungstagung zum Thema „Selbstbestimmungsrecht".

Er habe sich „verdammt allein gelassen" gefühlt in den 30 Minuten, die er in einem anderen Raum eingeschlossen war.

An den Rollstuhl fixiert und mit verbundenen Augen konnte er sich weder fortbewegen noch erkennen, wo er gerade war. Durch das mehrfache Herumdrehen des Rollstuhls in dem er saß und das Verschließen der Augen kann jedoch nur bedingt eine räumliche Desorientiertheit simuliert werden. Eine zeitliche Verwirrtheit kann ebenfalls nur bedingt simuliert werden, da das „Medium" ja davon ausgehen kann, dass die Situation (spätestens bis zum Ende der Fortbildung) befristet ist.

Die Desorientiertheit zur Situation kann in etwa dadurch bewirkt werden, dass keine Angaben über Zweck und Inhalt des Experiments gemacht werden.

„Man klebt an seinem Rollstuhl fest und hat das Gefühl mit ihm zu verwachsen" und „man hofft, dass das Ganze bald vorbei sein mag."

Irritierend fand der betreffende Heimleiter auch die Nichtbeachtung durch zwei Kollegen, die ich nach ca. 10 Minuten gebeten habe, in den Raum zu gehen, in dem er als „Medium" alleine sitzt.

Beide haben sich miteinander, aber nicht mit dem „fixierten Kollegen" unterhalten. Auch dies, eine Adaption der Realität in so manchen Altenheimen.

Als dann ein weiterer Kollege ihn unangemeldet und unkommentiert in eine andere Ecke des Raumes gefahren habe, habe er „gedacht, was soll das denn jetzt schon wieder, werd' ich hier wie ein Stück Dreck behandelt oder was".

Niemand habe auf seine Fragen und Anmerkungen reagiert. „Allein gelassen kam ich mir vor."

Und: „So möchte ich nicht behandelt werden, wenn ich dement bin und so möchte ich auch nicht, dass Bewohner in unserem Heim behandelt werden."

In mehreren weiteren Übungen mit Pflegefachkräften bei unterschiedlichen Fortbildungen in den vergangenen Jahren habe ich feststellen müssen, trotz des Hinweises, dass es um ein Experiment zum Fortbildungsthema gehen würde, einzelne Pflegkräfte es nicht aushalten, länger als fünf Minuten mit zugebundenen Augen in einem leeren Raum am Rollstuhl fixiert zu sitzen. Ein männlicher Teilnehmer kam mit dem Rollstuhl bereits nach vier Minuten in den Fortbildungsraum zurückgefahren. Die Augenbinde hatte er abgenommen, weil er „es nicht aushielt, nichts zu sehen". Eine Teilnehmerin rief aus dem Nebenraum, man solle sie bitte zurück holen und losbinden.

Es kann zur intrinsischen Motivation und zur Reflexion eigenen Handelns durchaus dienlich sein, wenn sich Pflegekräfte und Leitungskräfte in die Situation eines zwanghaft fixierten Bewohners versetzen müssen. Als Patentrezept zum Umgang mit dem Selbstbestimmungsrecht verwirrter Heimbewohner möchte ich diese Form des „Experimentierens" jedoch keineswegs empfehlen.

8. Fixieren als Thearpie?

Die unkontrollierte und unreflektierte Anwendung von Fixierungsmaßnahmen im Altenheim führt in der Regel relativ schnell zu wechselseitigen negativen Reaktionen.

Für beide, Bewohner wie Mitarbeiter, sind Störungen der jeweiligen Beziehung die Folge.

Der verwirrte Bewohner erleidet häufig einen massiven, in der Regel irreparablen Vertrauensverlust.

Die Pflegekraft verliert den Bezug zum Bewohner und seinen Eigenschaften, Wünschen sowie seiner Lebensrealität und -identität.

Nach kurzer Zeit passiert das, was in Kap. I als „normiertes" und „standardisiertes" Verhalten beschrieben wird.

Der Bewohner zieht sich dann mehr und mehr zurück in sich selbst, in seine ver-rückte Welt, weil ihm die „reale Welt" immer wieder als unannehmbar erscheint, ihm Angst macht. Mangelnde Anreize und Ansprache beschleunigen diesen Prozess.

Immer wieder wird sein Wille, z. B. nach Hause zu gehen, als „Fehlentscheidung" konstatiert, niemand fragt danach, was er wirklich will, und wenn er es ausspricht, wird es abgelehnt.

Seine Umwelt dokumentiert ihm laufend, wie unmündig er doch geworden ist, freie Entscheidungen zu treffen. Ständig setzen andere sich über seinen Willen hinweg und entscheiden, was gut und was nicht gut für ihn ist.

Und auch die alltäglichen Dinge, die er bis vor kurzem noch selber und nach seinen eigenen Vorstellungen verrichtete, werden ihm nun abgenommen.

Er wird jeden Tag gewaschen, rasiert, gekämmt – niemand fragt danach, wie er dies bisher gewohnt war zu tun. Die Rahmenbedingungen und Strukturen sind vorgegeben, er hat sich anzupassen.

Hat der Rückzug einmal begonnen, regrediert er zunehmend. Was soll er auch in einer Welt, die ihm mit ihrer Realität nur fremdbestimmt erscheint?

Einige im Pflegealltag häufig zu beobachtenden Erscheinungsformen von Verwirrtheit und Verwirrtheitszuständen sind:
- Unruhe
Verlassenwollen des Hauses (s. o.), Umtriebigkeit, Umherwandern, nächtliche Unruhe, Schreien u. a.;
- aggressiv wirkendes Verhalten den Mitbewohnern, dem Personal und Angehörigen gegenüber;
- Realitätsverkennungen
situative, räumliche, zeitliche und persönliche Desorientiertheit;
- Regression
Aufgabe der eigenen Persönlichkeit, Abhängigkeitsempfinden, Rückzug, Selbstaufgabe bis hin zu Suizidversuchen;
- Inkontinenz.

Aber auch die Pflegekraft startet ihren eigenen Rückzug auf eine vermeintliche Machtposition.

In ihrer Überlastung sucht sie nach Bewältigungsmöglichkeiten. Bieten sich keine fundierten Möglichkeiten der Verarbeitung an (Supervision, Balint-Gruppen u. ä.), werden Belastungen anders kompensiert.

Die „störenden Bewohner" werden sediert oder irgendwie „ruhig gestellt". Es beginnt für viele Pflegekräfte eine Fixierung auf die Fixierung (der Bewohner).

In der Regel gehen klare erkennbare Symptome voraus, die als Alarmsignale erkannt und verstanden werden müssen:
- unmittelbare Stressminderungsversuche durch Beschimpfen der Bewohner, „Aus-dem-Weg-gehen-wollen", „Klingeln-lassen"; (unterstellte) Kollegen mit der Betreuung der „unliebsamen" Bewohner beauftragen, usw.;
- Verleugnung: die unangenehme Situation wird verdrängt und geleugnet, eine Reflexion des eigenen Handelns findet nicht statt;
- übererregtes Reagieren auf eine Belastung, „Ausrasten" bei der kleinsten Belastung;
- aggressives Reagieren: sich als „mächtig" aufspielen, dem Bewohner (und den Kollegen) zeigen, „wer hier der Chef ist";
- Umdeutung einer Situation: die Pflegekraft stellt den Sachverhalt ihrer Umgangsweise mit einem

Bewohner anders dar, als er objektiv und wirklich war; mögliche Folgen des eigenen Verhaltens werden verneint.

In diesen Teufelsspiralen bietet sich die Fixierung des „unbequemen" Bewohners vordergründig als Ausweg an. Das Verhalten des Bewohners bietet ausbrennenden Pflegekräften die Legitimation zur Fixierung. Dabei ist der Zweck nicht ein therapeutischer. Geht es doch primär darum, „Ruhe" und „Entlastung" zu schaffen oder für den Bewohner – fadenscheinig – „Sicherheit" zu gewährleisten.

Dass die Folgen derartiger Maßnahmen regelmäßig die Situation verschlimmern, müsste jedem/r MitarbeiterIn in einem Altenheim aus Erfahrung eigentlich klar sein.

Auch wenn die Gründe für Fixierungen alter Menschen im Altenheim durchaus in der Situation oder im Verhalten des Bewohners selber liegen können (er gefährdet sich oder/und andere) so führen Fixierungsmaßnahmen nur zu einer Verschlimmerung der Situation für den Betroffenen, aber oft auch zu einer Verschlimmerung der Situation für die MitarbeiterInnen.

Andere Interventionsmöglichkeiten müssen deshalb vorrangig ausprobiert werden. In seinem „Gutachten zur Zulässigkeit von Fixierungen" weist der ärztliche Direktor des niedersächsischen Landeskrankenhauses Lüneburg, Dr. Lotze, bereits Ende der 80er Jahre auf die dringende Notwendigkeit hin, „dem unruhigen Patienten ein motorisches Ausagieren zu ermöglichen"[9].

Auch nächtliche Unruhe ist in der Regel nicht die Umkehr des Schlaf-Wach-Rhythmus, sondern im allgemeinen die Reaktion auf ermüdende Langeweile am Tag[10].

Auch wenn in der ersten der beiden aufgeführten Befragungen (siehe Kapitel II) in den Altenheimen in NRW weniger als 5 % der Befragten angaben, dass der Personalmangel ausschlaggebend gewesen sei für Fixierungsmaßnahmen, spielt die Zahl der Pflegekräfte auf einer Station für die Häufigkeit von Fixierungen sicherlich eine ausschlaggebende Rolle.

Wichtiger jedoch erscheint in diesem Zusammenhang die Frage nach Ausbildung und menschlicher Qualifikation der Pflegekräfte zu sein.

Die Antworten der Befragung machen hierzu deutlich, dass mit steigender Qualifikation – besonders wenn diese einhergeht mit steigender Berufserfahrung – das Bewusstsein über die Fixierungen steigt.

Globale Untersuchungen darüber wie häufig in den bundesdeutschen Altenheimen fixiert wird, gibt es seltsamerweise nicht. Aber – so meint Hirsch:

---

9 Dr. Lotze: Gutachten vom 11. 05. 88 für das AG Hamburg
10 ebenda

„Es wird zu viel und zu häufig fixiert – in vielen Fällen sind Fixierungen vermeidbar."[11]

Auch scheint das Problem kein Thema für die Fachliteratur und -zeitschriften zu sein, wie Lotze anhand einer willkürlichen Auswahl der Zeitschrift „Altenpflege" festgestellt hat: In keiner dieser 10 Zeitschriften wurde das Thema „Fixierungen" damals problematisiert.

Ich kann diesen Eindruck nur bestätigen: Bei der Suche nach entsprechender Literatur, insbesondere Untersuchungen zum Thema „Fixierungen", fand ich 1994 wie 1998 jeweils in mehreren Jahrgängen der verschiedenen Fachzeitschriften nur ca. sechs bis acht Artikel.

Eine Auseinandersetzung um den therapeutischen Sinn und Zweck von Fixierungen findet nur marginal in wenigen Artikeln statt.

Dennoch kommen selbst viele Gerichte mehr denn je zu dem Ergebnis, dass Fixierungen vom Pflegeansatz her verfehlt sind.

In der Abwägung zwischen Nutzen und Schädlichkeit wird bei objektiver Betrachtung jede Fixierung gegen oder ohne die Einwilligung des Betroffenen als schädlich für den Betreuten, aber auch für das zwischenmenschliche Verhältnis „Pflegende/r – Pflegebedürfte/r" einzustufen sein.

---

11 Hirsch, in: Zeitschrift für Gerontopsychologie und -psychiatrie 5/1992 S. 127ff.

Allein schon aus diesen Gründen kann man bei der überwiegenden Mehrzahl der Fixierungsmaßnahmen in deutschen Altenheimen nur von einem durch nichts zu begründenden „therapeutischen Unsinn" sprechen.

Die Nachteile bei regelmäßigen und dauerhaft angewendeten Fixierungen überwiegen in jedem Fall!

9. „Mehr Bewegungsfreiheit"! Die paradiesischen Versprechungen der Herstellerfirmen

Zwei zentrale Botschaften finden sich immer wieder in den Broschüren, mit denen die freiheitsentziehenden Produkte angeboten werden:

Die Hersteller scheinen sich große Sorgen

a) um den *„Schutz für desorientierte Menschen"* zu machen und

b) um die Belastungssituationen der Pflegenden, denen sie zahlreiche *„Vorteile"* angedeihen lassen wollen.

Nur wenige drucken zumindest einen Hinweis auf ihre Publikationen, der die notwendige richterliche Genehmigung bei dauerhafter Anwendung „des Hilfsmittels" verdeutlichen soll.

Da ist die Rede von *„einem zeitgemäßen Schutz für desorientierte Menschen"*. Der angebotene Krankenschlafsack soll *„sicheren Schutz des Patienten vor Verschmutzung* *und Herausreißen des Katheters"* bieten. Besonders vorteilhaft wird – als Nebenwirkung – der *„Schutz vor Unterkühlung"* herausgestellt, den der Schlafsack bieten soll.

Weitere Gründe, diese Krankenschlafsäcke gleich mehrfach zu bestellen:
- er bietet *„große Bewegungsfreiheit"*,
- *„der Patient gelangt nicht an die Windel"*,
- *„der Kranke ist immer zugedeckt"*,
- der Schlafsack *„ist waschfest bis 95°"* und in verschiedenen Größen bestellbar,
- das Öffnen des Schlafsackes ist *„fast unmöglich"*.

Und obwohl der Schlafsack fast nicht zu öffnen ist und mit entsprechenden Befestigungsschlaufen „für unruhige, bettlägrige Patienten" ausgestattet ist, stellt er laut Herstellerangaben *„keine Fixierung"* dar!

Es wird massiv der Eindruck erweckt, es handele sich offenkundig nur um ein pflegerisches Hilfsmittel.

Ebenso bietet die gleiche Firma auch sogenannte „Overalls" für die Nacht und für den Tag, für Frauen und Männer in sieben unterschiedlichen Farben an. Der Overall hat folgende „Vorteile":
- Er *„wird durch die große Auswahl an Farben kaum als Krankenkleidung wahrgenommen"*,
- bietet für das Pflegepersonal *„einen einfachen Zugang zu Windel und Katheter, ... der rasche Wechsel ist ohne aktive Mitarbeit des Patienten kein Problem"*,
- wird besonders empfohlen für *„gehfähige Patienten, die aber das Bedürfnis haben, sich auszuziehen oder die Windel bzw. den Dauerkatheter zu entfernen"*,

Für Patienten, *„die imstande sind, Knöpfe auszureißen oder selbstständig zu öffnen"* bietet die Firma *„einen für die Patienten unerreichbaren Reißverschluss am Rücken"*.

„Unsichtbar und doch geschützt. Der Overall ‚kurz' wird durch hohen Tragekomfort von allen Anwendern sehr geschätzt", verspricht die Firma den Pflegenden eine hohe Zustimmungsrate bei dementen Menschen, die zwar gehfähig sind, aber dennoch dazu neigen sich auszuziehen oder den Dauerkatheter zu entfernen.

Fixiergurte einer anderen Firma werden dem Pflegepersonal als direkt Angesprochene mit dem Hinweis angepriesen, dass *„durch die rechtzeitige Anwendung des Systems bei bettlägrigen Patienten das Pflegepersonal ohne zusätzliche Arbeit das Auftreten von Decubitus verhindern"* kann.

Fragwürdige Gütesiegel zieren das Publikationsmaterial, die *„Hilfe für das Pflegepersonal und eine Erleichterung für den Patienten"* werden von einer Universitätsklinik bestätigt. Fotos von kleinen Kindern, die die Arme lachend in die

Lüfte strecken und jungen geschminkten Damen, die sich lächelnd angegurtet dem Fotografen präsentieren, suggerieren Bedenkenlosigkeit und Zufriedenheit mit dem System.

Besonders dreist bietet auch eine weitere Firma ihr Produkt, ein „Pflegehemd", an: *„Mehr Bewegungsfreiheit für unruhige, desorientierte und inkontinente Kranke"* verspricht die Firma in großen Buchstaben und betont, dass der Patient sich *„nicht eingeengt fühlt"*. Ein *„bequemes Sitzen im Bett"* ist möglich. Das Pflegepersonal kann *„Zeitersparnis und Arbeitserleichterung"* als seinen Vorteil verbuchen.

„Unkontrollierten Handlungen des Patienten wird vorgebeugt" und *„der Wäscheverbrauch wird reduziert"*.

Ebenso schwerwiegend bedenklich sind die Ankündigungen, mit einem Produkt zur mechanischen Fixierung könne die Bewegungsfreiheit erweitert werden. Mit anderen Worten, durch die Fixierung würde der Selbstbestimmung des Patienten „erst auf die Sprünge geholfen".

Thomas Klie hat in einem Gutachten zur Wettbewerbswidrigkeit von bestimmten Pflegehilfsmitteln (Wettbewerbswidrige Werbung für Pflegehemden und Fixierungssysteme) die Frage der Rechtswidrigkeit der Werbung mit Fixierungssystemen untersucht.[12]

Er verweist hierbei zunächst darauf, dass bei der Anwendung der o. a. Fixiersysteme regelmäßig der Straftatbestand der Freiheitsberaubung erfüllt sei.

Es handele sich nicht um therapeutische, sondern um reine Sicherungsinterventionen.

Dass diese strafrechtliche Relevanz in den entsprechenden Publikationen nicht genannt wird, findet seine deutliche Kritik.

Er überprüft im Folgenden die Werbung für diese Produkte auf der Grundlage des Heilmittelgesetzes (HWG) und des Gesetzes über den unlauteren Wettbewerb (UWG).

Nach § 3 HWG ist die Werbung unzulässig, so Klie, wenn sie irreführend ist, d. h. wenn sie auf die versprochenen Verkehrskreise (Kunden, Anm. d. V.) die Wirkung einer unrichtigen Angabe ausübt. Wird in der Werbung „mehr Freiheit" versprochen, obgleich das Produkt ein Pflegehemd, ein Pflegegurt, der Vornahme von Handlungen dient, die regelmäßig den Tatbestand der Freiheitsberaubung oder Nötigung erfüllen, so kann die Wirkung der Aussage mit einer unrichtigen Angabe gleichgesetzt werden.

Die Werbung laufe der gesundheitspolitischen Wirkung des HWG zuwider, da Patienten und (pflegende) Angehörige durch die Werbung getäuscht werden über den wahren Problemgehalt des Einsatzes derartiger Hilfsmittel. Aber auch

---

12 Das Gutachten wurde dem Autor von Prof. Klie zur Verfügung gestellt und liegt diesem vor.

Pflegekräfte, insbesondere Pflegehilfskräfte, könnten ihrerseits die strafrechtliche Relevanz ihres Tuns übersehen.

Der Werbende müsse darauf achten, dass die Erfüllung von Straftatbeständen (Freiheitsberaubung und Nötigung) nicht so dargestellt werde, als würde das Rechtsgut gefördert, welches durch den Einsatz des Werbegegenstandes (Fixiersysteme) tatsächlich verletzt wird.

Deshalb sei die Werbung mit „mehr Bewegungsfreiheit" und „Erleichterung für den Patienten" irreführend im Sinne des § 3 HWG.

Der Begriff der Irreführung findet sich ebenso in § 3 UWG. Klie sieht auch hier eine Verletzung von Rechtspflichten der Hersteller, da diese auf die Gefährlichkeit des Gegenstandes nicht ausreichend hinweisen, rechtliche Bedenken gegen den Einsatz den Käufern genommen werden oder zumindest verharmlost werden und die Gefährlichkeit i. S. von Rechtsgüterverletzung nicht dargetan wird.

Des Weitern verletze die Art der Werbung die einzuhaltenden „guten Sitten" gem. § 1 UWG, da der Gegenstand, der der Pflege dienen soll, in die Freiheit des zu Pflegenden eingreift, aber in der Werbung suggeriert wird, Bewegungsfreiheit würde gerade durch den Gegenstand erst geschaffen und eine angemessene Fachpflege ermöglicht.

Die Werbung mit Fixierungssystemen sollte alle potentiellen „Kunden" kritisch werden lassen. Es muss genau hinterfragt werden, ob der angegebene „Nutzen" noch in einer vertretbaren Relation zu den rechtsverletzenden pflegerischen Folgen steht.

10. Fixieren verwirrter alter Menschen – Untersuchungen zum Thema

Es gibt nur wenige wissenschaftlich fundierte Untersuchungen zu den Anlässen und zur Häufigkeit von Fixierungen in bundesdeutschen Altenheimen.

Dr. Lotze, Psychiater aus Niedersachsen, zieht in einem Gutachten für das Amtsgericht Frankfurt ein für die Praxis interessantes Fazit:

Die Häufigkeit von Fixierungen ist nicht vorrangig abhängig von dem Krankheitsbild des Bewohners, sondern vor allem von
▷ der Anzahl der Pflegekräfte,
▷ der Qualifikation der Pflegekräfte,
▷ und deren Einstellung und Haltung zum Beruf!

Er sagt weiter:

„Wichtigste Voraussetzung zur Vermeidung von Fixierungen sind ausreichend qualifiziertes Pflegepersonal und ein in Gerontopsychiatrie erfahrener Psychiater."

Jan Wojnar hat in ausgewählten Altenpflegeheimen nachgewiesen, dass durch gezielte Fortbildung des Personals innerhalb von 2 Jahren ca. 90 % der vorherigen Fixierungsmaßnahmen nicht mehr angewandt wurden.

Leitungskräfte und Pflegende kommen nicht umhin, sich mehr mit sich selber, ihrer Haltung und ihrer Qualifikation zu beschäftigen. Nicht die Demenz gibt i. d. R. den Anlass für die Anwendung einer freiheitsentziehenden Maßnahme, sondern die
▷ strukturellen Defizite,
▷ das mangelnde Wissen um pflegerische Alternativen,
▷ und Rechtsunsicherheiten der Pflegenden und Leitungskräfte
sind die Auslöser, weshalb fixiert wird.

Nicht nur das unzulässige, nicht legalisierte und das fachlich nicht legitime Fixieren bedeutet eine Gefahr für das Wohlergehen des Bewohners, sondern ebenso die trotz richterlicher Genehmigung unsachgemäße Vornahme einer Fixierung.

Die „Zeitschrift für Gerontologie und Geriatrie" veröffentlichte 1996 einen wichtigen Beitrag verschiedener deutscher Mediziner über Todesfälle durch mechanische Fixierungen.[13]

Untersucht wurden dort sieben Todesfälle (62- bis 92-jähriger HeimbewohnerInnen), die durch menchanische Fixierungsarten verursacht wurden. In vier dieser Fällen wurde ein Leibgurt, in drei weiteren Fällen wurden die sog. Schutzdecken unsachgemäß verwendet.

In allen untersuchten Fällen resultierten die tödlichen Zwischenfälle aus Fehlern bei der Fixierung. Es wird in dem Artikel zu Recht darauf hingewiesen, dass Schutzdecken und Leibgurte *nicht als Pflegehilfsmittel* zugelassen sind.

Als Todesurache bei den ersten vier untersuchten Fällen wurde Ersticken durch Thoraxkompression diagnostiziert. Die HeimbewohnerInnen wurden tot neben dem Bett in den Leibgurten hängend vorgefunden und sind darin regelrecht erstickt bzw. versagte die hierdurch beeinträchtigte Herzfunktion. Blutstauungen der betroffenen Organe und zahlreiche Hämatome wurden vorgefunden.

Die Schutzdecken der drei anderen BewohnerInnen bzw. PatientInnen sollen u. a. eine sogenannte „Selbstbeschmutzung" (Schmieren mit Kot) verhindern. Die Decke wird über den Patienten gelegt und an sechs Stellen am Bettrahmen befestigt. Der Kopf wird durch ein Schlupfloch geführt, die Arme bleiben über der Decke.

Todesursächlich war in allen drei Fällen eine Strangulation mit u. a. ausgeprägten Strangmerkmalen und Schürfungen des Halses sowie Blutstauungen der betroffenen Organe. In einem Fall wurden

---

[13] „Plötzliche Todesfälle mechanisch fixierter Patienten" in „Zeitschrift für Gerontologie und Geriatrie" 3/96, S. 180 ff.

abgerissene Befestigungsbänder gefunden.

Ein Patient wurde neben dem Bett, mit dem Hals im Kopfschlupfloch der Decke hängend, tot aufgefunden.

Die PatientInnen waren teilweise noch zusätzlich mit Psychopharmaka behandelt worden.

Die Autoren verweisen auf die zu diesem Problemfeld in den Vereinigten Staaten gemachten umfangreichen Untersuchungen und Literaturfundstellen.

„Die Welt ist außerhalb der Irrenhäuser nicht minder drollig, als drinnen."

(Hermann Hesse)

II. Fixierungen in den Altenheimen

1. Legalisierte Zwangshandlungen und legitimierte Zwanghaftigkeit

Bei den in den stationären Einrichtungen zu beobachtenden angewandten freiheitsentziehenden Maßnahmen taucht für die durchführenden Pflegekräfte oft die Frage nach der Legitimation ihres Handelns auf.

Es ist in der Tat zwischen einer fachlich zu begründenden Legitimität einer freiheitsentziehenden Maßnahme und ihrer rechtlichen Zulässigkeit (Legalität) zu unterscheiden.

Die von den Pflegefachkräften hierbei wahrzunehmende Kompetenz

- der Suche nach und der Anwendung von pflegerischen Alternativen

und
- der rechtlichen Absicherung im Falle der Anwendung von freiheitsentziehenden Maßnahmen

sind abzugrenzen von der Verantwortung der Betreuer und der Vormundschaftsgerichte, die diese nach dem Betreuungsrecht wahrzunehmen haben.

Leider kommt es immer noch zu Verschiebungen und Verwischungen dieser Grenzen.

Pflegekräfte sind die ersten, die mit den Grenzen ihrer pflegerischen Arbeit konfrontiert werden, die Gefahrenmomente erkennen und benennen müssen und hierbei – z. B. im Falle des rechtfertigen Notstandes unmittelbar – situationsgerecht entscheiden müssen.

Sie haben die Verantwortung zu erkennen, wann Dritte eingeschaltet werden müssen. D. h., sie müssen die Grenzen ihres Kompetenzrahmens genau kennen, wissen,

was sie eigenverantwortlich entscheiden dürfen und was der Zustimmung bzw. Legalisierung durch Dritte bedarf.
Sinn und Zweck dieses Buches ist es u. a. diese Grenzen genauer zu erkennen, benennen und hiernach handeln zu können.

2. Zur sprachlichen Bedeutung: Was heißt „fixieren"?

Ein Blick in das Herkunftswörterbuch (Duden 7) macht die Bedeutung des Begriffs
„Fixieren" sehr klar:
Die Silbe „fix" bedeutet in der Etymologie: „unbeweglich, feststehend, konstant". Sie stammt vom lateinischen: „fixus" (16./17. Jahrhundert) = angeheftet, befestigt. Das dazugehörige Verb „fixieren" (lateinisch: „fixare") bedeutet u. a. „anstarren".
Aus dem 18. Jahrhundert stammt die im Bereich der Medizin verwendete Formulierung „fixe Idee".
Weitere Übersetzungen aus dem Fremdwörterbuch (Duden 5):
- an einer Stelle befestigen, festmachen;
- (den Gegner) so festhalten, dass er sich nicht befreien kann;
- sich emotional an jemanden binden, in einer Weise, die die Überwindung einer bestimmten frühkindlichen Entwicklungsstufe nicht mehr zulässt;
- „Fixierung" bedeutet: das Steckenbleiben in einer bestimmten Entwicklungsphase, das zu nicht altersgemäßen Verhaltensweisen führt.

Zumindest die beiden letztgenannten Übersetzungen lassen sich weniger auf den im Altenheim fixierten verwirrten Bewohner übertragen, eher schon auf so manche Pflegekraft; wobei die Frage, ob es sich beim „Fixieren" um eine nicht altersgemäße Verhaltensweise handelt, sekundär bleiben kann.

Interessant ist vielmehr in diesem Zusammenhang „das Steckenbleiben in einer bestimmten Entwicklungsphase".

Bei näherer Betrachtung und genauerem Hinterfragen so mancher Kausalzusammenhänge, die das Fixieren eines Heimbewohners zur Folge haben, wird dann deutlich, dass man in der Tat von einem „Stecken bleiben" (nicht nur der Bewohner in ihren Fixiergurten oder hinter ihren Bettgittern) mancher Pflegekräfte sprechen kann und muss!

Von einem „Fixiertsein auf die Fixierung" kann man in vielen Fällen sprechen, wo Bewohner reihenweise in ihren Rollstühlen angegurtet werden, zudem zusätzlich (weshalb auch immer) noch die Stationstüren mit Trickschlössern versehen sind, die selbst Besucher des Hauses schwerlich durchblicken.

Die sprachliche Übersetzung bringt es an den Tag:
Die verwirrten Bewohner werden fixiert; (viel zu) viele Pflegende sind fixiert!

3. Formen der Freiheitsentziehung in der Pflege

Folgende Maßnahmen und Handlungsweisen sind (gerichtsbeständig) als Fixierung mobiler bzw. teilweise mobiler Bewohner zu bewerten:
a) Einsperren des Betroffenen
- durch Absperren der Station oder des Zimmers,
- durch sog. Trickschlösser oder Geschicklichkeitsverschlüsse,
- durch Zurückhalten am Hausausgang,
- jede Täuschung über Verriegelung,
- Wegnahme der Bekleidungsstücke (z. B. Schuhe),
- Wegnahme von Fortbewegungsmöglichkeiten (Rollstuhl, Gehwagen etc.).

b) Fixieren des Betroffenen an Stuhl oder Bett, durch
- Bettgitter,
- Bettschürze,
- Magnetgurte,
- Spezialhemden,
- Bauch-, Hand-, Fußfesseln,
- Stecktische am (Roll-)Stuhl,
- Gurte am (Roll-)Stuhl.

c) Medizinische Behandlungsmaßnahmen
- sedierende Medikamente.

d) Psychischer Druck in jeder Form

Natürlich können einzelne Maßnahmen durchaus therapeutisch sinnvoll sein; z. B. zeitweises Anbringen eines Stecktisches am Rollstuhl oder Gurte am Rollstuhl bei einem sturzgefährdeten MS-Kranken.

Die fachlichen und die juristischen Voraussetzungen sind jedoch genauestens abzuwägen.

4. Sechs Jahre Betreuungsrecht: Was hat sich in der Praxis getan?

4.1 Erste Befragung zum Thema „Fixierung" in vier Altenheimen 1993

An der im Frühjahr 1993 durchgeführten ersten Befragung zum Thema „Fixierungen" in vier Aachener Altenheimen beteiligten sich insgesamt 80 MitarbeiterInnen. Damit wurden 45,7 % aller ausgegebenen Fragebögen (175) beantwortet.

Parallel beteiligten sich die SchülerInnen aus 2 Kursen eines Fachseminars für Altenpflege mit insgesamt 28 Personen an der Befragung.

Das wesentliche Ziel der Befragung war es herauszufinden, welches Bewusstsein unter den Pflegekräften über das Thema „Fixierungen" vorherrscht und wie sich dieses im alltäglichen Umgang mit den Heimbewohnern widerspiegelt.

Für acht der damals aufgeführten neun Fragen wurde das Ankreuzverfahren (mit der Möglichkeit im einzelnen weitere Antworten anzugeben) gewählt, um damit die Bereitschaft der MitarbeiterInnen zu erleichtern, sich zu beteiligen.

Es wurden folgende Sachverhalte ausgewertet:
1. Gesamtbeteiligung in den Einrichtungen
2. Wissen um die unterschiedlichen Tatbestände der Fixierung
2.1 Qualifikation der MitarbeiterInnen im Vergleich zum Wissen um die Tatbestände
2.2 Qualifikation der MitarbeiterInnen im Vergleich zur Häufigkeit der „eigenverantwortlichen Durchführung"
3. Angegebene Gründe zur Fixierung
4. Wer gab die Anweisung zur Fixierung?
5. Wie häufig wird von MitarbeiterInnen fixiert?
6. Wie häufig haben MitarbeiterInnen an Fortbildungen zum Thema teilgenommen?
7. Lassen die MitarbeiterInnen desorientierte Heimbewohner den (rechtlich) erforderlichen Freiraum zur Fortbewegung?
8. Welche Handlungsalternativen zum Fixieren werden von den MitarbeiterInnen genannt?
8.1 Welche Verbindung besteht zwischen den angegebenen (und nicht angegebenen) Handlungsalternativen und der Teilnahme an Fortbildungen?
9. Wie lange sind die MitarbeiterInnen bereits im Beruf tätig?
9.1 Wie verhält sich die Dauer der Berufstätigkeit zum Wissen um Fixierungstatbestände?
9.2 Wie verhält sich die Dauer der Berufstätigkeit zur Teilnahme an Fortbildungen?
Im Folgenden wird auf einige der o. a. Untersuchungsergebnisse eingegangen.

Angegebene Gründe zur Fixierung

Die entsprechende Frage lautete: „Aus welchem Grund haben Sie fixiert?"
Mögliche Antworten waren:
- akute Selbstgefährdung,
- mögliche Selbstgefährdung,
- akute Fremdgefährdung,
- mögliche Fremdgefährdung,
- Sturzgefahr,
- Personalmangel,
- Wunsch des Bewohners,
- andere Gründe ...,

223 Nennungen wurden von den befragten 80 MitarbeiterInnen gemacht.

Am häufigsten wurde die „Sturzgefahr" als Grund zur Fixierung angegeben (in 30 % aller Angaben)! Die beiden rechtlich haltbaren Gründe „akute Selbstgefährdung" und „akute Fremdgefährdung" wurden von 27,4 % bzw. 6,3 % der Befragten genannt.

33,8 % aller MitarbeiterInnen gaben die Antwort „Wunsch des Bewohners" an.

Ein Drittel aller MitarbeiterInnen hielten bereits die *Möglichkeit* der Selbst- oder Fremdgefährdung für einen Fixierungsgrund! Der Personalmangel wurde von lediglich 7,5 % der MitarbeiterInnen angegeben.

Addiert man die Nennungen zu „akute Selbstgefährdung" und „akute Fremdgefährdung" mit den Antworten zu „Wunsch des Bewohners" (n = 102 = 45,7 %), kommt man zu dem Ergebnis, dass 54,3 % aller angegebenen Fixierungsgründe rechtlich unhaltbar waren.

Verschärft wird dieses Ergebnis noch durch die Tatsache, dass die Antwortmöglichkeit „Wunsch des Bewohners" von jedem Dritten Befragten (33,8 %) m. E. zu hoch lagen.

U. a. wurden folgende andere Fixierungs-Gründe (3,1 %) angegeben:
„mögliche Sachbeschädigung",
„so üblich",
„Anordnung der Heim- bzw. Stationsleitung",
„Kontakt mit Kot vermeiden".

Die Antworten machen insgesamt deutlich, dass in den weitaus meisten Fällen den MitarbeiterInnen bereits die *Möglichkeit einer Gefahr* zum „prophylaktischen Fixieren" ausreichte.

Der „fürsorgliche Zwang" zur Sicherheit des Bewohners und seiner Umgebung galt als eine der wesentlichen Handlungsmaxime im Umgang mit verwirrten Heimbewohnern.

Wissen um die Tatbestände der Freiheitsentziehung

In Frage 1 des Fragebogens wurden 13 gerichtsgegenständige Fixierungsarten zum Ankreuzen vorgegeben.

Die MitarbeiterInnen sollten aus ihrer Sicht ankreuzen, was sie bei mobilen und teilweise mobilen Bewohnern als Fixierungstatbestand ansehen würden.

Alle 13 Antworten wurden in den einzelnen Heimen von den beteiligten MitarbeiterInnen wie folgt angekreuzt:

Altenheim A: 61,5 % aller Befragten

Altenheim B: 43,5 % aller Befragten

Altenheim C: 8,3 % aller Befragten

Altenheim D: 45,0 % aller Befragten

Anhand der nicht angekreuzten Möglichkeiten wird deutlich, was die MitarbeiterInnen nicht als Fixierungstatbestand bewerten.

Dabei manifestierte sich u. a. dass unter Fixierung vorwiegend direkte mechanische Maßnahmen (Gurte, Fesseln etc.), weniger jedoch nicht mechanische Fixierungsformen (psychischer Druck, sedierende Medikamente, Wegnahme der Bekleidung) verstanden werden.

Im Folgenden wird deutlich, wie viele MitarbeiterInnen die jeweilige Fixierungsform nicht als solche bewertet hatten und demzufolge auch nicht ankreuzten:
• Trickschlösser an den Stations- und Eingangstüren   38,8 %
• Täuschungen über Verriegelung   37,5 %

- Stecktische am
  (Roll-)Stuhl   35,0 %
- sedierende
  Medikamente   30,0 %
- psychischer Druck   28,8 %
- Wegnahme der
  Bekleidung   26,3 %
- Wegnahme der Fort-
  bewegungsmöglichkeiten 21,3 %
- Abschließen der
  Zimmertüre   15,0 %
- Bettgitter   13,8 %
- Bettschürze   13,8 %
- Hand-, Fuß- und
  Körperfesseln   12,5 %
- Gurte am Stuhl   12,5 %
- Bauchgurte   6,3 %

Ausbildung und Berufserfahrung der befragten MitarbeiterInnen

Die Differenz zwischen examinierten und nicht ausgebildeten Kräften im Hinblick auf richtig angekreuzte Antworten war insgesamt betrachtet bedenklich gering: Richtig angekreuzt (alle 13 Antwortmöglichkeiten) haben: 48,9 % aller examinierten Kräfte, 44,3 % aller nicht ausgebildeten Kräfte.
Anhand des Vergleichs „Berufstätigkeit" mit den Antworten zu Frage 1 („Fixierungsarten") wird ersichtlich, dass die Mitarbeiter, die länger im Beruf sind, ein höheres Bewusstsein für Fixierungstatbestände entwickelt haben (46,3 % „richtige" Antworten zu Frage 1) als die MitarbeiterInnen, die weniger als 5 Jahre im Beruf sind (36,1 % „richtige" Antworten).

Hier spielt möglicherweise die gesammelte Erfahrung im Umgang mit Verwirrten und dem Thema „Fixierung" eine Rolle.

Dies ist aber auch ein Hinweis darauf, dass die formelle (Schul-)Ausbildung an den Fachseminaren bei jungen MitarbeiterInnen 1993 noch keine ausreichende Grundlage darstellte, sich mit dieser Problematik qualifiziert in der Praxis auseinander zu setzen.

Auch die Auswertung der 28 Bögen aus einem Fachseminar machten deutlich, dass in dem Kurs, der „Fixierungen" noch nicht thematisiert hatte, ein weitaus geringeres Bewusstsein über die Tatbestände der Fixierung vorherrschte, als in dem Kurs, der dies umfangreich diskutiert hatte.

Insgesamt kann aufgrund dieser Befragungsergebnisse festgestellt werden, dass sowohl das Bewusstsein über Fixierungstatbestände und ihre rechtliche Bedeutung, aber auch das Wissen um Handlungsalternativen 1993 eher gering vorhanden war.

Weitere Ergebnisse der Befragung aus 1993

In 80 % aller Angaben zu der Frage „Wer gab die Anweisung zur Fixierung?" wurden Personen(gruppen) genannt, die zur Anordnung einer Fixierung nicht befugt sind.

Am häufigsten ging die Anordnung zum Fixieren von Ärzten aus (jede 4. Antwort).

Es folgen die Stationsleitungen (22,9 %).

Der „eigene Wunsch des Bewohners" wurde häufig genannt (14,9 %).

Die Angehörigen haben ebenfalls (in jedem siebten Fall) „etwas mitzuentscheiden", wenn und wann ein Bewohner fixiert werden soll.

Immerhin nach jeder 10. Antwort übernahm die Pflegekraft „eigenverantwortlich" die Fixierung.

Von insgesamt 175 Antworten wurde in nur 3 Fällen (= 1,7 %) auf eine entsprechende Entscheidung des Vormundschaftsgerichts verwiesen.

Zu beachten ist allerdings, dass nicht abklärbar war, ob es sich im Einzelfall um eine einmalige kurzfristige Fixierung („Freiheitsbeschränkung") oder um eine wiederholte bzw. dauerhafte Fixierung („Freiheitsentziehung", „Freiheitsberaubung") handelt. Dennoch machen diese Antworten deutlich, wie es um das Rechtsbewusstsein bzw. das Wissen um rechtliche Grundlagen beim Thema „Fixierungen" 1993 bestellt war.

95 % aller Beteiligten hatten schon einmal oder mehrfach fixiert! Davon wiederum 92 % mehrfach!

Nur vier von 80 MitarbeiterInnen gaben an, noch nie fixiert zu haben. Wobei zu beachten ist, dass hierbei nicht allen klar war, was eine Fixierung ist (Frage 1).

Das Ergebnis bestätigt, dass Fixierungen 1993 in verschiedenen Formen zum Alltag der Altenpflegekräfte gehörten!

44 % gaben an, noch nie an einer entsprechenden Fortbildung zu den Themen „Selbstbestimmungsrecht des verwirrten Heimbewohners" oder „Fixierungen" teilgenommen zu haben.

Nur jede/r vierte MitarbeiterIn hatte schon einmal oder mehrfach teilgenommen.

Das Haus auf gar keinen Fall verlassen dürfen desorientierte Bewohner nach 13,4 % der Antworten.

Die Antworten sehen in den einzelnen Einrichtungen sehr unterschiedlich aus.

In drei von vier Häusern haben die MitarbeiterInnen zu dieser Frage sowohl „nein, auf gar keinen Fall", ihre Kollegen jedoch „ja" angekreuzt.

Offensichtlich mangelte es erheblich an Absprachen und planerischem Pflegen.

Spiegeln sich diese unterschiedlichen Umgangsweisen im Verhalten zu ein und demselben Bewohner wider, so trägt dies sicherlich nicht gerade zur „Ent-wirrung" bei!

In jedem zweiten Fall bekunden die MitarbeiterInnen, „nach Möglichkeit mitzugehen", wenn verwirrte Bewohner das Haus verlassen (möchten).

Nach Handlungsalternativen befragt (die einzige Frage ohne ankreuzbare Vorgaben), gaben die MitarbeiterInnen zu 50 % (40 MA) keine Antwort bzw. die Antwort: „nicht bekannt".

Die anderen 50 % machten insgesamt 86 begriffliche Vorschläge.

12 Mitarbeiter nannten jedoch mit insgesamt 29 Nennungen als Handlungsalternativen zum Fixieren wiederum Fixierungsformen (Gurte, Bettgitter etc.).

D. h.: jede dritte Antwort (29 von 86) war eine Fixierungsart!

Auffällig auch hierbei wieder: Nur in einem Altenheim wurden keine Fixierungsarten als Alternativen angegeben.

Insgesamt gaben also 52 von 80 Beteiligten entweder keine Antwort oder nannten erneut Fixierungsarten.

Lediglich 28 MitarbeiterInnen (= 35 %) nannten Alternativen.

Am häufigsten wurden hierbei genannt:
- Beschäftigung (13x),
- Gespräche (12x),
- Gymnastik (6x),
- Betreuung (5x),
- Ablenkung (5x).

„Angehörige einbeziehen" und „Nähe, Kontakt" sowie „Ursachen abklären" wurden nur je einmal genannt. In Verbindung mit den Antworten zu Frage 5 (Fortbildung) wurde das Defizit an Auseinandersetzung mit Handlungsalternativen zum Fixieren sehr deutlich.

Genau 41 von 80 beteiligten MitarbeiterInnen sind länger als 5 Jahre im Beruf, davon wiederum 23 länger als 10 Jahre.

4.2 Befragungsergebnisse aus der Praxis 1999

Anfang 1999 wurde die vorgenannte Befragung in zwei der vier Heime, in denen sie 1993 durchgeführt wurde, wiederholt (Altenheime A und D). 44 MitarbeiterInnen beteiligten sich an dieser Befragung (Rücklaufquote insgesamt 61,5 %).

Der Fragebogen wurde nur leicht modifiziert und um die Frage nach der subjektiven Einschätzung, ob die MitarbeiterInnen sich für die Arbeit mit verwirrten HeimbewohnerInnen gut ausgebildet fühlen (Frage 11), erweitert (Fragebogen s. Anlage).

Neben den in Pkt. 4.1.1 genannten Sachverhalten wurden
a) der Wunsch nach fachspezifischer Fortbildung der MitarbeiterInnen,
b) der Zusammenhang zwischen den individuell für rechtmäßig gehaltenen Fixierungsgründen und der jeweiligen Qualifikation bzw. der Berufsdauer der Befragten,
c) der Zusammenhang zwischen den Antworten auf die Frage nach den Personen(gruppen), die befugt sind, über die Anwendung von freiheitsentziehenden Maßnahmen zu entscheiden und

der Qualifikation bzw. Berufsdauer der Befragten näher untersucht.

Angebene Gründe zur Fixierung

Die entsprechende Frage (3) lautete 1999 „Aus welchen Gründen oder in welchen Situationen halten Sie freiheitsbeschränkende bzw. -entziehende Maßnahmen für angebracht und notwendig?"
Folgende Antwortmöglichkeiten waren ankreuzbar:
a) akuter Personalmangel
b) mögliche Sturzgefahr
c) mögliche Selbstgefährdung
d) mögliche Fremdgefährdung
e) eigener Wunsch des Bewohners
f) bei (z. B. dementen) Bewohnern, die die Gefahr nicht mehr richtig abschätzen können (war 1993 nicht als Antwortmöglichkeit vorgegeben)
g) bei akut drohender erheblicher Selbstgefährdung
h) bei akut drohender erheblicher Fremdgefährdung
i) andere Gründe.

Am häufigsten wurde, von 88,6 % der MitarbeiterInnen, der „eigene Wunsch des Bewohners" genannt.
Gefolgt von den beiden rechtlich einwandfreien Punkten der „akut drohenden erheblichen Fremdgefährdung" (68,2 %) und der „akut drohenden erheblichen Selbstgefährdung" (61,4 %).
Allerdings sind auch 1999 nahezu $^2/_3$ aller Befragten (61,4 %) der Auffassung eine „*mögliche* Selbstgefährdung" und die Hälfte aller Befragten der Auffassung eine „*mögliche Fremdgefährdung*" (50,0 %) reiche bereits für freiheitsbeschränkende bzw. freiheitsentziehende Maßnahmen aus.

Dementiell veränderte Bewohner, die die Gefahrensituationen nicht immer richtig erkennen, können nach Meinung von fast der Hälfte der Befragten (47,7 %) fixiert werden. Die *Möglichkeit* der Sturzgefahr reicht knapp 41 % der Befragten als Grund für eine Fixierung aus.

Von den 44 Befragten gab nur eine/r ausschließlich die drei rechtlich einwandfreien Antworten
e) eigener Wunsch
g) bei akut drohender erheblicher Selbstgefährdung
h) bei akut drohender erheblicher Fremdgefährdung.
Alle anderen gaben diese und andere oder nur andere Antworten an.

Einzelangaben (2x) waren „Suizidgefahr in Absprache mit Arzt, Betreuer und Angehörigen".

Ausbildungsstand und Dauer der Berufstätigkeit haben in der 99er Befragung hier keinen Einfluss auf den Grad der Richtigkeit der Beantwortung dieser Frage (3).

Wissen um die Tatbestände der Freiheitsentziehung

Die bereits 1993 aufgeführten 13 gerichtsgegenständigen Fixierungsarten wurden auch 1999 wieder zum Ankreuzen vorgegeben.

In Altenheim A antworteten 40 % richtig (1993: 61,5 %); in Altenheim D waren es 75 % (1993: 45 %).

Die „schwarze Liste" der nicht angekreuzten Tatbestände sieht 1999 wie folgt aus (in Klammern: 1993):
1. Stecktische am (Roll-)Stuhl
   29,5 % (35,0 %) ↘
2. Täuschung über Verriegelungen   25,0 % (37,5 %) ↘
3. Bettgitter 20,5 % (13,8 %) ↗
4. Trickschlösser an den Türen
   13,6 % (38,8 %) ↘
   sedierende Medikamente
   13,6 % (30,0 %) ↘
   Gurte am Stuhl
   13,6 % (12,5 %) ↗
7. Wegnahme der Bekleidung
   9,1 % (26,3 %) ↘
8. Psychischer Druck
   6,8 % (28,8 %) ↘
   Bettschürzen
   6,8 % (13,8 %) ↘
10. Bauchgurte 4,6 % (6,3 %) ↘
11. Abschließen der Zimmertüre
    2,3 % (15,0 %) ↘
    Wegnahme der Fortbewegungsmöglichkeiten
    2,3 % (21,3 %) ↘
13. Hand-, Fuß- und Körperfesseln   0,0 % (12,5 %) ↘

Nur bei zwei Fixierungsarten ergibt sich eine Steigerung in der Häufigkeit der Nennungen zwischen 1993 und 1999: bei den Bettgittern und den Gurten am Stuhl.

Alle anderen freiheitsentziehenden und -beschränkenden Maßnahmen wurden 1999 wesentlich seltener von den Befragten als solche nicht erkannt.

Hintergrund dieser Entwicklung sind mehrere Fortbildungen zum Thema Selbstbestimmung, Betreuungsrecht und freiheitsentziehende Maßnahmen, die in der Zwischenzeit in den Einrichtungen durchgeführt wurden.

Ausbildung und Berufserfahrung der MitarbeiterInnen

75 % der examinierten MitarbeiterInnen haben alle 13 freiheitsbeschränkenden und -entziehenden Tatbestände (richtig) angekreuzt.

Bei den nicht examinierten (Pflegehilfskräfte, Auszubildende, Zivildienstleistende) waren es lediglich 47,8 %.

Bezogen auf die Berufsdauer ergibt sich folgendes Bild. MitarbeiterInnen in der Ausbildung haben zu 85,7 % die Frage (1) richtig beantwortet. MitarbeiterInnen, die bis zu 5 Jahre im Beruf sind, zu 71,4 %; MitarbeiterInnen, die bis zu 10 Jahre im Beruf sind, zu 60,0 % und MitarbeiterInnen, die länger als 10 Jahre in der Pflege berufstätig sind, zu 44,4 %.

Damit sinkt der Anteil der richtig angekreuzten Tatbestände mit der Dauer der Berufstätigkeit der jeweils untersuchten Gruppe.

Abb. 1: Grafik Befragungen 1993 und 1999 im Vergleich

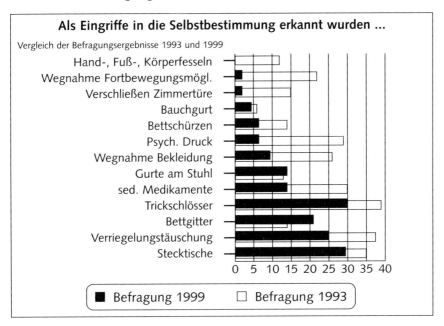

Je länger die MitarbeiterInnen in der Pflege arbeiten, um so weniger können sie die freiheitsentziehenden Tatbestände als solche benennen.
Die Sensibilität für die Eingriffe in die Selbstbestimmung alter Menschen scheint mit der Dauer der Berufstätigkeit abzunehmen.

Weitere Ergebnisse der Befragung von 1999

Nur 14,3 % der Befragten (darunter nur eine examinierte Pflegekraft) gaben an, noch nie freiheitsentziehende Maßnahmen angewendet zu haben.

85,7 % haben innerhalb ihres Berufslebens bereits einmal (6,1 %) oder mehrfach (79,6 %) Fixierungen angewendet.
Auch 1999 gehören damit – wie 6 Jahre zuvor – Fixierungen zum Alltag der Pflegekräfte.
Auch 1999 wurde wieder nach den anordnenden Personen-(gruppen) gefragt (4).
In 33,5 % der Nennungen werden Personengruppen benannt, die zur Anordnung von Fixierungen nicht befugt sind (1993: 80 %).
In 24,1 % der Angaben werden die Bewohner selbst als Anordnende benannt (1993: 14,9 %)
In 26,3 % der Nennungen sind die Vormundschaftsrichter genannt

(1993: 1,7 %). In 16,1 % der Nennungen sind die Betreuer genannt (1993: 1,2 %).

Die Rangliste derer, die keine *Anordnungen zur Fixierung* geben dürfen, von den MitarbeiterInnen aber dennoch benannt werden, führen wieder die Ärzte (von fast jedem 2. Befragten angegeben) und die Stationsleitungen (von jedem 5. Befragten benannt) an, vor den Angehörigen (noch von jeder/m 7. Befragten angegeben), den Heimleitungen (jeder 10. Befragte) und den Pflegekräften selbst (jeder 15.).

Ein/e MitarbeiterIn wusste „es nicht genau" und eine/e andere/r verwies auf das Pflegeteam, welches über freiheitsentziehende Maßnahmen entscheidet.

Die examinierten MitarbeiterInnen sind über den *entscheidungsbefugten Personenkreis* (Vormundschaftsgericht, Betreuer, Bewohner selbst, wenn er einwilligungsfähig ist) in ihrer jeweiligen Einrichtung besser informiert (50 % aller examinierten Mitarbeiter gaben ausschließlich diese drei Personengruppen an) als die nicht ausgebildeten Kräfte (31,3 %).

Von den MitarbeiterInnen, die länger als 10 Jahre im Beruf sind, wissen 88,9 % über den entscheidungsbefugten Personenkreis genau Bescheid. Je kürzer die Berufsdauer, desto ungenauer die Kenntnisse in diesem Bereich.

Bei den bis zu 10 Jahren Berufstätigen sind es 60 % und bei den bis zu 5 Jahren berufstätigen MitarbeiterInnen nur noch 33,3 %, die über den entscheidungsbefugten Personenkreis informiert sind.

Dieses Ergebnis steht diametral dem Kenntnisstand der Befragten hinsichtlich der Fixierungstatbestände gegenüber. MitarbeiterInnen, die länger im Beruf sind, wissen zwar weniger darüber, was konkret Fixierungstatbestände sind, kennen aber offenkundig genauer den entscheidungsbefugten Personenkreis.

Der *Wunsch nach Fort- und Weiterbildungsmöglichkeiten* ist bei den Auszubildenden am höchsten (71,4 %) und bei den nicht ausgebildeten MitarbeiterInnen am niedrigsten (37,5 %). Von den examinierten MitarbeiterInnen wünschen sich 65 % mehr Fortbildung zum Thema Betreuungsrecht und Selbstbestimmung.

Die Gruppe der MitarbeiterInnen, mit der höchsten Fehlerquote bei der Frage nach den rechtmäßigen Fixierungsgründen (die über 10 Jahre Berufstätigen) hat bedenklicherweise auch das geringste Interesse an fachspezifischer Fortbildung (nur 44,4 %); während die bis zu 10 Jahre Berufstätigen zu 60 % und die bis zu 5 Jahre Berufstätigen sogar zu 71,4 % Interesse an entsprechenden Fortbildungen bekundeten.

41 % aller Befragten gab an, mit dem *Verlassen des Heims durch räumlich desorientierte BewohnerInnen* bereits Probleme erlebt zu haben. Dennoch gaben nur 5 % an,

dass diese Bewohner auf gar keinen Fall das Haus verlassen dürften.

88,9 % der befragten MitarbeiterInnen bemühen sich darum, jemanden zur Begleitung mitzuschicken.

Bei der Frage nach *Handlungsalternativen* (auch 1999 konnte man bei dieser Frage nichts ankreuzen, sondern musste eigenständig Antworten formulieren) machten 41 % keine Angaben (1993: 50 %).

Die Antworten der 59 % aller Befragten, die (insgesamt 74) Vorschläge unterbreiteten, sehen wie folgt aus:

1. Beschäftigungsangebote 9x
2. Realitätsorientierungstraining
   (ROT) 7x
   Validation 7x
3. (beruhigende) Gespräche 6x
4. Für sichere Umgebung
   sorgen 5x
5. *Andere Fixierungsarten*
   4x (Fehlantworten!)
   (Bettgitter, Bettschürze, Gurt am Stuhl)
6. Medikamentöse Einstellung 3x
   Matratze vor dem Bett 3x
   Intensive (Tages-)betreuung 3x
   mehr Personal 3x
7. Spaziergänge, Begleitung,
   empathische Verhaltensweise
   je 2x
8. Einzelangaben je 1x

Zu den Einzelangaben gehören u.a. „Pflegeplanung", „Bewohner ablenken", „neurologische und psychiatrische Untersuchung", „strukturierter Tagesablauf", „Selbstentscheidungsfähigkeit des Bewohners fördern" und „Gründe der Fixierung ausräumen".

4.3 Fazit der Befragungen 1993 und 1999 im Vergleich

Auch wenn 1999 in nur zwei der in 1993 vier Heimen die Mitarbeiter befragt werden konnten, so sind die Vergleichsergebnisse doch in vieler Hinsicht signifikant.

Auffällig ist zunächst in Bezug auf die Gründe weshalb und wann fixiert werden darf, dass 1993 der „eigene Wunsch des Bewohners" nur von 33,8 % aller Befragten angegeben wurde und 6 Jahre später 88,6 % der Befragten dies als rechtmäßig erachten.

Willigt der Bewohner ein, so handelt es sich natürlich nicht mehr um eine freiheitsentziehende Maßnahme, vorausgesetzt der Bewohner ist einwilligungsfähig.

Ob die Bereitschaft der Heimbewohner gestiegen ist, sich durch Maßnahmen, die ihre Bewegungsfreiheit einschränken, sichern zu lassen, konnte nicht nachgewiesen werden.

Die beiden weiterhin rechtskonformen Tatbestände sind die „akut drohenden und erheblichen Selbstgefährdungen" und die „akut drohende und erhebliche Fremdgefährdung".

Die akute Selbstgefährdung wurde 1993 und 1999 vergleichbar häufig als Fixierungsgrund angegeben (76,3 % bzw. 68,2 %).

Die akut drohende und erhebliche Fremdgefährdung wurde 1993 mit 17,5 % und 1999 mit 61,4 % angegeben. In diesem Teilbereich der Frage (3) scheint es zu einer veränderten Wahrnehmung der erlebten Praxis und zu einer rechtskonformeren Handhabung gekommen zu sein.

Insgesamt waren 1993 54,3 % aller Anworten zu angegebenen Fixierungsgründen rechtlich unhaltbar. 1999 sind es immer noch 48,4 %.

Wie schwierig die Unterscheidung zwischen rechtskonformen Gründen einer Fixierung und rechtswidrigen bzw. rechtlich nicht haltbaren Gründen ist, wird insbesondere an der Tatsache deutlich, dass 1999 nur ein/e Befragte/r ausschließlich die drei rechtskonformen Gründe ankreuzte. Alle anderen gaben diese *und* andere oder ausschließlich andere Gründe an.

Insgesamt jedoch kann festgestellt werden, dass das Wissen der MitarbeiterInnen in den beiden Heimen darüber, was eine freiheitsbeschränkende bzw. -entziehende Maßnahme ist, in den vergangenen sechs Jahren genauer geworden ist.

Einen Prozentsatz von 30 % und mehr „erreichte" 1999 keine der zu Frage (1) genannten Fixierungstatbestände mehr (1993 waren es noch vier: Stecktische, Täuschungen, Trickschlösser, sedierende Medikamente).

Nur zwei Fixierungstatbestände wurden 1999 prozentual häufiger genannt als 1993: Die Bettgitter und die Gurte am Stuhl (siehe Abb. 1).

Dennoch bleibt erschreckend festzustellen, wie viele MitarbeiterInnen in der Pflege nicht wissen, dass Stecktische, Bettgitter, Trickschlösser usw. freiheitsentziehende Maßnahmen darstellen.

Gerade die nicht examinierten MitarbeiterInnen bedürfen hier noch entsprechender Fortbildungen, wenn dies auch von dieser Gruppe am wenigsten eingefordert oder gewünscht wird, wie die 99er Befragung ergab (nur jede/r dritte unausgebildete Kraft wünscht sich entsprechende Fortbildungen).

Unabhängig von der Ausbildung stellen die MitarbeiterInnen, die bereits länger im Beruf sind, (besonders länger als 10 Jahre) die Gruppe dar, die am wenigsten sensibilisiert ist im Umgang mit freiheitsentziehenden Maßnahmen, wenngleich diese Gruppe erstaunlich gut über die Gruppe der Anordnungsbefugten (Frage 4) Bescheid weiß.

Dass freiheitsentziehende Maßnahmen insgesamt zum Pflegealltag gehören, wurde 1999 ebenso deutlich (85,7 %) wie 1993 (95 %).

Die Angaben zu den Handlungsalternativen sind in ihrer Bandbreite und in ihrer Qualität 1999 konkreter und besser geworden. Fixierungstatbestände als „Alternative" zu freiheitsentziehenden Maßnahmen wurden 1993 insgesamt zu 33,7 %

genannt; 1999 waren es „nur noch" 5,5 % aller Nennungen.

Die rechtlich befugten anordnenden Personengruppen (Vormundschaftsgericht und Betreuer) wurden 1999 wesentlich häufiger (42,4 %) genannt als 1993 (2,9 %).

Die Fähigkeit des Bewohners eigenverantwortlich Maßnahmen zuzulassen, die zwar seine Bewegungsfreiheit temporär einschränken können, ihm jedoch subjektiv ein Gefühl der Sicherheit vermitteln, wurde 1999 häufiger benannt (24,1 %) als 1993 (14,9 %).

Dennoch: auch 1999 gibt ein Drittel (33,5 %) der Befragten Personen(gruppen) an, die zu einer Anordnung von Fixierungen nicht befugt sind. Wie 1993 handelt es sich dabei in erster Linie um Ärzte, danach Stationsleitungen und Angehörige. An der Reihefolge hat sich wenig geändert. Am Bewusstsein der Befragten schon: 1993 waren es noch 80 % aller Angaben, die juristisch und pflegefachlich betrachtet falsch waren.

Examinierte Pflegefachkräfte wissen eindeutig besser Bescheid über die rechtlichen Hintergründe und Zusammenhänge von freiheitsentziehenden Maßnahmen und sie wissen besser darüber Bescheid, aus welchen Gründen und wer solche Maßnahmen anordnen darf. Ihr Interesse an Fort- und Weiterbildung ist zudem höher als bei den unausgebildeten Pflegekräften.

Abschließend kann festgehalten werden, dass im Bereich der Ausbildung, aber insbesondere im Bereich der Fort- und Weiterbildung noch viel zu tun bleibt.

Eine positive Entwicklung zeigt sich bei den MitarbeiterInnen, die examiniert sind und sich nicht länger als 5 Jahre im Beruf befinden.

Diese sind sozusagen bereits mit dem Betreuungsrecht beruflich erwachsen geworden. Nachholbedarf in einem größerem Umfang gibt es allerdings bei den über 5 Jahre Berufstätigen und bei der hohen Zahl unausgebildeter MitarbeiterInnen in der Pflege.

Diese bedürfen im besonderen Umfang der Unterstützung durch ihre Wohngruppen-, Pflegedienst- und Heimleitungen. Hier ist die Organisationsverantwortung der Träger und Leitungskräfte ebenso gefordert wie die Fürsorgepflicht der Arbeitgeber.

„Die wenig haben vom Leben sollen viel haben vom Recht."

(Helmut Simon)

III. Zur rechtlichen Situation

1. Das Wissen um die rechtliche Situation in der Pflege

Neben der Frage, „Wie gehen wir mit den unterschiedlichsten Formen der Verwirrtheit im Alltag der Altenpflege um?", taucht eine weitere ebenso wichtige Frage auf: „Wie ist es um das rechtliche Wissen der MitarbeiterInnen bestellt?"

Bei den 1993 und 1999 durchgeführten Befragungen zu den Gründen, die zu einer Fixierung in der Pflegepraxis führten, waren jeweils ca. 50 % aller Angaben juristisch nicht haltbare Gründe.

Ein die jeweils anstehenden Belange abwägendes Vorgehen der MitarbeiterInnen macht das Wissen um die rechtliche Bedeutung des Selbstbestimmungsrechts der (verwirrten) Heimbewohner erforderlich.

Aufklärung tut Not! Pflegenotstand ist insofern auch ein Bildungsnotstand.

Betroffenheit ist ein erster Ansatzpunkt zur Veränderung der Situation!

Rechtskenntnisse der Pflegekräfte sind Qualifikationsausweise der Einrichtungen. Wer als Pflegefachkraft den allgemein anerkannten Stand der Pflege (siehe Kap. I, Pkt. 4) fachlich nicht einhält, handelt fahrlässig.

Thomas Klie und auch Jan Wojnar haben in mehreren Publikationen darauf hingewiesen, dass in Einrichtungen, in denen die rechtlichen Voraussetzungen, die für eine Fixierung erforderlich sind, diskutiert und entsprechend beachtet wurden, die Zahl der Fixierungen merklich zurückgegangen ist![14]

Jan Wojnar hat Anfang der 90er Jahre nachgewiesen, dass regelmäßige Fortbildung der MitarbeiterInnen eine zentrale Voraussetzung zur Reduktion von Zwangshandlungen darstellt.

2. Freiheitsanspruch versus Schutzgedanke

Betrachtet man die rechtlichen Grundlagen des Schutzgedankens der Pflegekräfte und des Freiheitsanspruchs der verwirrten Bewohner (s. Abb. 2), so haben beide ihre juristischen Begründungen.

---

14 Th. Klie u. a. in: „Heimaufsicht – Praxis, Probleme und Perspektiven", 1988
vergl. auch: Wojnar im „Forschungsprojekt ‚Freiheitsentziehende Maßnahmen in Heimen'" 1991 und Lotze in „Sozialpsychiatrische Informationen" 4/1988

Ein Gesetz, welches dieses Verhältnis untereinander regelt, existiert nicht. Aber es existieren eine Reihe von rechtlich-verbindlichen Grundlagen und ebenso – aus der Rechtspraxis – eine Reihe von Urteilen, die sich mit dem Freiheitsrecht verwirrter alter Menschen (im Heim) auseinandersetzen.

Es wäre also falsch, das Tun und Handeln im Heim als rechtsfreien Raum hinzustellen, welcher Sachzwängen und Funktionsbedingungen unterliegt, unter denen eine Wahrung der Freiheitsrechte des verwirrten Bewohners wenn überhaupt nur bedingt möglich wäre.

Pflegerische Praxis muss sich auch unter rechtlichen Aspekten in Frage stellen lassen[15].

Dies gilt umso mehr, als dass bis zu 80 % der derzeitigen (und wohl auch zukünftigen Heimbewohner) als psychiatrisch behandlungsbedürftig angesehen werden müssen[16].

Die exakte Kenntnis der Rechte der psychisch kranken Menschen ist Voraussetzung für eine menschenwürdige Pflege.

3. Bettgitter und Grundgesetz: Die rechtlichen Grundlagen des Selbstbestimmungsrechts

Das Selbstbestimmungsrecht und der Freiheitsanspruch des verwirrten Heimbewohners lassen sich im Wesentlichen aus vier grund- bzw.

Abb. 2: Rechtliche Grundlagen des Schutzgedanken und des Freiheitsanspruches in der Pflege

Schutz des Bewohners	Freiheitsanspruch des Bewohners
⇩	⇩
Betreuungspflicht (aus dem Heimvertrag)	Unantastbarkeit der Würde des Menschen (Art. 1 Abs. 1 GG)
Garantenstellung (gegenüber dem Heimbewohner)	freie Entfaltung der Persönlichkeit (Art. 2 Abs. 1 GG)
Aufsichtspflicht (§ 832 Abs. 2 BGB)	Rechtsgarantie bei Freiheitsentziehung (Art. 104 GG)
Verkehrssicherungspflicht (u.a. §§ 276 und 823 BGB ff)	Freiheitsberaubung (§ 239 StGB)
Schutz der Interessen und Bedürfnisse (§§ 2 und 6 HeimG)	Selbstbestimmung (§ 2 SGB XI)

---
15 Klie, Altenpflege 1983, S. 546
16 Klie, Rechtskunde, 6. Auflage, 1997

strafrechtlichen Bestimmungen ableiten, hinzu kommen die grundlegenden Bestimmungen des Heim- und Pflegeversicherungsrechts (s. hierzu Pkt. 7).

a) In Art. 1 Abs. 1 GG, heißt es bekanntlich:

„Die Würde des Menschen ist unantastbar."

Dieser für alle in der Bundesrepublik Deutschland lebenden Menschen geltende Grundsatz ist Recht und Verpflichtung zugleich.

Er gibt dem verwirrten Heimbewohner (wie allen anderen Menschen auch) das Recht auf die Wahrung seiner Würde.

Er verpflichtet das Pflegepersonal zur Wahrung dieser Würde.

b) Art. 2 Abs. 1 GG lautet:

„Jeder hat das Recht auf freie Entfaltung seiner Persönlichkeit, soweit er nicht die Rechte anderer verletzt ..."

Auch der Verwirrte hat und ist eine Persönlichkeit. Niemand hat das Recht, in seine Persönlichkeitsentfaltung einzugreifen, sei sie auch noch so unvernünftig.

Erst die akute Selbstgefährdung oder die grobe Verletzung Rechte Dritter lässt eine Intervention bedingt zu.

Was die akute Selbstgefährdung und die Rechte Dritter sind und wieweit im Einzelfall interveniert werden darf, dazu weiter unten.

c) Art. 104 GG lautet:

„Die Freiheit der Person kann nur aufgrund eines förmlichen Gesetzes und nur unter Beachtung der darin vorgeschriebenen Formen beschränkt werden."

Art. 104 GG stellt eine Rechtsgarantie dar.

Dies bedeutet für die Pflegenden im Umgang mit verwirrten Heimbewohnern, dass sie *nur auf der Grundlage rechtlicher Bestimmungen* freiheitseinschränkende Maßnahmen anwenden dürfen. Das bloße subjektive Schutzbedürfnis der Pflegenden reicht hierzu nicht aus!

d) § 239 StGB behandelt den Tatbestand der Freiheitsberaubung:

„Wer widerrechtlich einen Menschen einsperrt oder auf andere Weise des Gebrauchs der persönlichen Freiheit beraubt, wird mit Freiheitsstrafen bis zu 5 Jahren oder mit Geldstrafe bestraft."

Damit ist auch die „Freiheit zur potentiellen Veränderung des Aufenthaltsortes" strafrechtlich geschützt.

Die Bestimmung macht die Konsequenzen aus einem rechtswidrigen Verhalten auch für Pflegende deutlich.

Neben den strafrechtlichen kommen aber parallel auch arbeits- und haftungsrechtliche Folgen in Betracht.

Insgesamt betrachtet reichen diese genannten Bestimmungen aus, um die Tragweite von freiheitsbeschränkenden oder freiheitsentziehenden Maßnahmen im Umgang mit verwirrten Heimbewohnern deutlich werden zu lassen!

4. Zum Unterschied von Freiheitsbeschränkung, -entziehung und -beraubung

Zu differenzieren ist zwischen drei (rechtlichen) Begriffen, die häufig nicht unterschieden werden (s. Abb. 3).

Wie bereits kurz dargelegt, steht der Tatbestand der *Freiheitsberaubung* unter Freiheits- oder Geldstrafe (§ 239 StGB).

Dabei bedarf es nicht unbedingt einer Gewaltanwendung. Auch psychischer Druck oder List (z. B. Trickschlösser) lassen auf eine Freiheitsberaubung schließen.

§ 239 StGB schützt insofern die Bewegungsfreiheit des Einzelnen; und zwar nicht nur die tatsächliche, sondern ebenso die *mögliche Bewegungsfreiheit*.

Es kommt nicht darauf an, ob der Betreffende sich fortbewegen will, sondern allein darauf, ob ihm die Möglichkeit genommen wird, dies zu tun[17].

Eine Freiheitsberaubung kann auch dann vorliegen, wenn der verwirrte Heimbewohner auch nur vorübergehend widerrechtlich, z. B. durch die Wegnahme seiner Kleider und Schuhe oder das Abschließen der Etagentüre daran gehindert wird, seinen Aufenthaltsort frei zu wählen.

Die „Freiheit" innerhalb eines begrenzten Raumes (einer Station oder eines verschlossenen Altenheimes) ist irrelevant, wenn der darin Eingesperrte diesen Bereich verlassen möchte, daran jedoch gehindert wird.

Freiheitsentziehung ist demgegenüber jeder „Eingriff von erheblicher Bedeutung" in die Freiheit eines (verwirrten) Menschen.

Von Freiheitsentziehung wird z. B. gesprochen, wenn der verwirrte Bewohner sich zwar auf einer Station oder Etage aufhalten „darf"; aber dauernd oder regelmäßig daran gehindert wird, diesen Raum zu verlassen.

Das gleiche gilt auch, wenn der Bewohner ständig in seinem Tun und Handeln überwacht wird (nicht gemeint ist hier die wahrnehmende Beobachtung im Rahmen der fachgerechten Betreuung und Pflege).

Unabhängig, ob dies im Einzelfall den strafrechtlichen Tatbestand der Freiheitsberaubung erfüllt, ist bei Freiheitsentziehung immer ein richterlicher Beschluss über deren Zulässigkeit notwendig.

Eine *Freiheitsbeschränkung* liegt bei einem einmaligen Eingriff in die Freiheitsrechte des Betreffenden vor, der in einer konkreten Situation kurzfristig erfolgt. Dies ist z. B. beim rechtfertigenden Notstand (gem. § 34 StGB) der Fall.

Wenn dieser Eingriff im Einzelfall allerdings nicht gerechtfertigt ist, kann es sich dennoch um eine strafbare Freiheitsberaubung handeln.

---

17 Klie, Rechtskunde, 6. Auflage 1997

Bei freiheitsbeschränkenden Maßnahmen, die nach Abwägung aller relevanter Faktoren angewendet werden müssen, sind immer diejenigen anzuwenden, die die Freiheit des Betroffenen am geringsten beeinträchtigen.

Ebenso wie bei der Freiheitsberaubung sind bei der Freiheitsentziehung und der Freiheitsbeschränkung die *Dauer und Intensität einer Maßnahme* im Einzelfall gleichermaßen von Bedeutung.

Die Begriffe „Freiheitsentziehung" und „Freiheitsbeschränkung" können demzufolge für ein und dieselbe Maßnahme angewandt werden, aber dennoch vor dem Hintergrund des unterschiedlichen Anlasses von unterschiedlicher juristischer Bedeutung sein.

Wichtig

Immer dann, wenn eine Freiheitsbeschränkung über eine akute Notstandssituation hinausgeht oder mit hoher Wahrscheinlichkeit wiederholt erfolgen muss (z. B. das regelmäßige Anbringen eines Bettgitters gegen den Willen des Heimbewohners), liegt eine Freiheitsentziehung vor.

Eine richterliche Genehmigung ist dann stets erforderlich!

Ist die freiheitsbeschränkende Maßnahme z. B. aufgrund einer akut drohenden erheblichen Gefährdung eines Mitbewohners nur vorübergehend oder vorläufig, ist eine richterliche Genehmigung entbehrlich.

Es ist also bei der Frage, ob es sich um eine Freiheitsbeschränkung oder einer Freiheitsentziehung handelt, weniger auf die Art der Zwangsmaßnahme abzustellen als vielmehr auf die konkrete Situation und die damit einhergehende Frage, ob es sich um einen wiederholt anzuwendenden Eingriff in die Freiheitsrechte handelt.

Die Wegnahme des Gehstockes in einer Situation, wo der auf diesen Stock angewiesene Bewohner mit eben diesem auf einen Mitbewohner losgeht und diesen unmissverständlich verprügeln will, stellt zunächst als einmaliger Akt eine Freiheitsbeschränkung dar, die sofort wieder aufzuheben ist durch die Rückgabe des Gehstockes, wenn sich der drohende Bewohner wieder beruhigt hat.

Wichtig

Vor jedem Eingriff in die Freiheits- und Selbstbestimmungsrechte verwirrter alter Menschen im Altenheim ist prinzipiell abzuwägen zwischen der Schutznotwendigkeit und dem Freiheitsanspruch des Bewohners.

Die vom AG Kassel mit Urteil vom 17. 03. 86 (AZ 12 – 10/86) dargelegte Meinung, der „altersentsprechenden Freiheitsbeschränkung", die durchaus legitim sein sollte, kann nicht aufrechterhalten werden, da sie eindeutig gegen den Gleichheitsgrundsatz des GG verstößt!

Alte Menschen und auch Verwirrte sind nicht prinzipiell nur schon deshalb in ihrer Freiheit zu beschränken, weil sie älter oder verwirrt sind.

Auch kann der Auffassung von Linzbach (Altenheim 1982, S. 209 ff.) nicht gefolgt werden, wonach „Einschließungen und Fixierungen von mehr als 24 Stunden erst eine Freiheitsentziehung" darstellen. Derartige Verallgemeinerungsversuche verlassen m. E. eindeutig die grundrechtliche Forderung auf Betrachtung des Einzelfalls.

Zudem fördert eine solche Auffassung in der Praxis das in Kap. I. kritisierte „normierte" und „standardisierte" Verhalten vieler Pflegekräfte.

Gem. Art. 104 Abs. 2 GG ist zudem nur der Staat hoheitlich berechtigt, eine festgenommene Person bis zum Ablauf des der Festnahme folgenden Tages festzuhalten.

Es bleibt festzustellen:

Jede Hinderung am Verlassen oder Wechseln des momentanen Aufenthaltsortes stellt eine Freiheitsentziehung dar!

Die Rechtswidrigkeit entfällt nur unter den in Kap. VI genannten Voraussetzungen.

Bei Bewohnern, die aufgrund ihres Gesundheitszustandes (Koma, dauerhafte Bettlägrigkeit mit einhergehender Bewegungsunfähigkeit) nicht mehr in der Lage sind, ihren Aufenthaltsort zu ändern, liegt eine Freiheitsentziehung oder -beschränkung natürlich nicht vor.

Ebenfalls nicht als Freiheitsentziehung zu bewerten ist z. B. eine Sitzsicherung bei immobilen Bewohnern, die diese vor *unwillkürlichem Herausfallen* aus dem (Roll-)Stuhl sichert, wenn hier durch eine derartige Sicherung erst die Veränderung des Aufenthaltsortes durch den Bewohner möglich wird und sie ihm insofern einen größeren Freiheitsraum als z. B. das dauerhafte Liegen im Bett ermöglicht.

Wehrt sich der Bewohner jedoch eindeutig hiergegen, dann entspricht eine solche Maßnahme offenkundig nicht seinem Willen und es bedarf für eine wiederholte oder dauerhafte Anwendung der Zustimmung des Vormundschaftsgerichtes.

5. Die rechtlichen Grundlagen der Aufsichts- und Betreuungspflicht

Die Aufsichts- und Betreuungspflichten werden im Wesentlichen aus den in Abb. 1 und im Folgenden nochmals konkreter dargelegten Bestimmungen definiert und abgeleitet:

a) Die Aufsichtspflicht im Bürgerlichen Gesetzbuch

§ 832 BGB besagt:

in Abs. 1:

„Wer *kraft Gesetzes* zur Führung der Aufsicht über eine Person verpflichtet ist, die wegen Minderjährigkeit oder wegen ihres geistigen oder körperlichen Zustandes der Beaufsichtigung bedarf, ist zum

Abb. 3: Rechtliche Definition der unterschiedlicher Zwangsbegriffe:

Freiheitsbeschränkung	Freiheitsentziehung	Freiheitsberaubung
Rechtsgrundlage: § 34 StGB	Rechtsgrundlage: Art. 104 GG	Rechtsgrundlage: § 239 StGB
▷ liegt bei einem einmaligen und kurzfristigen Eingriff in die Freiheitsrechte eines Heimbewohners vor	▷ ist jeder Eingriff in die Freiheitsrechte eines Heimbewohners von erheblicher Bedeutung	▷ Schutz der potenziellen Bewegungsfreiheit
▷ **Faustregel für die Praxis:** rechtfertigender Notstand gem. § 34 StGB	▷ **Faustregel für die Praxis:** Alle Freiheitsbeschränkungen, die über eine Notstandssituation hinausgehen oder wiederholt werden	▷ **Faustregel für die Praxis:** Jede Wegnahme von Kleidung, Gehhilfen, Rollstühlen etc., auf die der Bewohner angewiesen ist

Ersatze des Schadens verpflichtet, den diese Person einem Dritten widerrechtlich zufügt. Die Ersatzpflicht tritt nicht ein, wenn er seiner Aufsichtspflicht genügt oder wenn der Schaden auch bei gehöriger Aufsichtsführung entstanden sein würde."

In Abs. 2:

„Die gleiche Verantwortlichkeit trifft denjenigen, welcher die Führung der Aufsicht durch *Vertrag* übernimmt."

Während die Aufsichtspflicht nach Abs. 1 des § 832 BGB u. a. bei der rechtlichen Betreuung auf der Grundlage des neuen Betreuungsrechts für rechtlich bestellte Betreuer von Bedeutung ist und für die elterliche Sorgen gegenüber Kindern gilt, meint Abs. 2 hier u. a. die vertraglich geregelte Situation zwischen dem Träger eines Altenpflegeheimes, den Altenpflegekräften und den HeimbewohnerInnen.

Die Pflegekräfte haben zwar keinen „Betreuungsvertrag" mit dem verwirrten Bewohner, aber der Bewohner hat selber (oder über den rechtlich bestellten Betreuer) einen Heimvertrag mit dem Heimträger abgeschlossen. Die Pflegekraft hat ihrerseits einen Arbeitsvertrag mit dem Träger abgeschlossen, der sie zur Wahrnehmung der fachlichen Betreuung und Pflege der im

Heim lebenden Bewohner verpflichtet.

„Auch wenn im Heimvertrag dies nicht ausdrücklich geschrieben steht, wird davon ausgegangen, dass durch den Heimvertrag gegenüber dementiell erkrankten Heimbewohnern eine *vertragliche Aufsichtspflicht* in Pflegeheimen übernommen wird, wenn der sonstige Inhalt des Vertrags die Übernahme als selbstverständlich erscheinen lässt. Dies ist dann der Fall, wenn sich beispielsweise ein Heimbewohner gerade wegen seiner dementiellen Erkrankung im Heim befindet."[18]

b) Die Betreuungspflicht aus dem Heimvertrag

Ebenso wie die Aufsichtspflicht ergibt sich auch eine Pflicht zur Betreuung aus dem Heimvertrag. Sie ist nicht nur bedeutsamer, sondern begrifflich zutreffender und angemessener als die Aufsichtspflicht, wie sich in Kap. V noch zeigen wird. Mit der Betreuungspflicht sollen die Interessen des einzelnen Bewohners gewahrt werden.

c) Die Verkehrssicherungspflicht

Die Verkehrssicherungspflicht gehört eigentlich nicht in den engeren Kreis der Aufsichts- und Betreuungspflicht. Sie ist aber dennoch Bestandteil der alltäglichen Arbeit von Pflegekräften.

Es gilt dabei der Grundsatz, dass jedermann, der einen Betrieb, eine Einrichtung wie ein Heim oder ähnliches führt, dafür sorgen muss, dass aus dem Betreiben der Einrichtung anderen kein Schaden entstehen kann.

Wer eine Gefahrenquelle schafft oder unterhält, muss Vorkehrungen treffen, die erforderlich und zumutbar sind, um die Gefahren nicht wirksam werden zu lassen.

Wer durch Nichtbeachtung dieser Verpflichtung bewirkt, dass andere zu Schaden kommen, wird als „Verletzer" behandelt und ist zum Schadensersatz verpflichtet[19].

Die Verkehrssicherungspflicht ergibt sich u. a. aus den Bestimmungen des BGB (§§ 276 und 823 BGB ff.) und der Heimmindestbauverordnung (z. B. §§ 3; 5 und 6 HeimMindBauV).

In der HeimMindBauV werden zwei Gefahrenquellen besonders hervorgehoben:

Die Rutschfestigkeit der Fußböden und Bedienbarkeit und Erreichbarkeit von Lichtschaltern. Dies bedeutet nicht, dass andere Gefahrenquellen weniger wichtig sind. Die Verkehrssicherungspflicht ist umfassend und nicht nur auf die Beachtung der §§ 5 und 6 beschränkt zu sehen. Die Vorschriften der HeimBauMindV gelten für alle Heime nach § 1 Abs. 1 HeimG und für alle Räume und Verkehrsflächen, also z. B. Treppen, Flure, Rampen etc.

---

18 Klie, Rechtskunde, 6. Auflage, 1997; vgl. auch Urteil BGH VersR 84,461.

19 im Wesentlichen zitiert nach Th. Klie: Rechtskunde, 6. Auflage, 1997

d) Die „Garantenstellung" gegenüber dem Heimbewohner

Für das Heim und das Pflegepersonal ergibt sich aus der vertraglichen Pflicht zur Betreuung verwirrter und anderer Heimbewohner die Pflicht (= *Garantenstellung*) Schäden für den Bewohner zu verhindern, und dies nicht erst im Unglücksfall. Heim und Pflegekräfte haben *in engen Grenzen* dafür einzustehen, dass dem Bewohner „nichts passiert". Dafür muss garantiert werden = Garantenstellung.

Wird die gebotene Betreuung *schuldhaft* nicht gewährt, so können sich das Pflegepersonal und die Leitung ggf. wegen Unterlassens strafbar machen (vgl. § 13 StGB)[20].

6. Das Betreuungsrecht

6.1 Vom Vormundschaftsrecht zum Betreuungsrecht

Das seit dem 01. 01. 1992 geltende Gesetz zur Reform der Vormundschaft und Pflegschaft für Volljährige – Betreuungsgesetz (BtG) stellt die wesentliche rechtliche Grundlage des Umgangs mit freiheitsentziehenden Maßnahmen bzw. Fixierungen im Altenheim dar.

Das Betreuungsgesetz ist ein Artikelgesetz, d. h., es wurden bestehende Gesetze verändert oder ergänzt (insbesondere im BGB) und neue (insbesondere verfahrensrechtliche) Einzelgesetze hinzugefügt.

Das frühere Vormundschaftsrecht (aus 1900) war von einem Nebeneinander von Vormundschaft und Gebrechlichkeitspflegschaft geprägt.

Die Vormundschaft bei einem Volljährigen führte dazu, dass dieser nach § 6 BGB a. F. wegen „*Geisteskrankheit, Geistesschwäche, Verschwendung, Trunksucht und (seit 1974) Rauschgiftsucht*" entmündigt wurde und nur noch beschränkt geschäftsfähig (gem. § 114 BGB a. F.) war und ihm bei Vorliegen einer *Geisteskrankheit* die volle Geschäftsfähigkeit (gem. § 104 Nr. 3 BGB a. F.) aberkannt wurde. Das Verfahren der Entmündigung war in der Zivilprozessordnung (§ 646 ZPO) geregelt.

Der Entmündigte erhielt also die rechtliche Handlungsfähigkeit eines Kindes. Einem Entmündigten wurde ein Vormund bestellt (§ 1896 BGB a. F.).

Die Gebrechlichkeitspflegschaft über einen Volljährigen konnte angeordnet werden, wenn er infolge *geistiger oder körperlicher Gebrechen* alle oder einen Teil seiner Angelegenheiten nicht mehr besorgen konnte. Ohne Einwilligung des Betroffenen konnte sie angeordnet werden, wenn eine Verständigung mit diesem nicht mehr möglich war.

Ende 1986 gab es im damaligen Gebiet die BRD ca. 260 000 Gebrechlichkeitspflegschaften und

---
[20] im Wesentlichen zitiert nach Th. Klie, Rechtskunde, 6. Auflage, 1997

ca. 83 000 Vormundschaften für Volljährige.[21] Mit dem Beginn der Reformdiskussionen gingen die Zahlen in den darauffolgenden Jahren bereits nach unten. Dabei blieb stets eine sehr unterschiedliche Handhabung der einzelnen Bundesländer festzustellen. So betrug die Zahl der Entmündigten auf 100 000 Einwohner 1987 in Schleswig-Holstein 10,2 und in Berlin und Hessen 1,3. 1989 waren es in Schleswig-Holstein „nur noch" 4,8 und in Hessen 0,5.

Damit lagen die Zahlen der Entmündigten in Schleswig-Holstein immer noch ca. zehnfach über den Zahlen in Hessen.[22]

Zunehmende Kritik machte sich an dem über 90-jährigen Vormundsschaftsrecht und seinen Mängeln breit. Diese betraf insbesondere die folgenden Punkte:

- Die Entmündigung war wegen ihrer umfassenden und automatischen Rechtsfolge der Geschäftsunfähigkeit, des Verlustes des Wahlrechts sowie der Testier- und Ehefähigkeit ein zu starrer Eingriff.
- Die Entmündigung führte zu einer unnötigen Diskriminierung der Betroffenen.
- Die Gebrechlichkeitspflegschaft führte vielfach in der Praxis zu einer vergleichbaren Entrechtung wie die Entmündigung (der Abschluss von Verträgen wurde den Betroffenen häufig verweigert).
- Vorschläge und Wünsche der Betroffenen wurden durch die starre Gesetzeslage missachtet.
- Die Personensorge wurde im Gesetz weitestgehend vernachlässigt (im Gegensatz zur Vermögenssorge).
- Die Bereitschaft zur Übernahme von Vormundschaften und Pflegschaften wurde durch bürokratische Regelungen behindert.[23]
- Das gesamte Recht enthielt zahlreiche diskriminierende Begriffe wie *Trunksucht, Mündel, Pflegling, Geistesschwäche, Geisteskrankheit* etc.

1979 wurde eine Reform des Vormundschaftsrechts erstmals von der Bundesregierung bejaht. Auch kirchliche und andere Träger der Wohlfahrtspflege forderten in der Folgezeit Reformen. Ein erster Diskussionsentwurf legte der Bundesminister für Justiz 1987 vor. Am 01. 02. 1989 wurde dann ein entsprechender Referentenentwurf in das Gesetzgebungsverfahren eingebracht. Nach Änderungen, die im Wesentlichen auf Initiative des Bundesrates eingebracht wurden, erfolgte dann die Veröffentlichung der Verkündung am 21. 09. 1990.

Das neue Betreuungsrecht intendiert ein Umdenken in der Gesellschaft gegenüber geistig Behinderten und psychisch Kranken. Folgen-

---

21 Erhebung des Deutschen Instituts für Urbanistik, 1987
22 aus: Jürgens, Kröger u. a. in „Das neue Betreuungsrecht", 1992 C. H. Beck-Verlag, S. 4
23 Kritikpunkte aufbauend auf den 1975 vorgelegten Bericht der Psychiatrie-Enquete (BT-Drucksache 7/4200)

de Primärziele werden mit dem Betreuungsrecht verfolgt:[24]
▷ Mehr Toleranz gegenüber Menschen, die „anders" sind.
▷ Alltägliche Solidarität gegenüber Menschen, die Hilfe benötigen.
▷ Achtung eines jeden Menschen in seiner Einzigartigkeit, unabhängig von seiner Leistungsfähigkeit.
▷ Respekt vor den Freiheitsrechten psychisch Kranker und geistig Behinderter.

Seit dem 01. 01. 1999 ist das Betreuungsrechtsänderungsgesetz in Kraft, das folgende wesentliche Ergänzungen bzw. Veränderungen beinhaltet:
- Die Stellung eines Bevollmächtigten und einer Vollmacht wird rechtlich geklärt (§ 1896 Abs. 2 BGB).
- Die Frage der Unterbringung durch einen Bevollmächtigten und die Einwilligung eines Bevollmächtigten in der Anwendung freiheitsentziehender Maßnahmen wird klargestellt (§ 1906 Abs. 5 BGB).
- Die Regelungen zur Vergütung der Betreuer werden präzisiert.
- Die Frage der Kostenbeteiligung der Betreuten und ihrer Erben wird im Gesetz aufgenommen.
- Die Sicherungen vor Interessenkollisionen des Betreuers und vor unkontrollierten Einwilligungen des Betreuers in riskante Heilbehandlungen werden auf den Fall der Erteilung entsprechender Vorsorgevollmachten erstreckt (§ 1904 Abs. 2 BGB).
- Diverse Bestimmungen des Verfahrensrechts (im Gesetz über die Angelegenheiten der freiwilligen Gerichtsbarkeit, FGG) werden ablauftechnisch besser geregelt.

In den folgenden Kapiteln sind die Neuerungen im Betreuungsrecht ab dem 01. 01. 1999 mit berücksichtigt.

6.2 Leitgedanken des Betreuungsrechts

Dem Betreuungsrecht liegen die folgenden fünf Leitgedanken zu Grunde, die sich wie ein roter Faden durch das Gesetz ziehen und sich in den einzelnen Bestimmungen wiederfinden lassen.[25]

1. Keine Stigmatisierung behinderter Menschen!
   Es soll Abstand genommen werden von Schubladendenken und unreflektierten Zuschreibungen von rechtlichen Defiziten. Dies drückt sich auch durch eine wesentlich zeitgemäßere und die Wahrung der Interessen der Betroffenen widerspiegelnde andere Sprache im Gesetz aus.

2. Subsidiarität
   Eine Betreuung soll erst dann eingerichtet werden, wenn andere Hil-

---

24 aus: „Recht auf Verwirrtheit", Thomas Klie, Vincentz Verlag, 1993, S. 1
25 im Wesentlichen zitiert nach Thomas Klie „Recht auf Verwirrtheit?" a.a.O.

fen oder ein Bevollmächtigter nicht mehr ausreichend sind oder auch für den Betroffenen gefährlich werden können. Dieser Leitgedanken findet sich insbesondere in der Formulierung des § 1896 Abs. 2 BGB n. F. wieder.

Nur da, wo z. B. pflegerische Hilfe nicht ausreicht oder eine vorhandene Vollmacht einzelne Lebensbereiche nicht erfasst, kann eine Betreuung subsidiär (= nachrangig) eingerichtet werden. Interessenskonflikte, die gefährlich werden können (z. B. finanzielle Abhängigkeiten zwischen einem Heimbewohner und seinem Bevollmächtigten aufgrund einer vorgesehenen Erbschaft) schließt das Gesetz (§ 1897 Abs. 4 BGB) aus.

3. Erforderlichkeitsprinzip

Das Erforderlichkeitsprinzip verlangt die genaue Prüfung bei der Bestellung eines gesetzlichen Betreuers, beim Umfang der übertragenen Aufgabenkreise sowie hinsichtlich der festgelegten Dauer der eingerichteten Betreuung (§ 1896 BGB n. F.). Durch die Einrichtung des Kontrollbetreuers (an Stelle eines Betreuers) soll ein bereits vorhandener Bevollmächtigter in seinem Wirken für das Wohl des z. B. dementen Heimbewohners überwacht werden, wo der Bewohner diese Überwachung aufgrund seiner geistigen Erkrankung bzw. Behinderung nicht mehr selber vornehmen kann.

4. Personensorge vor Vermögenssorge

Im alten Vormundschaftsrecht stand die Vermögenssorge im Vordergrund; es ging um die „mündelsichere Anlage von Vermögen".

Der gesetzliche Betreuer demgegenüber soll das Wohl des Betroffenen fördern und seine Wünsche ernst nehmen (§ 1901 BGB n. F.) und ihnen bis zur Grenze der Zumutbarkeit und der erheblichen Selbstgefährdung auch folgen.

Für ehemalige Vormünder und Gebrechlichkeitspfleger bedeutete dies einen erheblichen Paradigmenwechsel ihrer Auffassung und Arbeit als (neue) Betreuer. Es gilt nach dem Betreuungsrecht nämlich nicht, eine „vernünftige" Lebensführung zu gewährleisten, sondern gar eine „eigensinnige" zu ermöglichen. Art. 2 des Grundgesetzes umfasst auch das Recht auf Verwirrtheit und in einem gewissen Umfang auch das Recht auf Verwahrlosung als Ausdruck von Respekt und der begrenzten Hilfemöglichkeiten.

5. Zwang reflektieren und legitimieren – Verfahren schützt Recht!

Anliegen des Betreuungsrechts ist es, die Rechtsstellung der geistig Behinderten und psychisch Kranken zu stärken und ihnen Rechtsschutz zu gewährleisten. Diese Rechte sind vielfältig gefährdet:
- durch fehlende Information über rechtliche Maßstäbe (auch bei den Pflegenden),

- durch verbreitete Vorurteile und bedenkliche Einstellungen gegenüber Behinderten,
- durch Routine in Diensten und Einrichtungen des Gesundheitswesens und der Altenhilfe,
- durch Überforderung der Helfer und der pflegenden Familienangehörigen,
- durch Ideologien und „Helferneurosen", die vermeintliche Sicherheit, Kontrolle und Beherrschung von Behinderten verlangen,
- durch fehlende soziale Kontrolle der Pflegenden.

Das Betreuungsgesetz leistet hier durch klare Formulierungen und das verbindliche Festschreiben von Rechtsschutzverfahren einen wesentlichen Beitrag zur Sicherung der Rechtsstellung. Die einzuhaltenden Verfahrensabläufe bei der Genehmigung von freiheitsentziehenden Maßnahmen oder der Bestellung eines Betreuers soll die Handelnden (Pflegende, Angehörige, Ärzte etc.) dazu anhalten, ihre Sichtweise zu reflektieren, z.B. durch den vorrangigen Einsatz geeigneter pflegerischer Hilfen.

6.3 Voraussetzungen einer Betreuerbestellung

Die Grundnorm zur Voraussetzung einer Betreuerbestellung findet sich in § 1896 BGB (Voraussetzungen der Betreuung).

Danach gilt als Voraussetzung der Bestellung eines Betreuers das Vorliegen

a) einer psychischen Krankheit
oder
b) einer körperlichen, geistigen oder seelischen Behinderung
und
einer sozialen Folge, die zur ganzen oder teilweisen Unfähigkeit zur Besorgung der eigenen Angelegenheiten führt
und
die ursächliche Verknüpfung zwischen Krankheit oder Behinderung und einer sozialen Folge, die zur ganzen oder teilweisen Unfähigkeit zur Besorgung der eigenen Angelegenheiten führt.
Des Weitern muss der Betroffene volljährig sein.

Wichtig
Gesellschaftlich unangepasstes Verhalten (bis hin zur Neigung zu Straftaten) ist kein ausreichender Anlass für die Bestellung eines Betreuers!

Als *psychische Krankheit* (Pkt. a) sind anzunehmen:
- körperlich nicht begründbare (endogene) Psychosen,
- körperlich begründbare (exogene) Psychosen,
- Abhängigkeitskrankheiten (Alkohol- und Drogenabhängigkeit); die Sucht muss aber in ursächlichem Zusammenhang stehen mit einer geistigen Erkrankung oder Behinderung, oder es muss ein auf die Sucht zurückzuführender psychischer Zustand eingetreten sein,

- Neurosen und Persönlichkeitsstörungen (Psychopathien).

Als *geistige* Behinderung (Pkt. b) sind anzusehen:
▷ angeborene oder frühkindlich erworbene Intelligenzdefekte verschiedener Schweregrade (z. B. Debilität),
▷ später aufgetretene (z. B. altersbedingte) geistige Behinderungen.

Als *seelische* Behinderung (Pkt. b) sind anzusehen:
▷ bleibende psychische Beeinträchtigungen, die Folge von psychischen Erkrankungen sind.

Als *körperliche* Behinderung (Pkt. b) gelten z. B.:
▷ Blindheit,
▷ Taubheit.

In den Fällen der ausschließlich körperlichen Behinderungen darf ein Betreuer jedoch nur auf eigenen Antrag des Betroffenen bestellt werden (§ 1896 Abs. 1 Satz 3 BGB)! Kann der Betroffene seinen Willen nicht kundtun, kann auch – unter Hinzuziehung eines Verfahrenspflegers – ohne Antrag des Betroffenen eine Betreuung eingerichtet werden.

Die zu regelnden eigenen Angelegenheiten können je nach sozialer Stellung sehr unterschiedlich sein. Bei einem chronisch Kranken, der schon lange aus dem Erwerbsleben ausgeschieden ist, sind völlig andere Angelegenheiten zu erledigen (besorgen) als bei einem akut Erkrankten, der bislang noch voll im Berufsleben stand.

Die zu erledigenden Angelegenheiten können rechtlicher oder tatsächlicher Natur sein. Sie müssen im Umfeld des Betroffenen und durch seine Befragung geklärt werden. Für die soziale Situation des Betroffenen ist sein biographischer Hintergrund von Bedeutung, insbesondere
- seine Ausbildung/Beruf
- die Art seinen Lebensunterhalt zu bestreiten
- sein bisheriger Lebensverlauf.

Die Frage der vorhandenen Hilfeleistungen und der möglicherweise noch zusätzlich zu leistenden Unterstützung muss geklärt und konkretisiert werden.

Anhand der konkreten Angelegenheiten ist dann zu klären, ob der Betroffene unfähig ist, eigenverantwortlich seine Angelegenheiten zu erledigen.

Es ist in diesem Zusammenhang zu klären, ob diese Unfähigkeit aufgrund einer festgestellten psychischen Krankheit, einer geistigen, seelischen oder körperlichen Behinderung gegeben ist oder nicht.

Wichtig:
Weder die psychische Krankheit, geistige oder seelische Behinderung für sich reichen aus, um hiervon bereits auf die Unfähigkeit zur Erledigung von Angelegenheiten zu schließen.

Es bedarf jeweils der gesonderten Feststellung der Unfähigkeit zur Erledigung eigener Angelegenheiten.

Wird eine solche Unfähigkeit zur Erledigung eigener Angelegenheit festgestellt, ist hieraus umgekehrt jedoch nicht der Schluss auf eine bestimmte Krankheit oder Behinderung zu ziehen (s. Pkt. 6.2 Leitgedanken des Betreuungsrechtes: Gegen die Stigmatisierung).

Es ist abschließend eine vormundschaftsgerichtliche Wertentscheidung zu treffen, die stets eine hohe Hemmschwelle zwischen der Feststellung von Krankheit und/oder Behinderung und einer möglichen Fremdbestimmung durch die Bestellung eines gesetzlichen Betreuers zu setzen hat (= Abwägungsgebot).

Wird ein Betreuer bestellt, sind die Aufgabenkreise auf die notwendigen Bereiche zu beschränken und so konkret wie möglich zu fassen (Leitgedanke: Erforderlichkeitsprinzip).

Eine Bestellung scheidet aus, wenn andere Möglichkeiten der Hilfe bestehen oder wenn die Angelegenheiten des Betroffenen durch einen Bevollmächtigten besorgt werden können (Leitgedanke: Subsidiarität).

Nur der Betroffene selbst hat ein Antragsrecht. Dritte, z. B. Verwandte, soziale Dienste, Pflegende etc., haben kein Antragsrecht. Ausnahmen bestehen nur für Behörden im Rahmen von Disziplinarverfahren. Angehörige und andere haben jedoch ein Anregungsrecht und können dem Gericht den Sachverhalt, der ihres Erachtens eine Betreuung rechtfertigt, mitteilen. Das Gericht muss dann den Sachverhalt von Amts wegen ermitteln (§ 12 FGG) und ggf. ein Amtsverfahren auf Bestellung eines Betreuers einleiten.

Die Anordnung einer Betreuung wird stets befristet, längstens auf 5 Jahre.

6.4 Der Betreuer: Pflichten, Aufgabenkreise und Haftung

Betreuerauswahl
Zum Betreuer ist eine natürliche Person zu bestellen,
- die geeignet ist, den Betreuten persönlich zu betreuen (§ 1897 Abs. 1 BGB),
- die nicht in der Einrichtung tätig ist, in der der Betreute wohnt (§1897 Abs. 3 BGB).

Das Gericht muss sich von der Eignung des Betreuers überzeugen. Bei der Betreuerauswahl
- sind die Wünsche des Betreuten zu berücksichtigen (§ 1897 Abs. 4 BGB),
- sind auch verwandtschaftliche und sonstige enge soziale Beziehungen zu berücksichtigen (§ 1897 Abs. 5 BGB),
- ist auf die Gefahr von Interessenkollisionen (z. B. durch Erbschaft) ebenfalls Rücksicht zu nehmen (§ 1897 Abs. 5 BGB).

Der Betreuer kann auch bei einem anerkannten Betreuungsverein oder bei der Betreuungsbehörde tätig sein, wenn keine andere geeignete Person zur Verfügung steht (§ 1897 Abs. 2 und 6 BGB).

Der Verein muss hiermit einverstanden sein und hat dann die Betreuung intern auf einen oder mehrere Beauftragte zu übertragen (§ 1900 BGB). Es muss dann jedoch regelmäßig geprüft werden, ob nicht eine Einzelperson die Betreuung übernehmen kann (§ 1897 Abs. 6 BGB).

Aufgabenkreise des Betreuers

Wie bereits erwähnt, darf ein Betreuer nur für die notwendigen Aufgabenkreise bestellt werden. Die Aufgabenkreise werden im Beschluss des Gerichts festgelegt. Nur in diesem Bereich vertritt der Betreuer die Interessen des Betroffenen (§ 1901 BGB).

Die Rechtsprechung hat unterschiedliche Aufgabenkreise herausgebildet, die sehr vom Einzelfall abhängig sind. Einige typische seien hier genannt:

- Vertretung in vermögensrechtlichen Angelegenheiten (einschl. der Geltendmachung von Sozialleistungen).
  Hierzu können z. B. die Verwaltung der Rente, des Sparguthabens, der Erwerb und die Veräußerung von Immobilien, Geldanlagen gehören.
- Vertretung in persönlichen Angelegenheiten,
  z. B. die Sicherstellung der ärztlichen Behandlung, die Sorge um das gesundheitliche Wohl, Vertretung gegenüber Krankenhäusern und Heimträgern oder sozialen Diensten, die Anschaffung von Lebensmitteln und Wäsche, Beantragung von Personalpapieren etc.
- Aufenthaltsbestimmung,
  hierzu zählt z. B. die Regelung des Umzugs in ein Altenheim.
- Sicherstellung der ärztlichen Behandlung,
  gilt als Teilbereich der o.g. Vertretung in persönlichen Angelegenheiten.
- Überwachung des Bevollmächtigten.
  Dort, wo ein Betroffener einem Verwandten oder Bekannten eine Bankvollmacht oder eine andere Vollmacht ausgestellt hat (gem. § 1896 Abs. 2 BGB n.F.) und die Handlungen des Bevollmächtigten nicht mehr kontrollieren kann, wird ein Kontrollbetreuer bestellt. Im Gesetz ist dies die Geltendmachung von Rechten des Betreuten gegenüber seinem Bevollmächtigten (§ 1896 Abs. 3 BGB n. F.).
- Alle Angelegenheiten des Betroffenen.
  In manchen Fällen, z. B. bei Vorliegen einer schweren Form des Morbus Alzheimers ist der Betroffene so unterstützungsbedürftig, dass er einer umfassenden Betreuung bedarf.
  Auch in einem derart weitreichenden Fall bleiben mehrere Bereiche ausgeklammert:
  – das Öffnen und das Anhalten der Post und Entscheidungen

über den Fermeldeverkehr bleiben in der Entscheidungsbefugnis des Betroffenen (§ 1896 Abs. 4 BGB n. F.) Der Aufgabenkreis kann aber speziell hierfür nochmals erweitert werden;
- die Entscheidung über eine Sterilisation obliegt einem hierfür gesondert zu bestellenden Sterilisationsbetreuer (§ 1899 Abs. 2 BGB);
- die Testier- und Ehefähigkeit bleibt von der Betreuerbestellung gänzlich unberührt.

Der Betreute, für den ein Betreuer zur Besorgung aller seiner Angelegenheiten bestellt ist, darf nicht mehr wählen (Verlust des aktiven Wahlrechts) und kann nicht mehr gewählt werden (Verlust des passiven Wahlrechts).

Pflichten des Betreuers
Der Betreuer soll dem Wohl des Betreuten dienen (§ 1901 Abs. 2 BGB n. F.)!

Das heisst, die unterstützende Tätigkeit des Betreuers darf die Selbstbestimmung des Betreuten nicht verringern, sondern muss sie sogar erweitern. Der Betreute darf nicht Objekt der Fürsorge, sondern muss soweit wie möglich Subjekt der eigenen Lebensgestaltung bleiben.[26]

Der Betreute soll also befähigt werden, sein Leben nach den eigenen Wünschen und Fähigkeiten selbst zu gestalten.

Der Betreuer soll u. a. dazu beitragen, dass die Krankheit bzw. Behinderung beseitigt, gelindert oder die Folgen gemindert werden. Hierbei ist er auf die Kooperation mit den entsprechenden Einrichtungen des Gesundheitswesen angewiesen.

Die Einwilligung in eine Heilbehandlung kann der Betreuer noch für den Betreuten vornehmen, wenn dieser einwilligungsunfähig ist und dies ausdrücklich zum Aufgabenkreis des Betreuers gehört (ärztliche Behandlung).

Der Betreuer darf den Betreuten nur dann freiheitsentziehend unterbringen, wenn
a) die Gefahr einer Selbsttötung oder schweren Gesundheitsschädigung besteht oder
b) eine Untersuchung oder Heilbehandlung notwendig ist und der Betreute aufgrund seiner Krankheit oder Behinderung diese nicht einzusehen vermag.

Die Unterbringung und die Anwendung unterbringungsähnlicher Maßnahmen darf der Betreuer stets nur mit Zustimmung des Vormundschaftsgerichtes anordnen. Ohne diese Genehmigung ist die Unterbringung nur zulässig, wenn mit ihrem Aufschub Gefahr verbunden ist. Die Genehmigung ist dann unverzüglich nachzuholen (§ 1906 Abs. 2 BGB n. F.). Dasselbe gilt seit dem 01. 01. 1999 auch für das Handeln

---
26 zitiert nach Jürgens/Kröger u. a. aus „Das neue Betreuungsrecht" C. H. Beck-Verlag, 1992, S. 39/40

eines Bevollmächtigten (§ 1906 Abs. 5 BGB n. F.).

Bei allen Aufgabenkreisen ist die Betreuung persönlich vom Betreuer vorzunehmen. Es muss also ein regelmäßiger Kontakt zwischen dem Betreuer und dem Betreuten bestehen. Dies meint § 1897 Abs. 1 BGB u. a. mit der Eignung einer Person zum Betreuer.

Ist der Betreuer aus persönlichen Gründen (z.B. Überlastung) nicht mehr in der Lage zu einer persönlichen Betreuung, hat ihn das Vormundschaftsgericht zu entlassen (§ 1908 b Abs. 1 BGB n. F.).

Das Gericht kann zudem den Betreuer entlassen, wenn der Betreute eine gleich geeignete Person, die zur Übernahme bereit ist, als neuen Betreuer vorschlägt (§ 1908 b Abs. 3 BGB n. F.).

Fährt der Betreuer in Urlaub oder ist aus sonstigen Gründen für eine begrenzte Zeit nicht in der Lage, die persönliche Betreuung sicherzustellen, kann er einem Dritten Untervollmacht erteilen. Im Bereich der Unterbringung und der Anwendung unterbringungsähnlicher Maßnahmen muss aber die letzte Entscheidung beim Betreuer bzw. Vormundschaftsgericht bleiben.

Haftung des Betreuers

Der Betreuer haftet gegenüber dem Betreuten für jedes Verschulden bei seiner Amtsführung. In Betracht kommt hierbei jeder Verstoß gegen die vom Gesetz oder durch das Vormundschaftsgericht auferlegten Pflichten (§§ 1908 i, 1833 BGB).

Solche Pflichtverletzungen können beispielsweise sein:
- Unterlassen einer Klageerhebung vor Ablauf der Verjährungsfrist,
- Verspätetes Stellen eines Rentenantrages oder eines Antrages auf Sozialhilfe, Blindengeld, Leistungen aus der Pflegeversicherung,
- Unterlassen des Einlegens von Rechtsmitteln (Widerspruch etc.),
- Unterlassen des Einholens von Rat durch einen Anwalt oder durch das Vormundschaftsgericht,
- Unterlassen der Geltendmachung von Unterhaltsansprüchen des Betreuten,
- Verkauf von Vermögenswerten zu unangebrachten (zu niedrigen) Konditionen.

Der Betreuer muss bei eigenem Verschulden Vorsatz und Fahrlässigkeit vertreten (§ 276 BGB). Auf Arbeitsüberlastung kann sich der Betreuer dabei nicht berufen.

Bei der Verletzung von Rechten Dritter durch den Betreuer haftet der Betreute im Sinne des § 278 BGB und kann somit vom Betreuer (als dessen Erfüllungsgehilfen) Schadensersatz verlangen.

Bei Vereins- und Behördenbetreuungen haftet der Verein bzw. die Behörde für ein Verschulden eines Mitarbeiters.

Ist der Betreuer auch aufsichtspflichtig im Sinne des § 832 BGB, kommt eine Haftung des Betreuers für Schäden in Betracht, die der

Betreute Dritten gegenüber verursacht hat. Voraussetzung hierfür ist die Verletzung der Aufsichtspflicht durch den Betreuer.

Die Aufsichtspflicht kann per Vertrag aber auf andere übertragen werden, z. B. auf die MitarbeiterInnen eines Altenheims (s. hierzu Pkt. 6.7).

Der Betreuer haftet Dritten gegenüber als Vertreter ohne Vertretungsmacht (gem. § 179 BGB), wenn er Rechtsgeschäfte schließt, die nicht in seinen Aufgabenkreis fallen.

Das Vormundschaftsgericht kann dem Betreuer den Abschluss einer Haftpflichtversicherung auferlegen. Versicherungsbeiträge kann sich der Betreuer als Aufwendungsersatz erstatten lassen, allerdings nur dann, wenn er keine regelmäßige Vergütung erhält.

Eine Anfangsinformation über seine Rechte und Pflichten erhält jeder Betreuer bei der Unterrichtung über seine Aufgaben bei der mündlichen Verpflichtung durch das Gericht. Auch später kann er jederzeit seinen Anspruch auf kostenlose Beratung durch das Gericht geltend machen.

Die Betreuungsbehörden müssen zudem dafür sorgen, dass entsprechende Einführungs- und weiterführende Fortbildungen für Betreuer angeboten werden.

Das Vormundschaftsgericht hat über die gesamte Tätigkeit des Betreuers die Aufsicht zu führen und gegen Pflichtverletzungen durch geeignete Ge- und Verbote einzuschreiten (§§ 1908 i, 1837 Abs. 2 BGB). Zur Befolgung der Anordnungen kann das Gericht den Betreuer durch Androhung und Festsetzung eines Zwangsgeldes in einer Höhe zwischen 5,– DM und 1000,– DM anhalten. Das Zwangsgeld kann unbegrenzt wiederholt werden.

Der Betreuer mit dem Aufgabenkreis „Vermögenssorge" hat ein Verzeichnis des Vermögens des Betreuten zu erstellen und bei Gericht einzureichen (§§ 1908 i, 1840 BGB).

Jeder Betreuer hat jährlich eine Rechnungsbelegung vorzunehmen (§§ 1908 i, 1840 und 1843 BGB).

Auf Verlangen des Vormundschaftsgerichts muss der Betreuer jederzeit auch schriftlich über die Durchführung seiner Betreuungsaufgaben und die persönlichen Verhältnisse des Betreuten Auskunft geben (§§ 1908 i, 1839 BGB).

6.5 Unterbringung, unterbringungsähnliche Maßnahmen und vormundschaftsgerichtliche Genehmigung nach dem BtG

Eine mit Freiheitsentziehung verbundene Unterbringung oder Maßnahme fällt unter die Bestimmung des § 1906 BGB n. F. Demnach liegt eine Freiheitsentziehung vor, wenn der Betreute

- auf einem beschränkten Raum festgehalten,
- sein Aufenthalt ständig überwacht und
- Kontaktaufnahme mit Personen außerhalb durch Sicherungsmaßnahmen verhindert wird.

Die Unterbringung kann in einem Krankenhaus oder einem Heim gegeben sein.

Eine Unterbringung nach dem Betreuungsrecht ist nur zulässig, wenn sie für das Wohl des Betreuten erforderlich ist, weil
- eine Gefahr der krankheits- oder behinderungsbedingten Selbsttötung oder schweren Gesundheitsgefährdung besteht oder
- eine Untersuchung oder Heilbehandlung nötig ist, die ohne Unterbringung nicht möglich ist und der Betreute aufgrund von Krankheit oder Behinderung die Notwendigkeit nicht zu erkennen vermag.

Eine Unterbringung ist *nicht zulässig*
- zu erzieherischen Zwecken,
- zu Bestrafungszwecken,
- oder zum Schutz Dritter.

Hierfür sind die Strafgesetze und die Gesetze zum Schutz psychisch Kranker (PsychKG) relevant.

Eine Unterbringung nach § 1906 BGB setzt *immer* eine vormundschaftsgerichtliche Genehmigung voraus. Hierzu muss ein Sachverständigengutachten vorliegen.

Die Unterbringung ist aufzuheben, sobald die Voraussetzungen hierzu wegfallen.

Genehmigungsbedürftige freiheitsentziehende Maßnahmen (Fixierungen) liegen gem. § 1906 Abs. 4 BGB n. F. immer vor, wenn der Betreute
- über einen längeren Zeitraum oder
- regelmäßig

gehindert wird, seinen Aufenthalt zu verändern.

Der längere Zeitraum ist bereits gegeben, wenn die Maßnahme länger als einen Tag dauert (s. Art. 104 GG).

Regelmäßig ist sie, wenn sie – auch für einen jeweils kurzen Zeitraum – z.B. ständig nachts (Bettgitter) angewendet – oder aus stets dem selben Anlass wiederholt wird.

Die verschiedenen mechanischen Vorrichtungen, Medikamente oder sonstige Methoden zur Freiheitsentziehung sind in Kap. II. Pkt. 3 aufgelistet.

Für bereits nach § 1906 Abs. 1–3 BGB „untergebrachte Personen" gilt i. d. R., dass eine weitergehende freiheitsentziehende Maßnahme (wie das Fixieren am Bett) erneut mit dem Vormundschaftsgericht abzustimmen und von diesem zu genehmigen ist. Der Auffassung, dass die allgemeine Genehmigung zur Unterbringung auch einzelne die Bewegungsfreiheit weiter einschränkende Maßnahmen mit beinhalte, muss entschieden widersprochen werden!

Die Maßnahmen sind im Einzelnen nur zulässig aus den bereits

oben genannten Gründen der Unterbringung.
Keine Genehmigungsbedürftigkeit liegt vor, wenn
- der Betroffene wirksam einwilligt (Voraussetzung: er ist einwilligungsfähig!),
- der Betroffene zur willkürlichen Fortbewegung unfähig und kein erkennbarer Wille zur Fortbewegung vorhanden ist,
- die Freiheitsentziehung eine Freiheitsbeschränkung darstellt, die nur einmalig und vorübergehend erfolgt (z. B. bei einem epileptischen Anfall),
- die Freiheitsentziehung in der Wohnung des Betroffenen oder des pflegenden Angehörigen (durch Familienangehörige) erfolgt.

Im letztgenannten Fall unterliegen die betreuenden Angehörigen dennoch den Bestimmungen des § 239 StGB. Auch sie dürfen keineswegs zu Hause ohne weitere Gründe ihren pflegebedürftigen Angehörigen einsperren.

6.6 Die Stellung des Betreuten

Der zu Betreuende muss im Verfahren zur Betreuerbestellung grundsätzlich selber angehört werden (§ 68 Abs. 1 FGG). Dabei hat er folgende Rechte, die er wahrnehmen kann:
- Er kann verlangen, dass sich der Richter in seine Wohnung oder sein sonstiges Umfeld begibt und sich dort einen unmittelbaren Eindruck verschafft (§ 68 Abs. 1 FGG).
- Er kann aber auch der Anhörung in der eigenen Wohnung widersprechen (§ 68 Abs. 1 FGG).
- Er kann verlangen, dass einer Person seines Vertrauens bei der Anhörung die Anwesenheit gestattet wird (§ 68 Abs. 4 FGG).
- Er kann sich dagegen wenden, dass einer weiteren Person durch das Gericht die Anwesenheit erlaubt wird (§ 68 Abs. 4 FGG).
- Er kann sich weigern, zum Anhörungstermin zu erscheinen. Hierdurch erreicht er jedoch lediglich eine Verschiebung des Verfahrens, danach kann er auf Anordnung des Richters vorgeführt werden (§ 68 Abs. 3 FGG).
- Er ist nicht verpflichtet, bei der Anhörung Angaben zu machen.
- Er kann einen Rechtsanwalt mit seiner Vertretung beauftragen (§§ 14 und 114 FGG).
- Er kann verlangen, dass das Gericht dem Ehegatten, den Eltern, den Pflegeltern und den Kindern des Betroffenen sowie einer ihm nahestehenden Person den Sachverhalt mitteilt und ihnen Gelegenheit zur Äußerungen gibt (§ 68 a FFG).
- Er kann noch während des Verfahrens einer von ihm zu benennenden Person Vollmacht erteilen und so die Anhörung der Betreuung entbehrlich machen (§ 1896 Abs. 2 BGB).

Vor der Bestellung eines Betreuers ist vom Gericht ein Sachverständigengutachten einzuholen. Die Fragen des Sachverständigen muss der Betroffene allerdings nicht beantworten. Dies kann jedoch dazu führen, dass er auf Anordnung des Gerichts in einer psychiatrischen Anstalt bis zu sechs Wochen untergebracht wird, damit der Sachverständige den Betroffenen beobachten kann (§ 68 b Abs. 4 FGG).

In mehreren Fällen muss der Betreuer vor Einzelentscheidungen im Rahmen der Betreuung den Betreuten anhören.

Der Betreute kann sich jederzeit selbst an das Vormundschaftsgericht wenden, wenn er der Auffassung ist, dass sich sein Betreuer pflichtwidrig verhält. Das Gericht muss dann den Sachverhalt klären.

Die Betreuung ist aufzuheben, wenn ihre Voraussetzungen wegfallen (§ 1908 d Abs. 1 BGB). Fallen die Voraussetzungen für einen Teil der Betreuung weg, ist der Aufgabenkreis entsprechend einzuschränken.

Gegen alle Entscheidungen des Rechtspflegers des Vormundschaftsgerichts, durch der der Betreute in seinen Rechten beeinträchtigt ist, kann er (auch wenn er gleichzeitig geschäftsunfähig ist) Beschwerde einlegen (§§ 19, 20 FGG).

Die weitestgehende Möglichkeit des Vormundschaftsgerichts, die Rechte eine Betreuten einzuschränken, stellt der Einwilligungsvorbehalt (§ 1903 BGB) dar. Demnach kann das Vormundschaftsgericht anordnen, dass der Betreute zu einer Willenserklärung, die den Aufgabenkreis des Betreuers betrifft, dessen Einwilligung bedarf. Der Einwilligungsvorbehalt beschränkt sich jedoch eindeutig auf die Abwendung einer erheblichen Gefahr für die Person oder das Vermögen des Betreuten, soweit dies erforderlich ist. Im Bereich der Personensorge kommt ein Einwilligungsvorbehalt nur selten in Betracht. Seine wesentliche Bedeutung hat er im Bereich der Vermögenssorge. Die Vorschrift ermöglicht es, die Teilnahme des Betreuten am Rechtsverkehr in einem klar vom Gericht zu beschreibenden Rahmen einzuschränken. Aber auch dort, wo der Einwilligungsvorbehalt angeordnet ist, bedarf der Betreute nicht der Einwilligung seines Betreuers, wenn die Willenserklärung dem Betreuten lediglich einen rechtlichen Vorteil bringt. Für alltägliche Bargeschäfte, die eine geringfügige Angelegenheit darstellen oder sich auf geringwertige Gegenstände beziehen, bedarf der Betreute ebenfalls auch beim Vorhandensein eines Einwilligungsvorbehaltes nicht der Einwilligung durch den Betreuer. Der Einwilligungsvorbehalt darf nur in begründeten Ausnahmefällen angeordnet werden (Erforderlichkeitsprinzip). Er wird in der Rechtsliteratur auch als „flexibel gestaltete Entmündigung" bezeichnet.[27]

6.7 Die Kooperation zwischen Pflegenden, Betreuern und Vormundschaftsgericht

Wie bereits unter Pkt. 6.4 ausgeführt, kommt eine Haftung des Betreuers u. a. dann in Frage, wenn durch den festgelegten Aufgabenkreis (§ 69b FGG) der Personensorge auch die Beaufsichtigung mit erfasst ist. Die ausdrückliche Nennung der Aufsichtspflicht in der Bestellungsurkunde ist jedoch für eine mögliche Haftung Voraussetzung.

Es kann also nur dann von einer Aufsichtspflicht des Betreuers ausgegangen werden, wenn dieser den allumfassenden Aufgabenkreis der Personensorge wahrzunehmen hat und soweit den Zweck der Betreuung erfordert.

Dies ist vor allem dann der Fall, wenn bei einem Betreuten ein Ausschluss seiner Verantwortlichkeit im Sinne des § 827 BGB vorliegt.

Wann eine Aufsichtspflichtsverletzung vorliegt, ist im Einzelfall zu bewerten und kann nicht generalisiert werden. Hierbei müssen die persönlichen Verhältnisse des Betreuten, die Voraussehbarkeit schädigenden Verhaltens und auch die Zumutbarkeit für den Betreuer (dessen Aufsichtspflicht ähnlich wie bei den Pflegekräften nicht zu einer allumfassenden Überwachung führen kann) berücksichtigt werden.

Im Einzelfall kann die Aufsicht durch Heimpersonal, durch ambulante Dienste oder auch durch Nachbarn und Verwandte jedenfalls dann ausreichen, wenn der Betreuer sich von deren Zuverlässigkeit überzeugt hat. Es obliegt dennoch dem Betreuer im Streitfall, die Einhaltung seiner Pflichten (gem. § 832 BGB) darzulegen und notfalls zu beweisen.[28]

Aufgrund dessen empfiehlt sich ein Vertragsabschluss zwischen einem Betreuer und einem Altenheim immer dann, wenn ein unter Aufsicht stehender Betreuter in ein Altenheim einzieht. In einem solchen Vertrag sollte die mögliche Übertragung der Aufsichtspflichten auf das Pflegepersonal und ihr Umfang konkret benannt sein.

Auch dort, wo die Aufsichtspflicht nicht ausdrücklich zum Aufgabengebiet des Betreuers gehört, empfiehlt es sich, eine verbindliche Regelung zwischen dem Heim, seinen Pflegekräften und dem Betreuer festzulegen, in der z. B. die Verwendung des Barbetrags im Heimalltag geregelt ist. Mündliche Absprachen verschlechtern im Streitfalle die Position des Pflegepersonals, da es beweisen muss, dass es für die Verwendung des Barbetrages zuständig war. Ohne klare schriftliche Delegationsregelung dürfte dies schwierig werden.

Das Heim kann keine (teilweise) Übernahme von der durch seine Pflegekräfte zu erbringenden Pflege und Betreuung durch den

---

27 Holzhauer FuR 1990, 249, 252
Jürgens, Kröger u.a. 1992, S. 24
28 aus: Jürgens/Kröger a. a. O., S. 72

Betreuer erwarten. Diese werden dem Heimbewohner im Heimvertrag als verpflichtendes Angebot des Heimes zugesichert und sind durch die Pflegekräfte zu erbringen.

Es empfiehlt sich, sich über die Kompetenzgrenzen zwischen Heim und Betreuer im Vorfeld des Heimeinzugs des Betreuten zu verständigen und Notwendiges schriftlich zu vereinbaren.

Angehörige können einem Betreuer keine Weisungen geben, da sie in keinem Rechtsverhältnis zu ihm stehen.

Die Angehörigen können aber – ebenso wie das Altenheim – das Vormundschaftsgericht auf Pflichtwidrigkeiten des Betreuers hinweisen und so auf ein entsprechendes Handeln des Gerichts hinwirken, und sie können einen Verwandten als neuen Betreuer vorschlagen (§ 1908 b Abs. 3 BGB).

7. Weitere gesetzliche Grundlagen

7.1 Das Pflegeversicherungsgesetz

Das zum 01.01.1995 in Kraft getretene Pflegeversicherungsgesetz stellt ein Leistungs- und kein Schutzgesetz dar. Es „soll den Pflegebedürftigen Hilfen zur Verfügung stellen, die aufgrund des Ausmaßes ihrer Pflegebedürftigkeit in einer Weise belastet sind, dass ein Eintreten der Solidargemeinschaft notwendig wird, um eine Überforderung der Leistungskraft des Pflegebedürftigen und seiner Familie zu verhindern"[29].

Die Selbstbestimmung des pflegebedürftigen Menschen soll erhalten und gefördert werden (§ 2 SGB XI). Der Pflegebedürftige soll ein möglichst selbstbestimmtes Leben, das der Würde des Menschen entspricht, führen können, auf religiöse Bedürfnisse ist dabei Rücksicht zu nehmen und angemessenen Wünschen bei der Gestaltung der Hilfe soll (wenn möglich) entsprochen werden. Die Pflegekassen sind verpflichtet, die Pflegebedürftigen über die Möglichkeiten des Wunsch- und Wahlrechts nach § 2 SGB XI zu informieren, da die Inanspruchnahme dieser Rechte eine wesentliche Voraussetzung zur Führung eines menschenwürdigen Lebens darstellt.

Die Leistungen des Pflegeversicherungsgesetzes „müssen wirksam und wirtschaftlich sein; sie dürfen das Maß des Notwendigen nicht überschreiten" (§ 29 SGB XI).

Die Leistungen des SGB XI sollen also nichts anderes als „Not wenden".

In einem Rundschreiben der Pflegekassen[30] weisen diese ihre Mitgliedskassen darauf hin, dass das Leistungsangebot den individuellen Bedürfnissen des Versicherten Rechnung tragen muss.

---

29 aus der Begründung der Bundesregierung zu § 1 Abs. 4 SGB XI
30 s. Pflegeversicherung, Klie, Vincentz Verlag, 1998, S. 104 ff.

Das Wunsch- und Wahlrecht wird jedoch insoweit eingeschränkt, als die Solidargemeinschaft (die Versicherten mit ihren Sozialversicherungsabgaben) nur für angemessene Wünsche im Rahmen des vorgesehenen Leistungsrechts einzustehen hat.

Seit Jahren wird insbesondere um die Anerkennung des hohen Betreuungsaufwandes gerontopsychisch veränderter Menschen durch die Pflegeversicherung und die Pflegekassen gestritten.

Das System der Pflegeversicherung ist in seinen Bedarfsermittlungen und Leistungen primär an Pflegebedürftigkeit orientiert, deren Ursachen in somatischen Erkrankungen liegen.

So orientieren sich die Medizinischen Dienste der Pflegekassen (MDK) bei ihren Einstufungsprüfungen ausschließlich an den ATL nach L. Juchli (und damit noch nicht einmal an den etwas umfassenderen AEDL nach M. Krohwinkel).

Andere Pflegemodelle, wie z. B. das psychodynamische Modell von Hildegard Peplau, die wesentlich eher geeignet sind, die Bedürfnisse insbesondere gerontopsychisch veränderter alter Menschen in ihrer zwischenmenschlichen Dimension des Handelns zwischen Pflegebedürftigen und Pflegenden zu erfassen, werden bei der Bedarfsermittlung nicht zugrunde gelegt.

Die Leistungen der Pflegeversicherung orientieren sich demzufolge auch primär am Grad der Pflegebedürftigkeit.

Ein umfassendes Verständnis vom pflegebedürftigen Menschen, seiner Pflege und seiner Entwicklung ist heute ohne systematisches Denken und ohne pflegerisches Handeln in Systemzusammenhängen nicht mehr vorstellbar. Untersuchungsergebnisse der Pflegeforschung zeigen, dass sich z. B. die Interaktionen zwischen Klienten und Pflegenden, Stress, subjektives Wohlbefinden und Gesundheit ohne Berücksichtigung des Klient-Umwelt-Systems nicht hinreichend verstehen und verändern lassen.[31]

In der Alltagswirklichkeit des Pflegeversicherungsgesetzes findet sich von pflegerischen und pflegewissenschaftlichen Erkenntnissen aus den 70er, 80er und 90er Jahren nicht allzuviel wieder; manche Einstufungspraxis und die damit verbundene Leistungserbringung fällt vom Pflegeverständnis ins 19. Jahrhundert zurück.

Sich seitens des (alten wie des neuen) Gesetzgebers dahinter verstecken zu wollen, dass die Pflegeversicherung nie den Anspruch einer Vollkasko-Versicherung hatte, erklärt nicht, weshalb eine teuer finanzierte Teilkasko-Versicherung fachlich und in der Quantität ihrer Leistungen so marode ist. Selbst wenn Leistungsgesetze nicht vom subjektiven Begriff des Bedürfnisses ausgehen (können), bestimmen sie

---

31 s. hierzu u. a. Betty Neumann, „Das System-Modell", Lambertus-Verlag 1998, S. 12

doch, wann und unter welchen Umständen ein bestimmter Anspruch (Bedarf) entsteht.

Die Bedürfnisse gerontopsychisch veränderter Menschen mögen vielleicht im Einzelfall noch gesehen werden, ein besonderer Bedarf steht ihnen nach dem Pflegeversicherungsgesetz (derzeit noch) nicht zu.

Die Vergütung des zu gewährenden Aufwandes in den Heimen wird durch pauschale Pflegestufen definiert. Hierin enthalten sind die Vergütung für
▷ die Grundpflege,
▷ die Behandlungspflege (zunächst bis zum 31.12.2001),
▷ die soziale Betreuung.

Die finanziellen Leistungen des Pflegeversicherungsgesetzes entsprechen damit für den stationären Bereich einem *Preisniveau* einer Billigwarenhauskette für Lebensmittel; hiermit soll dann eine *Pflegequalität* in den Heimen erzielt werden, die dem Niveau von Feinkostläden entspricht.

„Pflegerische Versorgung nach dem SGB XI deckt „Pflege" nicht ab. Eine Qualitätskontrolle nach SGB XI kann folglich den Schutz (des Bewohners, A. d. A.) nach HeimG nicht ersetzen" (Goberg, Heimgesetz-Kommentar, 1997 S. 62).

7.2 Das Heimgesetz

Das Heimgesetz ist von seiner Entwicklungsgeschichte ein Gesetz, das zunächst eher gewerberechtliche Akzente beinhaltete, dann jedoch den juristischen Charakter eines Schutzgesetzes erhielt.

„Es beruht auf der Schutzpflicht des Staates gegenüber besonders abhängigen, zur Durchsetzung ihrer Interessen und Bedürfnisse aus tatsächlichen Gründen regelmäßig nicht mehr voll fähigen Menschen. Als Schutzgesetz beinhaltet es keine leistungsrechtlichen Tatbestände (wie das SGB XI), sondern hat eine Ordnungs- und Aufsichtsfunktion besonderer Art."[32]

Diese Abgrenzung zugunsten eines Schutzgesetzes wurde bewusst vom Gesetzgeber so vorgenommen.

§ 2 Abs. 1 Nr. 1 des Heimgesetzes (HeimG) verdeutlicht den Schutzzweck des Gesetzes. Die Interessen und Bedürfnisse der Heimbewohner (und der Bewerber für die Aufnahme in ein Heim) sollen „vor Beeinträchtigungen geschützt" werden.

Dabei sind „insbesondere die Selbstständigkeit und Selbstverantwortung der Bewohner im Heim zu wahren".

Mit der Novellierung des Heimgesetzes wurde 1990 erstmals die Formulierung „Wahrung der Selbstständigkeit und Selbstverantwortung" in § 2 aufgenommen.

Damit wird eine deutliche Abkehr von der bloßen Bewahrung alter Menschen im Heim als rechtliches Ziel vollzogen.

---

[32] nach D. Giese in „Arbeitsmappe zum Heimgesetz" Deutscher Verein, 1990

Abgelehnt wurde interessanterweise die im Gesetzesentwurf noch enthaltene Formulierung, „sicherzustellen, dass in Einrichtungen ... das leibliche, seelische und geistige Wohl der Bewohner gewährleistet ist".

Der zuständige Bundestagsausschuss kam nach Anhörung der Trägerverbände zu der Überzeugung, dass dieses Ziel nicht erreichbar sei.

Er folgte dem Antrag der CDU/CSU-Fraktion, stattdessen die Formulierung „Interessen und Bedürfnisse der Bewohner zu schützen" in den Gesetzestext aufzunehmen.

Das HeimG schützt die Interessen und Bedürfnisse *aller* Bewohner (und Bewerber); ob Selbstzahler oder Sozialhilfebezieher.

Dabei sind die Grundbedürfnisse auch unter den Rahmenbedingungen des Heimlebens zu realisieren.

Goberg (HeimG-Kommentar, 1997) zählt zu den Grundbedürfnissen, die gem. § 2 HeimG zu wahren und zu verwirklichen sind:
– physiologische Bedürfnisse,
– Bedürfnis nach Sicherheit,
– Bedürfnis nach Liebe und Zuneigung,
– Bedürfnis nach Achtung, Ansehen und Geltung,
– Bedürfnis nach Selbstverwirklichung.

Unübliche Bedürfnisse eines Bewohners sind ebenfalls von § 2 HeimG geschützt, „soweit nicht Bedürfnisse anderer Bewohner beeinträchtigt sind."[33]

Wie dieser Interessenskonflikt zu lösen ist, wann Bedürfnisse anderer Bewohner (beispielhaft) beeinträchtigt sind, lässt Goberg – nicht zuletzt aufgrund der Individualität des Einzelfalls – in seinem Kommentar offen. Selbstständigkeit und Selbstverantwortung sind elementar mit den Interessen und Bedürfnissen der Heimbewohner verbunden.

Die Heimpersonalverordnung (HeimPersV) zum Heimgesetz erfordert hier eine besondere Erwähnung. Sie ist ein unabhängiges gesetzliches Regulativ, eine Schutzverordnung mit besonderer Bedeutung.

Die erst zum 1. Oktober 1993 in Kraft gesetzte HeimPersV definiert klar und eindeutig, was unter einer Pflegefachkraft zu verstehen ist (§ 6):

Fachkräfte im Sinne dieser Verordnung müssen eine Berufsausbildung abgeschlossen haben, die Kenntnisse und Fähigkeiten zur selbstständigen und eigenverantwortlichen Wahrnehmung der von ihnen ausgeübten Funktion und Tätigkeit vermittelt. Altenpflegehelferinnen und Altenpflegehelfer, Krankenpflegehelferinnen und Krankenpflegehelfer sowie vergleichbare Hilfskräfte sind keine Fachkräfte im Sinne dieser Verordnung."

Eine besondere Voraussetzung zur Betreuung gerontopsychisch veränderter Menschen bedarf es nach der HeimPersV nicht.

---

33 Goberg, Kommentar zum HeimG, 1997.

§ 5 HeimPersV legt fest, dass in einem Heim mit mehr als 20 nichtpflegebedürftigen BewohnerInnen oder vier pflegebedürftigen BewohnerInnen mindestens jeder zweite Beschäftige eine Fachkraft (im Sinne des § 6) sein muss. § 2 HeimPersV regelt die Eignung als Heimleiter.

§ 10 HeimPersV regelt Ausnahmetatbestände. Wer z. B. die in § 5 geforderte Quote an Fachkräften nicht erfüllen kann, hatte nach der ersten Fassung der HeimPersV bis zum 30. 09. 1998 Zeit für eine Anpassung.

Da dies in den meisten Fällen innerhalb des vorgegebenen Zeitrahmens nicht erfüllt wurde, hat der Gesetzgeber, kurz vor Ablauf dieser Frist eine erneute Verlängerungsfrist um 2 Jahre (bis zum 30. 09. 2000) festgesetzt.

Hierzu die früher zuständige Seniorenministerin Nolte (CDU) in ihrer Rede vor dem Deutschen Bundestag am 26. März 1998:

„Es ist absehbar, dass wir eine durchgängige Fachkraftquote bis zum 30. September (1998, A. d. V.) nicht erreichen können, und davor können wir doch nicht die Augen verschließen. Es ist also im Interesse der Heimträger, dass wir etwas unternehmen, da wir doch alle nicht wollen, dass ab Oktober die Heimaufsicht Heime schließen muss, weil die Fachkraftquote nicht erreicht ist."

Es stellt sich jedoch die Frage, ob hier nicht die Intention des Heimgesetzes und der dazugehörenden Heimpersonalverordnung als Schutzgesetz *für die Heimbewohner* (und nicht für die Heimträger!) verkannt wurde.

Els Voget-Overeem hat hierzu in einem Redebeitrag zum Symposium „Recht in der Pflege"[34], der am 6. November 1998 von der „Gewerkschaft Pflege" veranstaltet wurde, einen nicht nur bildlich, sondern auch substanziell passenden Vergleich zu dieser minsteriellen Haltung geliefert, in dem sie darauf verwies, dass der TÜV jeden PKW, der nicht mehr die gesetzlich vorgeschriebenen Normen erfüllt, aus dem Verkehr nimmt. Warum könne man dann nicht Heime schließen, die gesetzliche Vorschriften nicht einhalten und dies auch nach 5 Jahren Übergangsfrist nicht schaffen?

Oder wenn in einem Ortsteil Tempo 30 vorgeschrieben ist und sich hieran niemand hält, kommt man doch auch nicht auf die Idee, dies zu legitimieren, indem man aus Tempo 30 dann Tempo 60 macht.

Vor dem Hintergrund der Tatsache, dass die ehemals zuständige Seniorenministerin die Heimpersonalverordnung gänzlich außer Kraft setzen wollte, kann man mit Blick auf die Interessen der Heimbewohner noch froh sein, dass letztendlich eine 2-jährige Verlängerung zur Anpassung der Fachkräftequote als „Kompromiss" realisiert wurde.

---

34 veröffentlicht in Altenpflegerin und Altenpfleger, Fachzeitschrift des DBVA Nr. 11/12 1998

Diese Diskussion macht deutlich, wie weit wir derzeit davon entfernt sind, eine besondere Qualifikation und adäquate Rahmenbedingungen für die Betreuung schwer dementer Menschen in unseren Heimen als Normalität vorauszusetzen und diesbezüglich entsprechende Weiterbildungen etabliert werden.

7.3 Die Psychiatrie- und Unterbringungsgesetze der Bundesländer

Etwa ein Drittel der nach den Unterbringungsgesetzen in der Psychiatrie lebenden Personen sind ältere Menschen.[35] Deshalb macht es Sinn, sich in diesem Zusammenhang auch mit den Unterbringungsgesetzen der Länder zu befassen.

In den landesrechtlichen Unterbringungsgesetzen wird die Unterbringung psychisch Kranker in einer geschlossenen psychiatrischen Einrichtung, einem abgeschlossenen Teil eines Krankenhauses oder einer Entziehungsanstalt für Suchtkranke (§ 10 PsychKG NW) geregelt.

Damit befassen sich die Landesunterbringungsgesetze mit der öffentlich-rechtlichen Unterbringung (im Gegensatz zur zivilrechtlichen Unterbringung nach dem BtG) von psychisch Kranken und Behinderten. Untergebracht werden können nach Landesrecht Personen, die an einer „Geisteskrankheit" (Psychose), einer „Geistesschwäche", einer „psychischen Störung", die in ihrer Auswirkung einer Psychose gleichkommt, oder einer „Suchtkrankheit" leiden. Der Begriff der psychischen Krankheit orientiert sich an dem des § 1896 BGB (s. Pkt. 6.3).

Von dieser psychischen Krankheit oder Störung muss eine

- gegenwärtige Gefahr für die öffentliche Sicherheit und Ordnung ausgehen,

oder

- eine gegenwärtige Gefahr ausgehen, dass die Person Selbstmord begeht oder sich selbst erheblichen gesundheitlichen Schaden zufügt (§ 11 PsychKG NW).

Die fehlende Bereitschaft, sich behandeln zu lassen, rechtfertigt für sich allein noch keine Unterbringung!

Was ist nun eine *gegenwärtige Gefahr* (vergleichbar der akut drohenden erheblichen Gefährdung bei der Wahrnehmung der Betreuungs- und Aufsichtspflicht, s. Pkt. 5)?

Die Gesetzgeber sprechen von einer *gegenwärtigen Gefahr*, wenn sich die zugrundeliegende psychische Krankheit oder Störung so auswirkt, dass „ein schadenstiftendes Ereignis" unmittelbar bevorsteht oder sein Eintritt wegen der Unberechenbarkeit des Kranken zwar unvorhersehbar ist, wegen der besonderen Umstände jedoch jederzeit zu erwarten ist.

---

35 Klie, Rechtskunde, 6. Auflage, 1997, S. 204

Während wir es beim Betreuungsrecht mit einem bürgerlich-rechtlichen Gesetz (Zivilrecht) zu tun haben, handelt es sich bei den länderspezifischen PsychKG (Psychisch-Kranken-Gesetzen) um öffentlich-rechtliche Gesetze.

Eine wesentliche Überschneidung gibt es aber zwischen beiden Rechten im Bereich der Selbstgefährdung (§ 1906 BGB und § 11 PsychKG NW).

Wichtig
Ist bei einer vorliegenden Selbstgefährdung bereits ein Betreuer nach dem BtG bestellt, ist die öffentlich-rechtliche Unterbringung nach dem PsychKG nachrangig.

Ist noch kein Betreuer bestellt bzw. umfasst der Aufgabenkreis eines vorhandenen Betreuers nicht die Frage der Unterbringung, hat die öffentlich-rechtliche Unterbringung häufig Vorrang.

Die verfahrensrechtlichen Regelungen sind für beide Gesetze gleichermaßen in § 70 ff FGG geregelt.

Aus dem bisher Gesagten ist erkennbar, dass eine Unterbringung nach dem PsychKG (zumindest in NRW) nicht in Pflegeheimen geschieht.

Anders verhält sich dies in folgenden Bundesländern:

In Baden-Württemberg, Bayern, Berlin, Hamburg, Hessen, Mecklenburg-Vorpommern und Rheinland-Pfalz kann eine Unterbringung nach den jeweils geltenden Unterbringungsgesetzen auch in hierfür geeigneten Pflegeheimen geschehen bzw. auf entsprechenden Abteilungen dieser Heime.

Die Betonung liegt jedoch darauf, dass diese Heime *geeignet* sein müssen. Dies bedeutet u. a., dass entsprechend psychiatrisch ausgebildetes Personal vorhanden sein muss.

In den anderen – oben nicht genannten – Bundesländern beschränkt sich die Unterbringung nach den Unterbringungsgesetzen auf psychiatrische Krankenhäuser, entsprechende geschlossene Abteilungen von Krankenhäusern und spezielle Suchteinrichtungen.

In allen Ländern ist das Vormundschaftsgericht zuständig. Den Antrag auf Unterbringung kann nur eine bestimmte Behörde (in NRW z. B. die örtliche Ordnungsbehörde) stellen, die auf Hinweis von Ärzten, Heimen oder Angehörigen tätig wird.

Ähnlich dem Betreuungsrecht verlangt auch das PsychKG ein Sachverständigengutachten (§ 18 PsychKG NW), das die Erforderlichkeit einer Unterbringung dokumentiert.

Prinzipiell muss ein Betroffener vor einer richterlichen Entscheidung angehört werden. Er kann dabei eine Vertrauensperson hinzuziehen.

In Notfällen kann ein Arzt die Notwendigkeit einer sofortigen Unterbringung darlegen. Eine nach Landesrecht zuständige Behörde

Abb. 4: Gesetzliche Grundlagen für die Unterbringung

	Rechtsform:	regeln:	Zielsetzung:
Betreuungsgesetz – BtG –	Bürgerliches Recht	zivilrechtliche Unterbringung	Wahrung der Eigeninteressen des Betroffenen (§§ 1896 ff BGB)
Landesrechtliche Unterbringungs-gesetze – PsychKG –	Öffentliches Recht	öffentlich-rechtliche Unterbringung	Schutz der öffentlichen Sicherheit und Ordnung sowie Schutz vor Selbstgefährdung (§ 11 PsychKG NW)

ordnet dann die geschlossene Unterbringung sofort an. Der erforderliche richterliche Beschluss ist jedoch umgehend nachzuholen.

Die Unterbringung endet mit Ablauf der Frist des richterlichen Beschlusses des Gerichts oder durch Beschluss des Gerichts, wenn die Unterbringung nicht mehr erforderlich ist. Der Betroffene kann jederzeit eine Aufhebung beantragen.

Grundlage sowohl des Betreuungsrechts als auch der Psychisch-Kranken-Gesetze bildet das Urteil des Bundesverfassungsgerichts vom 18. 07. 1967:

„Der Staat hat nicht die Aufgabe, seine Bürger zu bessern. Deshalb hat er auch nicht das Recht, ihnen die Freiheit zu entziehen, nur um sie zu bessern, ohne dass sie sich selbst oder andere gefährden, wenn sie in Freiheit blieben."

*„Freiheit ist nur möglich, wenn man bereit ist,
ein Risiko einzugehen, und ohne dieses Risiko
der Freiheit gibt es keine lebende Demokratie"*

(Carlo Schmid)

IV. Inhalt und Bedeutung des Selbstbestimmungsrechts verwirrter alter Menschen

1. Aspekte der Selbstbestimmung

Selbstbestimmung ist ein weitläufiger Begriff, der der genaueren Betrachtung bedarf und der in Bezug auf die Pflege älterer Menschen, wenn wir sie wertorientiert verstehen, in seinen unterschiedlichen Facetten betrachtet werden muss.

Selbstbestimmung bedeutet in der praktisch-philosophischen Theorie die Möglichkeit und Fähigkeit des Individuums (oder auch des Staates), frei der eigenen Vernunft gemäß zu handeln und die Gesetze, Normen und Regeln des Handelns selbst zu entwerfen. Selbstbestimmung steht häufig synonym für „Autonomie". Jede vernunftsbetonte Selbstbestimmung unterliegt sicherlich auch gewissen inneren und äußeren Einflüssen (eigene Begierden oder gesellschaftlichen Regeln) und findet hierin ihre Grenzen.

In dieser Definition wird deutlich, dass es nicht nur um eine „Möglichkeit", sondern ebenso um eine „Fähigkeit" des Einzelnen geht, sein Handeln auf der Grundlage der selbst entworfenen Gesetze, Normen und Regeln selbst zu gestalten. Das setzt allgemein voraus, dass sich der Mensch seiner selbst bewusst ist, er seine eigenen ethischen Normen kennt, aber damit auch die Folgen seines Handelns abschätzen kann.

Das Selbstbestimmungsrecht bedeutet im Verfassungsrecht Deutschlands das Recht des Einzelnen (oder gesellschaftlicher Gruppen) auf freigewählte, eigenverantwortliche Daseinsgestaltung. Dies gilt im Rahmen des Grundgesetzes vor allem im weltanschaulichen, familiären und vermögensrechtlichen Bereich.

Das Selbstbestimmungsrecht ist also ein Individual-, aber auch ein Kollektivrecht.

Trotz der kritischen Betrachtungen mancher Philosophen (Feuerbach) oder Psychoanalytiker (Freud) und allgemein anerkannter Relativierungen wird der Begriff der Selbstbestimmung und das Recht auf Selbstbestimmung bis heute als kritisches Instrument gegen die Beeinträchtigung der Freiheit von Individuen (aber auch gesellschaftlichen Gruppen und Staaten) in Anspruch genommen.

Ein gutes Beispiel, welchen hohen Stellenwert die Selbstbestimmung des Einzelnen in unserer Gesellschaft hat, lieferte das Bundesverfassungsgericht 1986 mit seinem Stopp zur geplanten Volkszählung, in dem es auf das bis dahin begrifflich nicht in Erscheinung getretene „informationelle Selbstbestimmungsrecht" des Einzelnen als konkreten Ausdruck des allgemeinen Persönlichkeitsrechtes verwies, welches sich insb. aus Art. 2 GG ableiten lässt.

Auch für die Praxis im Altenheim ist dieser Beschluss von weitreichender Bedeutung.

Aus dem Prinzip der Selbstbestimmung folgt nämlich die Befugnis des Einzelnen, grundsätzlich selbst zu entscheiden, wann und in welchem Umfang persönliche Lebenssachverhalte offenbart werden. Denn wer nicht mehr überschauen kann, welche ihn betreffenden Informationen (z. B. in der Pflegedokumentation) seiner Umwelt (z. B. den MitarbeiterInnen im Heim) bekannt sind, kann wesentlich in seiner Freiheit gehemmt sein, aus eigener Selbstbestimmung zu entscheiden.

Die Verfassungsrichter begründeten seinerzeit ihr Urteil damit, dass mit dem Recht auf informationelle Selbstbestimmung eine Rechts- und Gesellschaftsordnung nicht vereinbar ist, in der die Bürger (also auch Heimbewohner) nicht mehr wissen können, wer was wann und bei welcher Gelegenheit über sie weiß.

Eine Beschränkung dieses Grundrechtes ist nur auf der Grundlage einer klaren gesetzlichen Grundlage, die den Grundsatz der Verhältnismäßigkeit strikt beachtet, möglich.

Für den Alltag im Pflegeheim ist insbesondere das Grundrecht auf freie Entfaltung der Persönlichkeit aus Artikel 2 des Grundgesetzes von Bedeutung.

Im Folgenden wird an fünf Aspekten die Vielschichtigkeit und der Facettenreichtum des Begriffes der Selbstbestimmung deutlich. Dabei werden den einzelnen Aspekten mit Bezug auf die AEDL (Aktivitäten und existenziellen Erfahrungen des Lebens nach M. Krohwinkel) entsprechende Fragestellungen zugeordnet, die zur Überprüfung der jeweiligen Freiräume in einem Altenheim verwendet werden und natürlich auch erweitert werden können.

a) Die Bewegungsfreiheit

Im Strukturmodell der Aktivitäten und existenziellen Erfahrungen des Lebens (nach Monika Krohwinkel) sind mit der Bewegungsfreiheit insbesondere die AEDL 2 (sich bewegen) und 11 (für eine sichere Umgebung sorgen) angesprochen.

- Welche Räume und Anlagen der Einrichtung (Zimmer, Flure, Sanitärbereiche, Aufenthaltsräume,

Küche, Waschküche etc.) können von den BewohnerInnen genutzt werden?
- Verfügen die BewohnerInnen über Haustür- und Zimmertürschlüssel?
- Können BewohnerInnen ohne Auflagen das Haus zu einem Ausflug verlassen oder müssen sie sich vorher abmelden und angeben, wann sie wiederkommen?
- Haben verwirrte BewohnerInnen die Möglichkeit, ihren Bewegungsdrang ausagieren zu können?
- Wo sind der Bewegungsfreiheit der HeimbewohnerInnen Grenzen gesetzt, und warum bestehen diese Grenzen im Einzelnen?
- Was tun Sie als MitarbeiterIn eines Altenheimes, um die Bewegungsfreiheit zu erhalten und zu fördern?
- Was tun Leitungsverantwortliche, die Heimaufsicht oder der Medizinische Dienst zur Förderung der Bewegungsfreiheit der HeimbewohnerInnen?

b) Die Beziehungsfreiheit
Im Strukturmodell der AEDL sind die AEDL 1 (kommunizieren), 4 (sich pflegen), 7 (sich kleiden), 10 (sich als Mann oder Frau fühlen) und 12 (soziale Bereiche des Lebens sichern) besonders angesprochen.
- Mit wem und wie intensiv dürfen BewohnerInnen Beziehungen knüpfen und pflegen?
- Welche BewohnerInnen können frei wählen, ob sie im Speisesaal essen und wenn ja, mit wem sie am Tisch sitzen?
- Haben BewohnerInnen die Möglichkeit, mit einem Partner (einem/r anderen BewohnerIn oder BesucherIn) ungestört Zärtlichkeiten und Sexualität zu erleben?
- Was tun Sie als MitarbeiterIn eines Altenheimes, um die Beziehungsfreiheit zu erhalten und zu fördern?
- Was tun Leitungsverantwortliche, die Heimaufsicht oder der Medizinische Dienst zur Förderung der Beziehungsfreiheit der HeimbewohnerInnen?

c) Der Aktivitätsspielraum
Im Strukturmodell der AEDL sind die AEDL 2 (sich bewegen), 3 (vitale Funktionen des Lebens aufrecht erhalten), 5 (essen und trinken), 9 (sich beschäftigen) und 12 (soziale Bereiche des Lebens sichern) besonders angesprochen.
- Welche Aktivitäten kann ein/e BewohnerIn in ihrer Einrichtung selber initiieren – für sich oder mit anderen?
- Wo finden BewohnerInnen dabei Unterstützung?
- Welche individuellen Eigenheiten dürfen HeimbewohnerInnen leben?
- Welche individuellen Interessen werden gezielt unterstützt?
- Sind die Gruppenangebote in Ihrer Einrichtung auf die indivi-

duellen Interessen und Fähigkeiten der BewohnerInnen abgestimmt?
- Was tun Sie als MitarbeiterIn eines Altenheimes, um den Aktivitätsspielraum zu erhalten und zu fördern?
- Was tun Leitungsverantwortliche, die Heimaufsicht oder der Medizinische Dienst zur Förderung des Aktivitätsspielraums der HeimbewohnerInnen?

d) Der Entscheidungsspielraum

Im Strukturmodell der AEDL sind die AEDL 1 (kommunizieren), 4 (sich pflegen), 5 (essen und trinken), 7 (sich kleiden), 13 (mit existenziellen Erfahrungen des Lebens umgehen) angesprochen.
- Welche BewohnerInnen konnten selber entscheiden, ob sie in einem Ein-Bett- oder in einem Zwei-Bett-Zimmer leben möchten?
- Konnten die BewohnerInnen ihr Zimmer selber gestalten; auch mit eigenen Möbeln oder nur mit Bildern und der Bettdecke?
- Entscheiden die BewohnerInnen selbst, wann sie aufstehen und ob sie sich „von oben bis unten" waschen (lassen)?
- Entscheiden die BewohnerInnen selbst, ob sie die regelmäßigen Essenszeiten nutzen wollen oder nicht?
- Entscheiden sie selbst, was sie anziehen?
- Entscheiden sie selbst, ob sie einen Gottesdienst aufsuchen oder nicht?

- Wo haben BewohnerInnen *Mitbestimmung*smöglichkeiten?
- Wo haben sie *Mitwirkung*smöglichkeiten?
- Was tun Sie als MitarbeiterIn eines Altenheimes, um den Entscheidungsspielraum zu erhalten und zu fördern?
- Was tun Leitungsverantwortliche, die Heimaufsicht oder der Medizinische Dienst zur Förderung des Entscheidungsspielraums der HeimbewohnerInnen?

e) Der Kontrollspielraum

Im Strukturmodell der AEDL sind insbesondere die AEDL 10 (sich als Mann und Frau fühlen), 11 (für eine sichere Umgebung sorgen und 12 (soziale Bereiche des Lebens sichern) angesprochen.
- Wartet das Personal ab, wenn es angeklopft hat, bis der/die BewohnerIn „Herein" gerufen hat?
- Bekommt der/die BewohnerIn ihre Post ungeöffnet aufs Zimmer gebracht oder verfügt sie über einen eigenen Briefkasten?
- Kann ein/e BewohnerIn ungestört und unkontrolliert auf ihrem Zimmer sein (möglicherweise auch mit einem Freund oder einem Mitbewohner)?
- Wird der Wunsch der BewohnerInnen nach Verschwiegenheit respektiert und geachtet?
- Dürfen die BewohnerInnen ihren Arzt frei wählen?
- Wissen die BewohnerInnen, welche Medikamente sie weshalb bekommen?

- Wissen die BewohnerInnen, wenn sie über ihren Barbetrag nicht mehr selber verfügen möchten oder können, wie ihre finanziellen Mittel verwendet werden?
- Was tun Sie als MitarbeiterIn eines Altenheimes, um den Kontrollspielraum zu erhalten und zu fördern?
- Was tun Leitungsverantwortliche, die Heimaufsicht oder der Medizinische Dienst zur Förderung des Kontrollspielraums der HeimbewohnerInnen?

Den Aspekt des Kontrollspielraums und seine besondere Bedeutung möchte ich abschließend noch etwas näher erläutern.

Der Amerikaner Lawton hat in der graphischen Darstellung seines Kompetenzmodells[36] deutlich gemacht, wie der Kompetenzgrad eines Menschen im Zusammenhang steht zu den Umweltanforderungen, denen er ausgesetzt ist.

Lawton definiert Kompetenz als Kapazitäten eines Menschen im Hinblick auf
- Vitalität (oder körperliche Gesundheit),
- Motorik,
- sensorische Fähigkeiten (Aufnahmefähigkeit der Sinnesorgane),
- kognitive Fähigkeiten (Fähigkeiten des Wahrnehmens, Deutens, Erkennens, Beurteilens, Denkens etc.).

---

[36] u. a. in H. Blonski „Wohnformen im Alter", Beltz Edition Sozial, S. 18 ff., 1997

Ein bestimmtes Ausmaß dieser Kompetenzen benötigt jeder Mensch
▷ zur selbstständigen Lebens- und Haushaltsführung,
▷ zur Nutzung diverser Angebote im näheren und weiteren Umfeld,
▷ zur Aufnahme von Kontakten zu anderen Personen,
▷ zur Teilhabe am gesellschaftlichen Leben.

Der Kompetenzgrad stellt in dem Modell die eine von zwei Komponenten dar, die mit den Umweltanforderungen, der zweiten Komponente, in Beziehung gesetzt wird.

Mangelnde Kompetenz, d. h. eine Beeinträchtigung z. B. der Vitalität oder der sensorischen Fähigkeiten, kann auch eine Folge der Umweltbedingungen in einem Heim sein.

Umgekehrt: Durch günstige Umweltbedingungen kann der Kompetenzgrad eines Menschen erhalten und nach oben verschoben werden und damit die Lebensqualität und seine Zufriedenheit verbessert werden.

Eingriffe in die o. a. Freiräume (Bewegungsfreiheit, Beziehungsfreiheit etc.) stellen belastende Umweltanforderungen dar, die die Kompetenz eines Menschen erheblich reduzieren können, mit anderen Worten ihn immer mehr in Abhängigkeit drängen.

Der Kontrollspielraum spielt hierbei eine besondere Rolle, weil Kontrolle ein dem Menschen innewohnendes Bestreben ist, Ereignisse und Zustände seiner Umwelt möglichst vorhersagen zu können, erklären zu können und beeinflussen zu können.

Wenn jemand in mein Zimmer will, setze ich voraus (nehme ich als selbstverständlich vorweg), dass er vorher anklopft und wartet, bis ich ihn herein bitte.

Wenn ich Post erhalte, kann ich davon ausgehen, dass sie ungeöffnet bei mir eintrifft.

Wenn ich Medikamente nehmen muss, weiß ich, um welche es sich handelt und weshalb ich sie einnehme.

Wenn ich jemanden etwas mit der Bitte um Verschwiegenheit anvertraue, gehe ich davon aus, dass dieser sich daran hält.

Habe ich hierüber keine Kontrolle mehr, weil
▷ jederzeit unangemeldet jemand mein Zimmer betritt,
▷ meine Post vorher geöffnet und überprüft wird,
▷ ich nicht weiß, welche Medikamente ich weshalb nehmen soll,
▷ meine Bitte um Vertraulichkeit missachtet wird,

dann bin ich zunächst vielleicht nur verletzt.

Der Verlust an Kontrolle wiegt aber um so schwerer, je häufiger ich diese Erfahrung in verschiedenen Situationen mache.

Dies führt unweigerlich zu Passivität, Depressivität oder kann auch unangemessene Aggression hervorrufen. Man fühlt sich hilflos ausgeliefert und kann sich nicht erfolgreich wehren.

Wer sich vergeblich bemüht, aus diesem Gefühl des Ausgeliefertsein heraus zu kommen, entwickelt unweigerlich das Syndrom der *„gelernten Hilflosigkeit"* und setzt sich entweder gar nicht mehr für seine Belange ein oder reagiert aggressiv.

Oft wird diese Symptomatik bei HeimbewohnerInnen zwar wahrgenommen, die dahinterstehende Ursache (möglicherweise vom Pflegepersonal durch ständige Missachtung des Kontrollspielraums selbst ausgelöst) wird jedoch nicht erkannt.

Bezogen auf das Modell von Lawton bedeutet die Beachtung des Kontrollspielraums die Erhöhung der Kompetenz eines Heimbewohners, er bleibt selbstständig und kann – trotz möglicher körperlicher Beeinträchtigungen – eigenverantwortlich agieren.

In der Pflege ist es wichtig zu erkennen, dass die Aspekte der Selbstbestimmung nicht unabhängig als Teile eines Kuchens zu sehen sind, sondern miteinander in Beziehung stehen.

Wer in seiner Bewegungsfreiheit eingeschränkt ist (weil er z. B. auf einen Rollstuhl angewiesen ist), verliert oft auch in allen anderen Aspekten Handlungsspielraum, obwohl dies durch die eigentliche Einschränkung gar nicht nötig wäre.

Wer in einem Rollstuhl sitzt, kann trotzdem am sozialen Leben teilnehmen, seine Beziehungsfreiheit gestalten etc.

Wer durch eine fortgeschrittene Demenz einzelne Entscheidungen nicht mehr treffen kann, für den kann es um so wichtiger sein, bestehende Beziehungen weiter zu pflegen oder an Aktivitäten teilzunehmen, die seinen früheren oder bisherigen Interessen nahe kommen.

Gerade dort, wo ein Aspekt der Selbstbestimmung eingeschränkt ist, ist es um so wichtiger, diese Einschränkung durch eine Förderung der anderen Aspekte zu kompensieren.

Meistens mühen sich Pflegekräfte jedoch fokussiert auf den defizitären Aspekt mit der Kompensation des verloren gegangenen oder eingeschränkten Aspektes der Selbstbestimmung ab.

2. Das Recht auf Selbstbestimmung und seine Einschränkung in der Pflegepraxis

Wie bereits ausgeführt, ist das Selbstbestimmungsrecht des verwirrten alten Menschen grund-, straf- und heimrechtlich geschützt.

Dennoch kommt es in der Praxis regelmäßig zu den in Kap. I. geschilderten Eingriffen in diese elementaren Rechte des einzelnen Heimbewohners.

Dies kann u. a. an der Unwissenheit der Pflegekräfte über die Bedeutung dieses Individualrechts des Heimbewohners liegen; aber ebenso an der tagtäglichen (häufig daraus resultierenden) Überforderung der Pflegenden.

In der Praxis stößt die Realisierung des Selbstbestimmungsrechts verwirrter alter Menschen auf Schwierigkeiten.

Pflegekräfte, aber auch Angehörige und Ärzte entscheiden häufig wie weit der Freiraum des Verwirrten gehen darf. Sie greifen damit in die Selbstbestimmung verwirrter alter Menschen ein.

Diese Eingriffe geschehen häufig unreflektiert und oft ohne böse Absicht.

Es wird jedoch dabei übersehen, dass sich jeder objektiv notwendig erscheinende Eingriff an einer „ultima ratio" zu orientieren hat.

Zunächst hat sich jeder Eingriff in die Handlungsautonomie des Verwirrten am Willen des Betreffenden und an den Folgen des Eingriffs zu orientieren. Bei freiheitsbeschränkenden Maßnahmen ist immer das Mittel zu wählen, das die Freiheit des Betroffenen am geringsten beeinträchtigt.

Beispiel 1:
Ein Bewohner, der nachts im Schlafanzug das Haus verlassen will, darf deswegen nicht in sein Zimmer eingeschlossen werden. Vielmehr hat die Pflegekraft zunächst nach anderen geeigneten Möglichkeiten zu suchen.

Wichtig
Die Tatsache, dass die Entscheidungs*fähigkeit* des verwirrten oder ver-rückten Heimbewohners eingeschränkt ist, bedeutet noch lange nicht, dass damit auch sein Selbstbestimmungs*recht* eingeschränkt werden darf!

Beispiel 2:
Frau Meyer, die seit fünf Wochen im Heim wohnt, will lt. Aussage der Pflegekräfte ständig weglaufen.

Möglicherweise möchte Frau Meyer lediglich nach Hause zurück in ihre Wohnung gehen.
Es ist ihr gutes Recht nach Hause zu gehen. Es sei denn, Frau Meyer steht unter Betreuung mit dem Wirkungskreis „Aufenthaltsbestimmung".
Aber selbst dann bedarf es – um das sog. „Weglaufen" zu unterbinden – eines *Einwilligungsvorbehalts*, der die Willenserklärung oder Handlung des Verwirrten erst mit Einwilligung des rechtlichen Betreuers möglich macht.
Soll der Betreute gegen seinen Willen an einem Ort dauerhaft festgehalten werden, so handelt es sich dabei um eine *Unterbringung* oder *unterbringungsähnliche Maßnahme*, für die eine gesonderte Genehmigung des Vormundschaftsgerichts erforderlich ist (s. Kap. III Pkt. 6.5).
Aufgabe des Betreuers ist es, die *Rechte des Verwirrten zu sichern;* nicht sie einzugrenzen!

Grundsätzlich ist das Selbstbestimmungsrecht des verwirrten alten Menschen das *überragende oder vorrangige Recht.*
Sog. „unvernünftige Entscheidungen" sind dabei zu respektieren.
Nur in Fällen akuter (also keineswegs „möglicher") Gefahr muss die Pflegekraft einschreiten.
Das Recht auf Freiheit sichert jedem Menschen die körperliche Bewegungsfreiheit zu und schützt diese vor Beeinträchtigungen.
Jeder Mensch – auch der Verwirrte – darf einen beliebigen Ort aufsuchen und sich dort aufhalten. Einschränkungen sind nur auf der Grundlage eines Gesetzes möglich (vgl. Art 104 GG).
Darüber hinaus ist das subjektive Recht auf Freiheit und freie Entfaltung der Persönlichkeit auch als objektives Recht von Bedeutung.
Alle (allgemein gültigen) Gesetze, Urteile und das gesamte Verwaltungshandeln müssen mit dem Grundgesetz in Übereinstimmung stehen.
Auf die Wahrung des objektiven Freiheitsrechts (Einhaltung der entsprechenden Gesetze) hat natürlich auch der verwirrte Heimbewohner einen Anspruch.

Beispiel 3:
Im Altenheim St. A. erhalten alle Bewohner der Pflegestufen I und II ihren monatlichen Barbetrag persönlich ausgehändigt.
Die Verwaltungsmitarbeiterin

bringt diesen Anfang des Monats zu jedem Bewohner und übergibt ihn persönlich.
Die Bewohner der Pflegestufe III erhalten ihren Barbetrag nicht. Die Verwaltungsmitarbeiterin entscheidet nach Rücksprache mit den Stationsleitern über dessen Verwendung.

Für ein Handeln, wie in Beispiel 3 beschrieben, gibt es keine rechtliche Grundlage; es sei denn, sämtliche hiervon betroffenen Bewohner (der Pflegestufe III) stehen unter Betreuung mit dem Wirkungskreis „Vermögenssorge" und alle zuständigen Betreuer hätten sich – ebenso wie die Betreuten – mit dem o. g. Verfahren einverstanden erklärt.

Das gleiche gilt natürlich auch z. B. in Bezug auf die Wahrung des Post- und Briefgeheimnisses. Das Pflegepersonal darf Briefe, die an den Bewohner persönlich adressiert sind, nur mit Einwilligung des Bewohners öffnen (zum Begriff der „Einwilligung" s. Kap. VI.).

Anhand dieser Beispiele wird deutlich, welche Bedeutung die verfassungsrechtlich garantierten Freiheitsrechte verwirrter Heimbewohner im kleineren und im größeren Umfang haben.

Das fürsorgliche Motiv „doch nur helfen zu wollen" legitimiert die Pflegekräfte keineswegs dazu, diese Freiheits- und Selbstbestimmungsrechte des verwirrten alten Menschen einzuschränken.

Eine Einschränkung darf nur auf rechtlich abgesicherter Grundlage erfolgen.

Damit entsteht ein Spannungsfeld:

Zum einen bedeutet die Zurückhaltung mit pflegerischen und betreuerischen Maßnahmen (z. B. wenn der verwirrte Bewohner eben diese ablehnt), dass der Bewohner in eine Situation hineingeraten kann, die ein „Leben in Würde" (gem. Art. 1 GG) nicht mehr zulässt.

Andererseits bedeutet der Eingriff in die Lebensautonomie des Verwirrten häufig auch Vertrauensverlust für den Betroffenen und die Pflegekraft.

Der Verwirrte misstraut der Pflegenden ob ihrer tatsächlichen Absichten; die Pflegende misstraut dem verwirrten Heimbewohner ob dessen Handlungs- und Entscheidungsfähigkeit.

Deshalb dürfen Eingriffe einerseits nur mit Einwilligung oder auf Grund rechtlicher Befugnisse erfolgen; andererseits müssen sich Pflegekräfte jedesmal darüber im Klaren sein, dass auch die Beziehungsebene zwischen ihnen und dem verwirrten Heimbewohner – mehr oder weniger dauerhaft – massiv gestört sein kann, wenn unreflektiert in die Handlungsautonomie des Verwirrten eingegriffen wird.

*„Freiheit bedeutet Verantwortlichkeit;
das ist der Grund, weshalb sich
die meisten Menschen vor ihr fürchten"*

(George Bernhard Shaw)

V. Die Betreuungs- und Aufsichtsverantwortung der Pflegekräfte

1. Die Betreuungspflicht und die Betreuungsverantwortung der Pflegekräfte

Von der Wahrnehmung der Aufgaben und vom alltäglichen Umgang mit alten verwirrten Menschen her ist der Begriff der Betreuungspflicht nicht nur zutreffender, sondern auch vorrangig von Bedeutung für Pflegekräfte.

Der Inhalt der Betreuungspflicht ist in gewisser Weise vergleichbar dem Inhalt der Aufsichtspflicht: Das Angebot fachgerechter Betreuung und Pflege ist durch das Heim und durch die Pflegekräfte zu erbringen.

Die Pflicht zur Betreuung durch Pflegekräfte gilt insbesondere bei verwirrten Bewohnern, die wegen ihrer Demenz im Heim leben. Einer diesbezüglichen Festschreibung im Heimvertrag bedarf es nicht, vielmehr ist diese faktische Vorraussetzung ausreichend, um eine Verpflichtung des Pflegepersonals zur Betreuung rechtlich zu begründen.

Im Gegensatz zur Aufsichtspflicht bezieht sich der Schutzgedanke der Betreuungspflicht darauf, den Bewohner vor Schäden zu schützen, die er *sich selbst* zufügt.

Beispiel 5:
Frau L. sammelt im Speisesaal des Altenheims B. regelmäßig eigene und die Essensreste anderer Bewohner und verstaut diese in ihrem Nachtschränkchen. Teilweise schimmeln diese Lebensmittel dort schon.

Im Rahmen der Betreuungspflicht gilt auch hier wieder das Prinzip der „ultima ratio", d. h.: das Personal ist weder dazu verpflichtet noch dazu berechtigt, Frau L. regelmäßig diese Lebensmittel abzunehmen.

Vielmehr haben die Pflegemitarbeiter zunächst Frau L. auf die mögliche *Selbst*gefährdung durch eine mögliche Einnahme der verschimmelten Lebensmittel hinzuweisen.

Erst wenn diese oder andere Maßnahmen (z. B. Zwischenmahlzeiten anbieten) nicht fruchten, und Frau L. tatsächlich die verschimmelten Lebensmittel zu sich nehmen will, hat das Pflegepersonal die Pflicht, die Lebensmittel aus der Schublade zu entfernen, wobei es dabei Frau L. auf die Beseitigung der Lebensmittel hinzuweisen hat und dies zu begründen hat.

Das Sammeln von Lebensmitteln darf aber auch in einem solchen Fall nicht prinzipiell untersagt werden.

Es obliegt der Selbstbestimmung der Bewohnerin, was und wo sie sammelt.

Lediglich die *aktuell drohende Selbstgefährdung* darf das Personal dazu veranlassen, einzuschreiten.

Es ist aber jeweils abzuwägen, einerseits zwischen dem Selbstbestimmungsrecht der Bewohnerin und andererseits der hieraus resultierenden gesundheitlichen Gefährdung. Sollte ein Einschreiten unumgänglich sein, ist abzuwägen, welche Maßnahme ergriffen wird, um diese Gefährdung auszuschließen. Hierbei gilt – ebenso wie bei der Aufsichtspflicht:

Wichtig

Es ist jeweils die Maßnahme anzuwenden, die die Freiheit und das Selbstbestimmungsrecht des Betroffenen am geringsten einschränkt!

Auch die Betreuungspflicht stellt kein Recht zur ständigen Bewahrung oder ständigen Aufsicht dar.

Freiheitsbeschränkende Maßnahmen sind von daher nur in engen Grenzen (erkennbare Selbstgefährdung) und in Notfällen zulässig.

Das Altenheim und mit ihm die Mitarbeiter haben keine hoheitlichen Machtbefugnisse (über die z. B. die Psychiatrischen Einrichtungen des Landes Berlin gem. § 10 Abs. 2 PsychKG Bln „beliehen" verfügen).

Im Rahmen der Betreuungspflicht haben die Mitarbeiter eines Altenheims bei ihrer Arbeit die nötige Sorgfalt walten zu lassen.

Beispiel 6:
Herr M. verlässt im Winter im Schlafanzug das Haus. Die Altenpflegerin H. sieht dies, greift aber nicht ein.

Ein solches Verhalten der Altenpflegerin stellt eine klare Verletzung ihrer Betreuungspflicht dar, weil die fachlich gebotene Intervention erst gar nicht versucht wurde.

Auch spielt die Delegation von Aufgaben an hierzu nicht geeignete Mitarbeiter im Rahmen der Betreuungspflicht eine nicht zu unterschätzende Rolle.

Beispiel 7:
Die Altenpflegerin D. beauftragt den Zivildienstleistenden K. mit der Durchführung einer Dekubitusbehandlung bei Frau R., welche dieser bislang weder beobachtet noch selbstständig durchgeführt hat.

Auch an diesem Beispiel wird der hohe Stellenwert der Eigenverantwortung deutlich. Eine Delegation dieser Eigenverantwortung bei der Durchführung von behandlungspflegerischen Tätigkeiten einer Tragweite wie die Behandlung eines Dekubituses auf hierzu nicht hinreichend qualifiziertes Personal ist nicht möglich.

Das Heim hat im Zusammenhang mit der wahrzunehmenden Betreuungspflicht eine – vertraglich abgesicherte – *Garantenstellung* gegenüber dem Heimbewohner übernommen.

Es hat dadurch Schäden für den Bewohner zu verhindern.

Bei schuldhafter Nichtgewährung der fachlich gebotenen Betreuung können sich das Personal und die Heimleitung haft- und strafbar machen.

2. Die Aufsichtspflicht der Pflegekräfte

Die Aufsichtspflicht im Altenheim beinhaltet zunächst einmal das Angebot der – vertraglich geschuldeten – fachgerechten Betreuung und Pflege!

Damit haben die Pflegekräfte aber keinen Entscheidungsspielraum hinsichtlich der möglichen Frage, ob sie ein „Angebot" unterbreiten oder nicht; vielmehr sind sie dazu verpflichtet, fachgerechte Betreuung und Pflege anzubieten und diese zu gewährleisten.

Vertraglich geschuldet ist dieses Angebot aus dem Heimvertrag heraus, den der Bewohner mit dem Altenheimträger abgeschlossen hat.

Die Pflegekraft ihrerseits hat einen Arbeitsvertrag mit dem gleichen Träger abgeschlossen, indem sie sich verpflichtet, die durch den Heimvertrag zu gewährende Pflege und Betreuung zu erbringen.

Fachgerechte Betreuung und Pflege heißt vor allem: sich an die Bedürfnissen und Eigenarten der BewohnerIn zu orientieren und damit zur Erlangung größtmöglicher Selbstständigkeit des Bewohners beizutragen.

(Alten-)Pflege ist ein Prozess und nichts Statisches. Dies erfordert eine ständig neue Auseinandersetzung mit den Bedürfnissen der Bewohner eines Altenheims oder den Klienten einer Sozialstation; aber ebenso mit dem jeweils neuesten Erkenntnisstand in der Pflege.

Es ist nach bestem Wissen und Können vorzugehen, wobei dieses Wissen und Können regelmäßig durch Fortbildung zu erneuern und ggf. zu erweitern ist.

Die Wahrnehmung der Aufsichtspflicht durch die Pflegekräfte soll die BewohnerIn im Extremfall von einer *aktuell drohenden, erheblichen Gefährdung Dritter* abhalten.

D. h.: Zwang und sonstige Maßnahmen gegen den Bewohner oder ohne seine Einwilligung dürfen nur in diesen Extremfällen angewendet werden.

Die zur Diskussion stehende Gefährdung im Rahmen der Aufsichtspflicht bezieht sich auf eine Gefährdung *Dritter*; also andere Bewohner, Angehörige, Mitarbeiter u. a. Personen.[37]

---

[37] andere Auffassung: s. S. Gastiger, 1988, S. 23

Diese Gefährdung Dritter muss *aktuell drohend sein.*
Das bedeutet, die bloße Möglichkeit einer Gefährdung legitimiert kein gegen den Willen des Bewohners gerichtetes Eingreifen der Pflegekraft.
Nicht die latente Möglichkeit einer Gefährdung Dritter durch den Bewohner ist ausreichend und rechtfertigt ein Einschreiten oder hier besser: eine gegen den Willen des Betroffenen gerichtete „Vorbeugung" (z. B. Einschließen), sondern ausschließlich die aktuell vorhandene Gefahr, die jetzt im Moment erkennbar wirksam wird.

Beispiel 8:
Die unter zeitweiser Demenz leidende Frau P. verlässt häufig unbeobachtet das Heim, in dem sie derzeit wohnt. Sie findet sich nicht immer in der Ortschaft zurecht und wird daher häufiger von der Polizei zurückgebracht. Bisher war ihr bei ihren Ausflügen weder etwas passiert noch hatte sie anderen einen Schaden zugefügt. Hiervon haben sich Heim und Pflegekräfte überzeugt und dies dokumentiert.
Am Montag, den 13. 04. 98 verlässt sie wiederum das Heim und geht bei „Rot" über eine Straße. Ein PKW-Fahrer sieht Frau P. zu spät und kann nur noch ausweichen, wobei er einen anderen PKW rammt und beschädigt.

Hat das Pflegepersonal hier seine Aufsichtspflicht verletzt?

Es konnte zunächst aufgrund der bisherigen Erfahrungen und Beobachtungen davon ausgehen, dass Frau P. keinen größeren Schaden verursacht.
Der PKW-Fahrer hat jedoch möglicherweise die Straßenverkehrsordnung (StVO, § 3 Abs. 2 a) verletzt (s. hierzu Pkt. 3).
Auch die wahrzunehmende Aufsichtspflicht ist kein Recht zur ständigen Verwahrung älterer dementer Menschen!
D. h. das Pflegepersonal muss (und kann) nicht ständig neben einer BewohnerIn stehen oder hinter ihr herlaufen.
Vielmehr ist im Einzelfall darauf abzustellen, ob die Pflegekräfte eine fundierte nachvollziehbare Abwägung zwischen dem Selbstbestimmungsrecht der BewohnerIn und der anzuwendenden und zumutbaren Aufsicht vorgenommen haben.
Weiterhin muss die Gefährdung *erheblich* sein.
Eine bloße Drohung stellt noch keine Gefährdung dar!
Hierbei kommt es im Wesentlichen auf die bislang gemachten Beobachtungen und Erfahrungen an.
Hat der angetrunkene Bewohner schonmal versucht, jemanden anzugreifen, oder hat er sich erfahrungsgemäß im angetrunkenen Zustand weitestgehend ruhig verhalten?
Auch die Verhältnismäßigkeit der anzuwendenden Mittel spielt eine

große Rolle im Rahmen der Aufsichts- und der Betreuungspflicht.
Auch hier ist ständig von der „ultima ratio" auszugehen, wenn in Einzelfällen freiheitsbeschränkende Maßnahmen im Rahmen der Aufsichtspflicht angewendet werden müssen. Es ist immer das Mittel zu ergreifen, welches die Freiheit des Betroffenen am geringsten einschränkt.

Ein nachts umherirrender Bewohner darf nicht einfach ans Bett angegurtet oder eingesperrt werden.

Die Pflegekraft hat zunächst andere (geeignetere) Maßnahmen anzuwenden und auszuprobieren und diese auch genau zu dokumentieren.

Im vorgenannten Beispiel (8) können Heim und Pflegekräfte auf ihre dokumentierten Beobachtungen verweisen. Es bestand kein Grund Frau P. daran zu hindern, das Heim zu verlassen.

3. Die Verkehrssicherungspflicht innerhalb und außerhalb von Pflegeeinrichtungen

Bei der Wahrnehmung und dem Verständnis der Verkehrssicherungspflicht treffen wir auf einen oft weitverbreiteten Irrtum, wenn es, wie auch in Beispiel 8 aufgezeigt, um die Verkehrssicherungspflicht *außerhalb* von Einrichtungen geht:

Nicht der motorisierte Verkehrsteilnehmer hat Vorrang, sondern der besonders zu Schützende.

Hierzu zählen lt. § 3 Abs. 2a StVO insbesondere Kinder, Hilfsbedürftige und auch ältere Menschen.

Alle Verkehrsteilnehmer sind gehalten, insbesondere durch gesteigerte Bremsbereitschaft und verminderte Geschwindigkeit sowie durch gesteigerte Beobachtung eine Gefährdung dieser Verkehrsteilnehmer-Gruppen auszuschließen.

In Unkenntnis dieser Bestimmung verweigern viele Pflegekräfte ihren ihnen anvertrauten verwirrten Heimbewohnern oft das Verlassen des Hauses.

Auch die (meist unbegründete) Angst, wer kommt für einen „möglichen" Schaden auf, spielt hierbei eine nicht zu unterschätzende Rolle.

Hier gilt die Regel: Die bislang gemachten Erfahrungen und Beobachtungen sowie deren Dokumentation sind im Streitfall von entscheidender Bedeutung.

Wo allerdings das Sammeln von Erfahrungen erst gar nicht zugelassen wird, indem die verwirrten Bewohner „fürsorglich" daran gehindert werden das Haus zu verlassen, da können auch keine Rechte verwirrter Bewohner realisiert und Dritten (z. B. anderen Verkehrsteilnehmern) gegenüber durchgesetzt werden.

In der Rechtssprechung sind allerdings auch schon Heime gerichtlich zur Verantwortung gezogen worden, weil sie keine Vorkehrungen getroffen haben, stark desorientierte Heimbewohner an der Überquerung einer Straße zu hindern.

Thomas Klie meint hierzu: „Es bleibt bei der vorrangigen Verantwortung der Verkehrsteilnehmer, Gefährdungen für ältere Menschen auszuschließen, § 3 Abs. 2a StVO"[38].

Innerhalb der Einrichtungen hat jedes Heim seinen Arbeitsablauf so zu organisieren, dass die Bewohner (aber auch die Mitarbeiter) möglichst nicht zu Schaden kommen.

Dies macht deutlich, dass die Bedürfnisse der Bewohner und nicht ein möglichst reibungsloser Tagesablauf (auch rechtlich betrachtet) im Vordergrund stehen!

So haben Putzdienste sich z. B. dem Tagesablauf der Bewohner anzupassen. Sie müssen bei ihrer Arbeit (gemeinsam mit dem Pflegepersonal) dafür sorgen, dass die Bewohner (z. B. durch eingeseifte Fußböden) nicht zu Schaden kommen.

4. Verletzung der Aufsichts- und Betreuungspflicht durch Pflegekräfte

Wird die gebotene Betreuung *schuldhaft* nicht gewährt, machen sich Pflegepersonal und Heimleitung u. U. strafbar (§ 13 StGB).

Ebenso können unabhängig von der strafrechtlichen Verfolgung haftungsrechtliche und für die Mitarbeiter arbeitsrechtliche Konsequenzen die Folge eines vorwerfbar sorglosen Umgangs mit verwirrten alten Menschen sein.

Dabei sind die Haftungsanforderungen nicht zu überspannen:

Es kann nicht Ziel der Aufsichts- und Betreuungspflicht im Altenheim sein, Bewohner ständig zu isolieren, um eine Gefährdung von Mitbewohnern, Verkehrsteilnehmern u. a. auszuschließen!

Dies wäre nicht nur unmenschlich, sondern widerspricht allen gerontologischen Erkenntnissen.

Dennoch bleibt die erwähnte Abwägung unersetzbar im Umgang mit z. B. aggressiv wirkenden Verwirrten.

Bei nicht nur grob fahrlässigem, sondern schuldhaften oder gar vorsätzlichem Handeln kann die arbeitsrechtliche Konsequenz die Kündigung des Mitarbeiters bedeuten.

Mögliche weitere arbeitsrechtliche Konsequenzen können die Versetzung und gehaltsmäßige Rückstufung sein.

Darüber hinaus kann der Bewohner (oder sein Angehöriger) entscheiden, wen er zivilrechtlich vorrangig in Haftung nehmen will: die Heimleitung, den Träger oder den einzelnen Mitarbeiter.

Zu beachten ist, dass die Fürsorgepflicht des Arbeitgebers es nicht zulässt, dass der Arbeitnehmer mit Schäden und Ersatzansprüchen (Schmerzensgeld) belastet wird, die sich aus der besonderen Gefahr

---

38 Th. Klie, Rechtskunde, 6. Auflage, 1997

Abb. 5: Rechtspflichten in der Altenpflege

Pflichten:	Betreuungs-pflicht	Aufsichtspflicht			Verkehrssicherungs-pflicht	
Rechts-grundlagen:	Heimvertrag (z. B. gesetzl. Betreuer gegenüber ihren Betreuten)	§ 832 (1) BGB – gesetzlich –	§ 832 (2) BGB – vertraglich – Heim/Pflege-kräfte gegenüber Bewohnern	im Heim allgemein: §§ 276 + 823 BGB ff. §§ 3 ff. Heim MindBauVO		im Straßen-verkehr § 3 (2a) StVO
Zielsetzung:	Schutz der Interessen des Bewohners	Schutz der Interessen Dritter (Mitbewohner, Angehörige, Mitarbeiter)		Vermeidung von Schadensfällen im Heim		Ausschluss der Gefähr-dung von (älteren) Verkehrsteil-nehmern
praktische Bedeutung:	Erbringung fachgerechter Pflege und Betreuung als verpflichtendes Angebot an die Heimbewohner			Organisation des Arbeits-ablaufes darf Bewohnern nicht schaden		rechtzeitige Reduzierung der Geschwin-digkeit des KfZ und erhöhte Brems-bereitschaft

und Eigenart der übertragenen Arbeit ergeben und so zum Betriebsrisiko des Arbeitsgebers gehören.[39]

Selbst wenn der Bewohner seinen haftungsrechtlichen Anspruch längst gegenüber dem Heim oder den Mitarbeitern durchgesetzt hat, kann sich die Staatsanwaltschaft strafrechtlich (zusätzlich) einschalten (s. o.).

Die Vorschriften insbesondere des Strafgesetzbuches, aber auch anderer Gesetze stellen bestimmte Verhaltensweisen (z. B. Körperverletzung, Freiheitsberaubung) unter Strafe.

D. h. ein einzelner Mitarbeiter kann sowohl *arbeits-* als auch *zivil-* und *strafrechtlich* für sein Fehlverhalten (z. B. bei Anwendung von freiheitsentziehenden Maßnahmen aufgrund mangelnder Sorgfalt und Abwägung) in Anspruch genommen werden.

Es empfiehlt sich, beim Heimträger nachzufragen, für welche Bereiche eine Betriebshaftpflichtversicherung für die Arbeitnehmer besteht.

Dabei ist konkret zu erfragen, ob und wie weit

---

39 BAG, E 5,1 ff.

- möglicherweise grob fahrlässiges Handeln versichert ist,
- für das Abhandenkommen der von Bewohnern und Besucher eingebrachten Gegenstände Versicherungsschutz besteht,
- für Schäden, die sich MitarbeiterInnen untereinander zufügen, Versicherungsschutz besteht,

oder ob der Arbeitnehmer eine eigene Berufshaftpflichtversicherung (zusätzlich) abschließen muss. Hierbei geben die Berufsverbände und Gewerkschaften i. d. R. sachdienliche Auskunft und bieten entsprechenden Versicherungsschutz an.

Generell macht es wenig Sinn, Pflegekräften mit der Fuchtel des Straf- und Haftungsrechts bei Missständen in Altenheimen zu begegnen.

Vorrangig ist m. E. auf eine entsprechende Aufklärung im Rahmen von (heiminternen) Fortbildungen auf die Bedeutung des Spannungsfelds zwischen dem Selbstbestimmungsrecht des verwirrten Heimbewohners und der Aufsichts- und Betreuungspflicht der Pflegekräfte hinzuwirken.

5. Verantwortlicher Umgang mit den Grenzen der gesetzlichen Pflichten

Die Wahrnehmung der Aufsichts- und Betreuungspflicht durch das Pflegepersonal ist natürlich, wie bereits oben ausgeführt, Grenzen unterworfen.

Eine ständige Beaufsichtigung einzelner Bewohner ist – auch angesichts der Personalsituation in den Heimen – schier undenkbar.

Daraus darf nicht der Fehlschluss gezogen werden, dass deshalb eine ständige Bewahrung und Fixierung das „sicherste Mittel" zur Vermeidung von Schäden sei.

Die Interventionsmöglichkeit in das Selbstbestimmungsrecht des Bewohners beschränkt sich situativ auf die angesprochene *aktuell drohende und erhebliche Selbst- oder Fremdgefährdung.*

Bei einer konkreten Gefährdung dürfen daher Pflegende auch gegen (oder ohne) den Willen des verwirrten Bewohners eingreifen.

Hierbei geht es schlicht und ergreifend um eine Abwägung zwischen gefährdeten und zu verletzenden Rechtsgütern.

Bei einer entsprechenden Intervention ist das Selbstbestimmungsrecht des Bewohners *gefährdet.* Wird jedoch in einer wie in Beispiel 6 geschilderten Situation nicht eingegriffen, wurde (durch den Bewohner) seine eigene oder die Gesundheit und Unversehrtheit des Dritten *verletzt.*

Es gibt keinerlei rechtliche Bestimmungen in Form von Gesetzen oder Verordnungen, die diese Abwägung verbindlich regeln.

Sie sind auch angesichts der Vielfältigkeit der Situationen, in denen diese Problematik auftreten kann, schwer formulierbar und eigentlich auch entbehrlich.

Die Pflegekraft hat jeweils im Einzelfall eine *verantwortliche Abwägung* zwischen ihrer Betreuungs*pflicht* und dem Selbstbestimmungs*recht* des Bewohners vorzunehmen.

Allzuoft wird jedoch diese Abwägung nicht vorgenommen, sondern nur intuitiv entschieden, was richtig und was falsch ist.

Bei einer durchdachten, auch vorher schon überlegten und anhand der gemachten Erfahrungen reflektierten Abwägung kann ein Vorwurf, sorglos gehandelt zu haben, nicht gemacht werden.

Die Dokumentation der Entscheidung, aber noch wichtiger der Entscheidungsfindung ist hierbei (insbesondere wenn es zu gerichtlichen Auseinandersetzungen kommen sollte) von entscheidender Bedeutung.

Also abschließend noch einmal:

Von niemanden wird erwartet, dass er ständig neben einem verwirrten Heimbewohner herläuft und dessen Handlungen kontrolliert.

Eine gesteigerte Beobachtung im Umgang mit Verwirrten ist allerdings Ausdruck der fachlichen Betreuung und Pflege in der Altenpflege.

Im Einzelfall ist abzuwägen und dann zu entscheiden; beides: Abwägung und Entscheidung sowie das kausale Verhalten des Bewohners sind zu dokumentieren.

---

40 vergl. hierzu Linzbach, in: Altenheim 1988, S. 478 ff.

6. Die Aufsichts- und Betreuungspflichten in ihrer Anwendung im Pflegealltag

Für den Altenheim-Alltag lassen sich im Umgang mit der Aufsichts- und Betreuungspflicht in Bezug auf verwirrte Menschen schwer allgemein-verbindliche und in jedem Fall umsetzbare Richtlinien entwerfen.

Dennoch lassen sich einige Eckpfeiler, die einen Handlungsrahmen abstecken, festsetzen, die den Umgang mit verwirrten Bewohnern rechtlich und faktisch für Pflegende erleichtern und für Angehörige u. a. nachvollziehbarer machen sollen.

In diesem Zusammenhang muss zunächst auf folgende Grundsatzfrage kurz eingegangen werden:

Ist das Selbstbestimmungsrecht oder der Schutz von Leib und Seele höherwertig?

Meines Erachtens ist diese Frage nur im jeweiligen Einzelfall zu beantworten. Eine (u. a. von Linzbach[40]) geforderte *„Ausschöpfung des rechtfertigenden Notstandes gem. § 34 StGB"* aufgrund einer „allgemeinen Fürsorgepflicht" halte ich für sehr bedenklich, weil sie – wenn sie in der Praxis formalisiert und generalisierend angewendet würde – die erforderliche Prüfung im Einzelfall hinsichtlich der Berechtigung eines Eingriffes nicht mehr zulässt.

Die notwendig werdende Beeinträchtigung des Selbstbestimmungsrechts ist durch die bereits genannten Ausnahmetatbestände hinreichend möglich und abschließend anwendbar.

Unter den genannten Vorraussetzungen (akute Selbst- oder Fremdgefährdung) wird die Wahrung des Schutzes von Leib und Seele und damit die individuelle „Vorrangigkeit" desselben gewährleistet. Es bedarf in der Praxis darüber hinaus keinerlei weitergehender „fürsorglichen" Möglichkeiten.

Die Abwägung zwischen beiden (Grund-)Rechtsgütern bleibt für den Einzelfall unabdingbar.

Das Selbstbestimmungsrecht ist also als überragendes Recht zu betrachten!

Das bedeutet für den Umgang mit Verwirrten:
1. Sogenannte „unvernünftige" Entscheidungen sind zu respektieren.
2. Scheinbar notwendige Schutzmaßnahmen sind grundsätzlich nicht gegen oder ohne den Willen des Betroffenen durchzusetzen.
Es gelten folgende Ausnahmen:
a) die akute Selbstgefährdung,
b) die akute Fremdgefährdung.
3. Die Betreuungs- und Aufsichtspflichten finden ihre Grenzen im klar definierten und vertraglich festgeschriebenen Leistungsangebot des Hauses, welches Bewohnern und Angehörigen nachvollziehbar und transparent dargestellt werden muss.
4. BewohnerInnen, mit denen eine Verständigung möglich ist (s. Kap. VI. 2 – Einwilligungsfähigkeit), können durchaus das Heim verlassen, wenn sie über mögliche Gefahren aufgeklärt wurden.
5. In Situationen, in denen sich BewohnerInnen selbst gefährden, sind Ausdruck der Betreuungspflicht des Pflegepersonals und anderer MitarbeiterInnen:
▷ gesteigerte Beobachtung = Wahrnehmungsverantwortung, die nicht in eine unverhältnismäßige „Kontrolle" ausufern soll
▷ Aufklärung über Gefahren
▷ Präventives Arbeiten:
   • Ursachenklärung bezüglich der möglichen Hintergründe des Verhaltens,
   • Gefahrenabschätzung und -minimierung im Rahmen der Pflegeplanung,
   • Erarbeiten von Vorschlägen präventiver Maßnahmen (entsprechendes pflegerisch-betreuerisches Konzept ausarbeiten),
   • Vorschläge zur situationsgerechten Intervention in Krisensituationen (Reaktionsmöglichkeiten abwägen und ausprobieren),
   • fachgerechte Dokumentation (wertfreie klare Sachverhaltsdarstellung).

Es empfiehlt sich in diesem Zusammenhang für alle Heime die Erarbeitung eines Konzepts, in dem (auch für „Außenstehende") die Zielsetzung der Einrichtung nachgelesen und -vollzogen werden kann. Dies kann zum Beispiel für den potentiellen Bewohner die Entscheidung in ein bestimmtes Heim einzuziehen erleichtern. Zukünftigen Mitarbeitern wird hierdurch deutlich, nach welchen Prioritäten in der jeweiligen Einrichtung gearbeitet wird.

Die Erstellung derartiger *Konzepte* sollte in einem „Gegenstromprinzip" erfolgen; das heißt, sowohl Heimleitung und Träger als auch die Mitarbeiter der einzelnen Abteilungen sind aufgefordert, Entwürfe zu erarbeiten. In einem Plenum unter Beteiligung aller Mitarbeiter der „Konzeptgruppe" sollte dann entschieden werden, was aufgenommen wird und was nicht.

In ein derartiges Konzept gehört z. B. auch die Klärung der Fragen:

Wie gehen wir mit verwirrten alten Menschen um, die beispielsweise „weglaufen"? Die Transparenz derartiger Handlungsalternativen zum Fixieren macht es Angehörigen und Ärzten leichter, das Agieren der Pflegekräfte in ihrer Arbeit mit Verwirrten nachzuvollziehen und sich hierbei kooperativ einzubringen.

Darüber hinaus ist z. B. anhand von *Stellenbeschreibungen* und Verantwortungsorganigrammen abzuklären, wer welche *Veranwortung* trägt und welche Verantwortlichkeiten delegierbar sind.

Mit Bezug auf im Einzelfall zu ergreifende Freiheitsbeschränkungen ist stets abzuklären, ob es sich um eine latente oder akute Gefährdung des/durch den Verwirrten handelt. Auch dies ist dokumentationspflichtig.

Bereits im Rahmen der Diskussion über die Erstellung einer Konzeption oder auch unabhängig hiervon sollte im Pflegeteam über mögliche *„Zwischenfälle"* diskutiert werden:

„Was tun wir, wenn Frau G. nachts durchs Haus läuft und andere Mitbewohner stört?"

„Was tun wir, wenn Herr H. das Haus verlässt und nicht zurückfindet?"

„Was tun wir, wenn Frau L. aggressiv wird und ihre Mitbewohnerin verprügeln will?"

Prinzipiell ist darüber hinaus angesichts der sich verändernden Bewohnerstruktur in den Heimen dafür Sorge zu tragen, dass Betreuungen nach dem Bundesbetreuungsgesetz eingerichtet werden, wo es erforderlich ist.

Es geht dabei nicht (nur) um die Rechtssicherheit für die Bewohner, sondern insbesondere auch um die Absicherung der Pflegenden (s. Kap. VIII und IX).

*Da, wo es zu weit geht,
fängt die Freiheit erst an.*

(Werner Fink)

VI. Die Voraussetzungen zur Zulässigkeit von Fixierungen

1. Fixierung als „ultima ratio" der Pflegearbeit

Im Folgenden soll auf die drei rechtlich haltbaren Gründe zum Fixieren eingegangen werden. Hierbei soll insbesondere deutlich gemacht werden, unter welchen Voraussetzungen einer oder mehrere der Zulässigkeitsgründe vorliegen.
Fixierungen sind in der Regel nur zulässig, wenn eine der u. a. Voraussetzungen erfüllt ist:
1. klar erkennbare Einwilligung des Betroffenen,
2. rechtfertigender Notstand (§ 34 StGB),
3. bei richterlich genehmigter oder beschlossener Unterbringung.

Bei den Punkten 2 und 3 darf die freiheitsentziehende Maßnahme nur unter Beachtung der utlima ratio angewandt werden.
Der Begriff Ultima ratio entstammt dem Lateinischen und bedeutet
▷ das letzte und äußerste Mittel
und
▷ der letztmögliche Weg, wenn nichts anderes mehr Aussicht auf Erfolg hat.

Für die Arbeit mit gerontopsychisch veränderten Heimbewohnern bedeutet die ultima ratio, dass die verantwortliche Pflegekraft stets das Zwangsmittel anzuwenden hat, welches
a) von der Intensität her am geringsten in die Freiheitsrechte des Heimbewohners eingreift
und
b) zeitlich am kürzesten ist.

Alle zur Verfügung stehenden und dem Bedürfnis des Bewohners entsprechenden pflegerischen Mittel, die keine Zwangshandlung darstellen, müssen jedoch vorher zum Einsatz gekommen sein bzw. zumindest ausprobiert worden sein.
Dies zeigt, wie wichtig präventives und vorausschauendes Arbeiten in der Pflege Dementer ist (vgl. Kap. V Pkt. 6).

2. Die Einwilligung des Betroffenen

Zunächst gilt es hier ein weit verbreitetes Missverständnis aufzuklären:
Die „Einwilligung" eines Bewohners oder Patienten in z. B. eine ärztliche Behandlungsmaßnahme oder eine freiheitsbeschränkende Maßnahme hat nichts mit der „Willenserklärung" nach §§ 116 BGB ff. zu tun.

Während die Willenserklärung *konstitutive Normen* betrifft, also gesetzliche Spielregeln, wie das Zustandekommen bzw. Auflösen eines Vertrages mit den entsprechenden „Sanktionen" bei Nichterfüllen oder Nichterreichen des Vertragsgegenstandes oder -zieles, betrifft die Einwilligung hingegen die Aufhebung *regulativer Normen*, mit denen die eigenen Interessen abgegrenzt und gegen Verletzung geschützt werden sollen. Die Einwilligung ist damit ein Instrument der persönlichen Interessenswahrnehmung.

(Vertragliche) Willenserklärungen sind bindend, Einwilligungen können jederzeit aufgehoben werden!

Mit der Aufhebungsentscheidung des Betroffenen ist die das Rechtsgut beeinträchtigende Handlung (z. B. Eingriff in die Unversehrtheit des Körpers durch eine Operation oder in die Freiheitsrechte durch entsprechende Fixierungen) sofort aufzuheben.

Die Einwilligung des Bewohners ist
▷ stets eine Werteentscheidung,
▷ stets eine auf Tatsachenerkenntnis gestützte Entscheidung,
▷ häufig auch eine Konfliktentscheidung.

Mehr hierzu unter Pkt. 2.1.

2.1 Einwilligungsfähigkeit

Die Einwilligung durch den Betroffenen kann nur erfolgen, wenn dieser *einwilligungsfähig* ist.

Einwilligungsfähigkeit wird in der Regel wie folgt übersetzt:

Einwilligungsfähig ist, wer
• Art,
• Bedeutung,
• Tragweite
einer Maßnahme nach *entsprechender Aufklärung* und *Beratung* erfassen kann und seinen Willen danach bestimmen kann.

Diese Definition findet sich weder im BGB noch im Strafrecht, dennoch ist sie justiziabel; d. h. die ständige Rechtsprechung arbeitet hiermit und hat sie in den vergangenen Jahrzehnten etabliert und immer weiter in Einzelfällen konkretisiert.

Eine vergleichbare Defintion findet sich übrigens im Arzneimittelrecht wieder.

Die Formelhaftigkeit dieser Definition stößt teilweise bei Rechtsexperten (u.a. Amelung)[41], aber auch in der Praxis häufig auf Kritik.

Zur Verdeutlichung kann die genauere Betrachtung der Definition dienen:

Tragweite bedeutet, dass der Betroffene die Folgen seiner Zustimmung oder Ablehnung (beides kann ja Ausdruck seines Willens sein) erkennen kann.

Die *Art* bezieht sich stets auf die konkrete Form einer z. B. freiheitsentziehenden Maßnahme (Bettgitter, Fixiergurt, Abschließen der Türen, sedierende Medikamente etc.).

---

[41] in Recht und Pflege, 1995, S. 20 ff.

Deren *Bedeutung* verlangt dem Betroffenen gewisse kognitive Mindestfähigkeiten ab. Er muss erkennen und verstehen können, dass z. B. ein Bettgitter ihn nachts daran hindert, sein Bett zu verlassen.

Es wäre sicherlich eine herausfordernde Aufgabe der Rechts- und Pflegewissenschaft die Formelhaftigkeit der Defintion von Einwilligungsfähigkeit zugunsten einer praktikableren Klärung, dessen was denn nun die Einwilligungsfähigkeit von der Einwilligungs*un*fähigkeit unterscheidet, aufzulösen.

Wenn wir anerkennen, dass die Einwilligung stets ein Instrument der eigenen Interessenwahrnehmung ist, also die Befugnis zur Preisgabe eines eigenen Rechtsgutes (z. B. der Freiheit), dann bedeutet dies auch, dass diese Preisgabe prinzipiell nur dort möglich und in Erwägung zu ziehen ist, wo andere zu schützende Interessen für den Betroffenen als höherrangig anzusehen sind.

Also muss prinzipiell als einwilligungsfähig anerkannt werden, wer in der Lage ist, seine Interessen nach *vernünftiger* Abwägung wahrzunehmen.

Hierbei geht es ganz klar um eine Vernunft, die das für den Betroffenen Nützliche in den Vordergrund stellt.

Wer eine *vernünftige* Einwilligungsentscheidung treffen will, braucht dazu nicht die Einsicht in die sozial-ethische Vernunft z. B. strafrechtlicher Verbote, sondern muss *erkennen können, was ihm allein nützt* (utilitaristische Theorie). Normatives Denken hilft hier also nur wenig weiter.

Gehen wir im Folgenden noch etwas konkreter auf die eingangs zu diesem Kapitel aufgezeigten drei Bestandteile der Einwilligungsfähigkeit ein.

a) Die Werteentscheidung

Die Einwilligung ist stets ein Akt rechtlich garantierter Selbstbestimmung.

Zu ihr gehört die Befugnis des Einwilligenden, anhand des eigenen Wertesystems zu bestimmen, was ihm nützt und was ihm schadet.

Was also ein „Vorteil" und was ein „Nachteil" ist, hängt von der subjektiven Bewertung des Einwilligenden, nicht etwa von der „objektiven Vernunft" eines Dritten oder gar einer Gruppe (Pflegende und Ärzte) ab.

Dies setzt voraus, dass ihm die nötige Autonomie zur subjektiven Wertung eingeräumt wird. Damit entfällt die Möglichkeit, ein objektives Wertesystem überzustülpen.

Würde man dies tun, würde man die Autonomie des Einwilligenden zerstören.

Es widerspricht aber dem Prinzip der Selbstbestimmung, dem Abweichler nur wegen seiner Andersartigkeit die Freiheit zur Abweichung zu nehmen, solange er keinen anderen damit schädigt.[42]

---
[42] Knut Amelung in „Probleme der Einwilligungsfähigkeit" in Recht und Pflege, 1995

b) Die Tatsachenentscheidung

Eine *vernünftige* Einwilligungsentscheidung bezieht sich stets auch auf Tatsachen und zieht Zusammenhänge mit ein.

Ein Einwilligungsfähiger muss neben dem Vorteil auch die Dimension des Nachteils der Entscheidung über die konkrete Sache abschätzen können. Eine sinnvolle Entscheidung kann nur treffen, wer die Reichweite eines Eingriffes auf der Grundlage der aufzuzeigenden Tatsachen beurteilen kann, z. B. die Folgen einer Operation.

Anders als die subjektive Werteentscheidung sind bei der Tatsachenentscheidung die entsprechenden Fakten durch Dritte darstellbar (Arzt, Pflegende). Dieser Bestandteil der Einwilligung ist daher durch Dritte zugänglich.

Hier liegt durch entsprechende Aufklärung und Beratung auch die wesentliche Unterstützungsaufgabe der beteiligten Ärzte und Pflegenden bei der Entscheidungsfindung durch den Bewohner.

Der Entscheidende muss in der Lage sein, die Tatsachen und nötige Zusammenhänge (nach entsprechender Aufklärung und Beratung) zu erkennen und zu beurteilen, die für eine Einwilligung von Bedeutung sind. Er muss des Weiteren die vom Arzt oder von der Pflegekraft aufgezeigten Entwicklungen (Prognosen) beurteilen können.

In diesem Teilbereich der Klärung der Einwilligungsfähigkeit sind also vor allem kognitive Fähigkeiten vom Bewohner als Einwilligendem gefordert.

Wer nicht weiß, was ein Dekubitus ist, kann schwerlich zu seiner Behandlung eine Einwilligung geben. Die Pflegekräfte haben hier darauf hinzuwirken, dass dem Bewohner verständlich gemacht wird, was ein Dekubitus ist und wie sie ihn zu behandeln gedenken. (Mehr zur Verständlichkeit unter Pkt. 2.2.)

In vielen Fällen fehlt insbesondere bei ärztlichen Behandlungsmaßnahmen das notwendige Wissen. Hier ist der Bewohner unbedingt auf die Hilfe und Unterstützung des Arztes angewiesen. Ihm obliegen umfangreiche Aufklärungspflichten (s. Pkt. 2.2).

c) Die Konfliktentscheidung

Viele Einwilligungen haben letztendlich noch eine weitere Eigenschaft, sie entscheiden einen Konflikt. Auch hier taucht erneut die Frage der Vernunft auf.

In der Regel handelt es sich sogar noch um eine gesteigerte Form eines Konfliktes, nämlich um ein Dilemma, eine Auswahl zwischen zwei oder mehreren unerwünschten Lagen. Ein Dilemma tritt dann ein, wenn alle Entscheidungsvarianten ein Übel nach sich ziehen und es prinzipiell keine befriedigende Lösung gibt.

Konflikteinwilligungen sind nur dann vernünftig, wenn sie wirklich erforderlich sind, z. B. bei einer anstehenden ärztlichen Heilbehandlung.

Bei der Konfliktentscheidung ist zu unterscheiden zwischen den Fakten, die z. B. bei einer anstehenden Operation durch Dritte (Ärzte) erläutert werden müssen und deren Bewertung, die der Betroffene nur selber vornehmen kann. Nur er kann entscheiden, ob eine Krankheit durch eine riskante Operation oder durch Medikamente mit erheblichen Nebenwirkungen bekämpft werden soll.

Gerade Konfliktentscheidungen machen deutlich, dass es nicht nur um intellektuelle Fähigkeiten geht. Die Psychologie spricht z. B. von einer „kognitiven Desonanz", wenn beispielsweise einem Bewohner ein Bein (ein wertvolles Rechtsgut) amputiert werden soll, da er ansonsten sein Leben (ebenfalls ein wertvolles Rechtsgut) verlieren würde.

In einem solchen Fall kann es passieren, dass Tatsachen einfach verdrängt werden, d. h. auch bei der Entscheidungsfindung vom Bewohner nicht berücksichtigt werden.

Hier kann also auch ein ganzes Wertesystem in einem Menschen „auf den Kopf gestellt" sein. Dennoch bleibt der Bewohner solange einwilligungsfähig wie nicht ein ausgeprägter psychischer Defekt nachgewiesen werden kann, der eine Einwilligungsfähigkeit nachweisbar zur Folge hat.

Ein einwilligungsfähiger Bewohner, der zu einer Maßnahme zustimmen soll,

▷ hat Anspruch auf eine an den Fakten orientierte Aufklärung und Beratung
▷ muß seine zutreffende Würdigung (Abwägung) dieser Fakten vornehmen können
▷ kann eine Wertung der Fakten subjektiv und autonom nach seiner eigenen Gewichtung vornehmen
▷ muss im Falle eines Konflikts erkennen können, dass seine Entscheidung nachteilig sein kann

Die Einwilligung hat sich stets nur auf die konkrete Situation zu beziehen.

Eine Einwilligung auf zukünftige Maßnahmen (z. B. im Heimvertrag) ist rechtswidrig.

Die Rechtswidrigkeit einer Fixierung entfällt deshalb auch nicht, wenn der Bewohner hierüber getäuscht wird oder wenn die Pflegekraft psychischen Druck anwendet, um eben diese Fixierung durchzusetzen.

Für den Umgang mit Verwirrten bedeutet dies immer, dass zunächst abzuklären ist, ob und inwiefern er einwilligungsfähig ist.

Dabei kann nicht davon ausgegangen werden, dass ein Bewohner, der beispielsweise situativ an Verwirrtheitszuständen leidet, prinzipiell einwilligungs*unfähig* ist.

Vielmehr ist abzuklären:
1. Ist der Bewohner in der Lage, die Folgen seines Handelns in der nötigen Konsequenz zu erkennen?

2. Führt die dauerhafte Verwirrtheit in einem Bereich seiner Selbstbestimmungsmöglichkeiten bereits dazu, dass hierdurch die Einsichtsfähigkeit derart reduziert ist, dass er seinen eigenen Willen nicht mehr umsetzen kann?
3. Ist der Bewohner in der Lage, einer Aufklärung und Beratung kognitiv zu folgen?
4. Steht der Bewohner momentan unter medikamentöser Einwirkung und ist dadurch seine Aufnahmefähigkeit reduziert und beeinträchtigt?

Zur Klärung der Einwilligungsfähigkeit ist es wichtig, sich nochmals die Ziele des Betreuungsrechtes zu Gemüte zu führen.

Gesamtziel des Betreuungsrechts ist es nicht – wie in Kap. III. Pkt. 6 bereits verdeutlicht – jedem Verwirrten seinen Betreuer zu bestellen. Wo aufgrund familiärer oder anderer Bindungen eine Bevollmächtigung ausreichend ist, kann hiervon Gebrauch gemacht werden.

Allerdings muss diese Bevollmächtigung des Betreuten zu einem Zeitpunkt erfolgt sein, in der er im Vollbesitz seiner geistigen Fähigkeiten war.

Darüber hinaus muss auch hier durch den Bevollmächtigten eine richterliche Genehmigung eingeholt werden, um jemanden fixieren zu dürfen.

Auch die Achtung der Einzigartigkeit eines Menschen, unabhängig von seiner (hier kognitiven) Leistungsfähigkeit ist als Ziel des Betreuungsrechts hier besonderer Beachtung zu widmen.

Bei Bewohnern, die aufgrund einer Erkrankung nicht mehr sprechen können (z. B. Aphasien), reicht die „schlüssige Handlung" als Kriterium der Einverständniserklärung aus. Dies muss jedoch – wie im Übrigen bei jeder angewandten Fixierung – dokumentiert werden. Die „schlüssige Handlung" kann z. B. durch ein vereinbartes Handzeichen erfolgen. Zur genaueren Abgrenzung s. Pkt. 2.3.

2.2 Aufklärung und Beratung[43]

Bevor ein Bewohner (z. B. in die Einnahme diverser Medikamente) einwilligt, muss er entsprechend aufgeklärt werden (über Wirkung und Nebenwirkung etc.).

Dies verdeutlicht der Bundesgerichtshof in ständiger Rechtsprechung.[44]

Eine rechtswirksame Einwilligung des Heimbewohners setzt voraus, dass er den Inhalt und die Tragweite des Aufklärungsgespräches nachvollziehen kann.

Er muss im Großen und Ganzen wissen, in welche Maßnahme er einwilligt.

---

43 die folgenden Ausführungen basieren auf Ausführungen von G. Brenner in „Rechtskunde für das Krankenpflegepersonal" Gustav-Fischer-Verlag, 1997; sie wurden der Situation im Altenheim entsprechend angepasst

44 z. B. in seinem Urteil vom 8. 5. 1990, NJW 1990, S. 2929

Aufklärungspflicht des Arztes:
Prinzipiell hat der Arzt eine Aufklärungspflicht dort wahrzunehmen, wo er Untersuchungen und Heilbehandlungen vornimmt. Zur Untersuchung zählt jede Maßnahme der Diagnose und Anamnese, zur Heilbehandlung jede auf Beseitigung, Besserung oder Verhütung der Verschlimmerung einer Krankheit oder Linderung ihrer Folgen gerichtete Maßnahme.

Konkret hat der Arzt eine Aufklärungsverantwortung gegenüber dem Bewohner (seinem Patienten) über:
- den ärztlichen Befund seiner Untersuchung *(Diagnoseaufklärung)*,
- Art, Schwere, Schmerzhaftigkeit, Umfang und Durchführung geplanter diagnostischer und therapeutischer Maßnahmen *(Verlaufsaufklärung)*,
- die (mit und ohne Behandlung) voraussichtlich zu erwartenden Heilungs- und Besserungsmöglichkeiten *(Perspektivenaufklärung)*,
- die Dringlichkeit und die Notwendigkeit einer Untersuchung oder Heilbehandlung *(Behandlungsaufklärung)*,
- den Eintritt von möglichen Zwischenfällen und Risiken *(Risikoaufklärung)*.

Mit der *Risikoaufklärung* wird dem Bewohner (Patienten) mitgeteilt, welche Gefahren auch bei Beachtung ärztlicher und pflegerischer Sorgfaltspflichten bestehen können.

Für einen Eingriff typische Risiken muss der Arzt dabei ebenfalls deutlich machen, auch wenn diese nur selten tatsächlich auftreten können.

Bei unterschiedlichen Behandlungsmethoden müssen auch die unterschiedlichen Risiken verdeutlicht werden.

Je *dringender* eine Behandlung ist, desto geringer ist der Umfang der Aufklärungspflicht. Je weniger eine Behandlung medizinisch geboten ist, umso ausführlicher und ausdrücklicher ist der Bewohner (Patient) über Erfolgsaussichten und mögliche Risiken aufzuklären.

Der Arzt hat sich anhand eines Aufklärungsgespräches davon zu überzeugen, ob sein Patient die von ihm o. a. dargelegten Sachverhalte verstanden hat.

Die Aufklärung hat gegenüber dem Patienten grundsätzlich wahrheitsgemäß zu erfolgen. Der Arzt hat also eine *Verpflichtung zur Wahrheit.* Er darf dem Patienten nicht – entsprechend dem Rat des Hippokrates – das meiste verbergen oder ihm gar nicht sagen, was auf ihn zukommt bzw. welche Risiken zu beachten sind.

Wenn sich der Patient jedoch in einer Krisensituation befindet und z. B. ein bedrohliches Krankheitsbild hat und die vom Arzt vorgeschlagene Therapie äußerst gefährlich ist, dann hat der Arzt das *Für und Wider* des Inhalts seiner Aufklärung abzuwägen und eine eigenverantwortliche Entscheidung begründet zu treffen, die auch –

mit Rücksicht auf den angeschlagenen Genesungswillen des Patienten oder seinen Angstzustand – in eingeschränkter Form erfolgen kann. Dies trifft auch dann zu, wenn der Patient, aufgrund seines Zustandes nicht in der Lage ist, den Inhalt einer Aufklärung zu erfassen und somit auch keine eigenverantwortliche Entscheidung treffen kann.

Der Arzt hat hier jedoch genauestens abzuwägen und seine Entscheidung fundiert zu begründen.

Jede Aufklärung hat so rechtzeitig wie möglich zu erfolgen und muss vom Arzt entsprechend dokumentiert werden. Der Patient muss noch ausreichend Zeit haben, eine Abwägung des Für und Wider vornehmen zu können.

Zur Dokumentation legt der Arzt die wesentlichen Inhalte seines Aufklärungsgespräches dar. Ein vorformuliertes Merkblatt (Formularbestätigung) gibt fachspezifische Hinweise über Inhalt und Umfang des Aufklärungsgespräches auf die im Großen und Ganzen zu erwartenden Behandlungsmaßnahmen. Für eine ordnungsgemäße Aufklärung reicht dieses Formular, welches der Patient unterscheiben muss, allein jedoch nicht aus.

Wichtig

Der Patient kann seine einmal gegebene Einwilligung jederzeit zurücknehmen. Erklärt er bei voller Einsichtsfähigkeit, nicht behandelt werden zu wollen, muss jede weitere ärztliche und pflegerische Maßnahme unterbleiben.

Dies gilt selbst in den Fällen, in denen der Patient eine für sein Leben und seine Gesundheit erforderliche Operation, die Verabreichung von Medikamenten oder Nahrung verweigert!

Diese ärztliche Aufklärungspflicht ist nicht delegierbar auf Pflegekräfte!

Aufklärungspflicht des Pflegepersonals:

Die vom Selbstbestimmungsrecht des Bewohners (Patienten) abgeleitete ärztliche Aufklärung (= *Selbstbestimmungsaufklärung*) gehört zur ausschließlichen Zuständigkeit des Arztes. Es entspricht allerdings der täglichen pflegerischen Praxis im Altenheim, dass der Bewohner die Pflegenden um *Angaben des Krankheitsbefundes* und die zu erwartenden Auswirkungen bittet. Hierzu ist folgendes anzumerken:
▷ War die Pflegefachkraft bei der Aufklärung durch den Arzt nicht zugegen bzw. hat hierüber keine hinreichend abgesicherten Informationen (über Dokumentation und Übergabegespräch) durch eine anwesend gewesene Pflege-

fachkraft, muss sie auf den Arzt verweisen. Angaben zum Krankheitsbefund gehören zur *Diagnoseaufklärung* durch den Arzt.

▷ Erhielt dagegen das Pflegepersonal Kenntnis vom Inhalt und vom Umfang der ärztlichen Aufklärung, kann es im Rahmen der psycho-sozialen Betreuung dem Bewohner die Angaben des Arztes verdeutlichen. Hierbei dürfen Pflegekräfte jedoch keinesfalls eigenständig die Angaben des Arztes interpretieren oder ergänzen.

▷ Lehnt der Bewohner trotz ärztlicher Aufklärung und Beratung die Durchführung einer pflegerischen Maßnahme ab, fehlt die erforderliche Einwilligung. Das Pflegepersonal darf zwar versuchen, dem Bewohner – wahrheitsgemäß (keinesfalls unter Hinzufügen unrealistischer Behauptungen) – die Notwendigkeit der pflegerischen Maßnahme zu verdeutlichen. Können die Pflegekräfte jedoch keine Einwilligung erreichen, sollten sie den Arzt hinzuziehen und mit ihm gemeinsam eine Entscheidung über die weitere Therapie und Pflege treffen.

▷ Pflegerische Maßnahmen, die das Pflegepersonal – unabhängig von der Diagnose- und Heilbehandlungsverantwortung des Arztes – regelmäßig wiederkehrend durchführt (z. B. Körperpflege oder BZ-Messung), brauchen nicht täglich neu erklärt zu werden. Dennoch ist die kommunikative Verständigung über die Durchführung einer auch alltäglichen Pflegemaßnahme nicht unersetzlich.

Auch das Waschen des Oberkörpers oder die Intimtoilette kann nur mit erkennbarer Zustimmung und kurzer Ankündigung (besser noch: Einverständnisfrage) vorgenommen werden.

Ärzte und Pflegekräfte haben sich in ihrem Sprachgebrauch den Fähigkeiten und Möglichkeiten des Bewohners anzupassen. Eine fachlich nicht mehr für ihn nachvollziehbare Darlegung auch komplexester Zusammenhänge widerspricht dem Anspruch der Verständlichkeit für den Bewohner. Der Arzt oder die Pflegekraft haben sich davon zu überzeugen, ob ihre Ausführungen vom Bewohner nachvollzogen werden können.

Bei der Behandlung ausländischer Bewohner muss ggf. eine sprachkundige Person hinzugezogen werden.

2.3 Einwilligungsunfähigkeit

Wie bereits oben ausgeführt, kann der Bewohner eine einmal erteilte Einwilligung jederzeit zurücknehmen.

Was aber ist, wenn der Bewohner offenkundig nicht einwilligungsfähig ist bzw. seine Einwilligungsfähigkeit vom Pflegepersonal angezweifelt wird?

Für die Einwilligung kommt es nicht auf die Geschäftsfähigkeit an, also die Fähigkeit durch eigenes Handeln Geschäfte wirksam abzuschließen.

Vielmehr ist die natürliche Einsichts- und Steuerungsfähigkeit entscheidend. Dies bedeutet, dass bei einem Bewohner durchaus für bestimmte Maßnahmen und Bereiche seines Lebens Einwilligungsfähigkeit vorliegen kann und für andere nicht.

Hierbei kommt es – wie bereits oben angesprochen – auf den konkreten Einzelfall an.

Die Nutzung intellektueller Fähigkeiten, die für eine vernünftige Einwilligungsentscheidung erforderlich sind, hängen von der Kompliziertheit der geplanten Maßnahme ab und davon hängt auch die entsprechend zu leistende Aufklärung und Beratung, orientiert an den Fähigkeiten des Bewohners, ab.

Das „Nicht-wahr-haben-Wollen" bei einer Konfliktentscheidung wird beeinflusst vom Wert, den der Bewohner den betroffenen Gütern beimisst. Er befindet sich schließlich in einer psychischen Krisensituation. Eine möglicherweise dahinterstehende psychische Erkrankung muss erst klar diagnostiziert sein, bevor eine Einwilligungs*un*fähigkeit angenommen werden kann.

Gesellschaftlich unangepasstes Verhalten ist kein hinreichender Anlass für die Annahme einer geistigen oder seelischen Behinderung oder einer psychischen Krankheit und einer daraus angeblich sich bedingenden Einwilligungsfähigkeit.

Aber auch eine psychische Krankheit, eine geistige oder seelische Behinderung für sich reichen nicht aus, um bereits die Unfähigkeit zur Besorgung persönlicher Angelegenheiten oder die Ausübung des Selbstbestimmungsrechtes anzunehmen.

Es bedarf jeweils der gesonderten Feststellung der Unfähigkeit zur Besorgung persönlicher Angelegenheiten in einzelnen Bereichen des Lebens.

Umgekehrt gilt aber auch:

Wird eine Entscheidungs*un*fähigkeit in einem Bereich des Lebens festgestellt, ist aus ihr nicht bereits der Schluss auf eine Krankheit oder Behinderung zulässig. Diese muss genauso selbstständig und unabhängig erst einmal diagnostiziert sein.

Amelung gibt in seinem o. a. Artikel (siehe Fußnote 42) folgende Definition der Einwilligungs*un*fähigkeit wider: Einwilligungs*un*fähig ist, wer *wegen Minderjährigkeit, geistiger Behinderung oder psychischer Erkrankung* nicht erfassen kann,

- welchen Wert oder Rang die von der Einwilligungsentscheidung berührten Güter und Interessen für ihn haben,
- um welche Tatsachen es bei der Entscheidung geht,
- welche Folgen und Risiken sich aus der Einwilligungsentscheidung ergeben können,

- welche Mittel es zur Erreichung der mit der Einwilligung erstrebten Ziele gibt, die ihn möglicherweise weniger belasten.

Das gleiche gilt, wenn der geistig Behinderte oder psychisch Kranke zwar die erforderliche Einsicht hat, aber nicht in der Lage ist, nach ihr zu handeln (z. B. bei Alkohol- und Drogenabhängigen).

Einwilligungs*un*fähigkeit muss sich stets auf die individuelle Person und den konkreten Lebensbereich beziehen. Sie darf nicht unbegründet globalisiert werden.

Für jede Maßnahme ist daher gesondert die Einwilligungsfähigkeit zu beurteilen, und das Ergebnis kann sehr unterschiedlich aussehen.

Ist die Einwilligungsfähigkeit *zweifelhaft*, kann sie nicht einfach durch gerichtlichen Beschluss festgestellt werden.

Vor *Unterbringungsmaßnahmen* gem. §§ 70 und 70 e FFG (Gesetz über die Angelegenheiten der freiwilligen Gerichtsbarkeit = verfahrensrechtlicher Bestandteil des Betreuungsgesetzes) muss das Gericht das *Gutachten eines Sachverständigen* einholen. Das Gutachten muss in jedem Fall angefordert werden.

Die Auswahl des Sachverständigen (i. d. R. ein Psychiater) steht ausschließlich im Ermessen des Gerichts.

Der Gutachter muss den betroffenen Bewohner persönlich untersuchen und befragen. Vom Gutachter hinzugezogene Hilfskräfte (z. B. Pflegekräfte) müssen im Gutachten namentlich genannt sein. Sollte die vorgesehene Zeit zwischen der Untersuchung und der Begutachtung (nur wenige Wochen) zu kurz sein, kann das Gericht veranlassen, dass der betroffene Bewohner bis zu sechs Wochen in einer Klinik stationär untergebracht wird. Hierzu hat das Gericht jedoch den Betroffenen zunächst persönlich zu hören.

Das Gutachten muss Aufschluss über die medizinischen Voraussetzungen einer möglichen Unterbringung geben. D. h., es muss die Frage klären, welche psychische Krankheit oder geistige bzw. seelische Behinderung vorliegt und wie stark diese ausgeprägt ist.

Soll eine Untersuchung oder Heilbehandlung gegen den Willen des Bewohners vorgenommen werden, muss das Gutachten die Frage klären, ob und weshalb diese notwendig ist und ob diese auch ohne Unterbringung möglich gemacht werden kann.

Des Weiteren muss das Gutachten deutlich machen, weshalb (aufgrund welcher Krankheit) der Betroffene die Notwendigkeit der Unterbringung nicht erkennen kann.

Das Gutachten darf aber vom Vormundschaftsgericht erst verwertet werden, wenn der Betroffene und sein Verfahrenspfleger Gelegenheit hatten, dazu Stellung zu nehmen. Das bedeutet, das eine Abschrift dem Betroffenen und/

oder seinem Verfahrenspfleger zugeleitet werden muss.

Ein *ärztliches Zeugnis* (Attest) ist anstelle eines Sachverständigengutachtens ausreichend, *wenn unterbringungsähnliche Maßnahmen* nach § 1906 BGB (Fixierungen) vorgesehen sind (§ 70 e Abs. 1 Satz 3 FGG).

Auch hier muss es sich um einen Facharzt handeln, der dieses Zeugnis auszustellen hat. Das Zeugnis muss die für die Entscheidung erheblichen Gesichtspunkte dokumentieren. Hierzu zählen Untersuchungsergebnisse, Anamnesefeststellungen und eine Beurteilung der diagnostizierten Krankheit.

Wenn bei einem Bewohner freiheitsentziehende Maßnahmen angewendet werden sollen, hat das Vormundschaftsgericht als legalisierende Instanz den Umfang der Einwilligungsunfähigkeit abschließend festzustellen. Das Vormundschaftsgericht kann für Teilbereiche des Lebens eine freiheitsentziehende Maßnahme legalisieren oder einem bestellten Betreuer einen bestimmten Aufgabenkreis mit entsprechendem Einwilligungsvorbehalt zuordnen, es kann aber auch einem Betreuer die Einwilligung zu jeder in Betracht kommenden Maßnahme übertragen, wenn es den Betreuten generell für entscheidungsunfähig hält.

Die Entscheidung des Vormundschaftsgerichts, dem Betreuer die Einwilligungsrechte zu jeder in Betracht kommenden Maßnahme zu übertragen, erfolgt stets auf der Grundlage einer *Prognose*. Der Betreuer hat unabhängig davon dennoch jedweden Einzelfall einer Freiheitsentziehung seines Betreuten zu beurteilen.

Ist der Betreute in einem Einzelfall einwilligungsfähig, kommt es allein auf seine Entscheidung an, er kann in eigener Verantwortung die Einwilligung erteilen oder versagen.[45]

2.4 Der mutmaßliche Wille entscheidungsunfähiger Menschen und die Patientenverfügung

Wenn ein Mensch auf Grund einer Krankheit oder Behinderung nicht einwilligen kann und für sein Leben oder seine Gesundheit Gefahr im Verzug besteht, sind ärztliche und pflegerische Maßnahmen auf der Grundlage einer mutmaßlichen Einwilligung rechtmäßig.

Ein entsprechendes Handeln von Ärzten und/oder Pflegekräften in einer drohenden Gefahrensituation (z. B. eine ernsthafte Verletzung, Herzinfarkt, Schlaganfall etc.) ist dann gerechtfertigt, wenn die vorzunehmende Behandlung *im Interesse des Patienten* vorgenommen wird und dieser *vermutlich einwilligen würde*, dies aber aufgrund seiner Krankheit bzw. seines Zustandes nicht kann.

---

[45] so in: Das neue Betreuungsrecht, Jürgens, Kröger u. a., C. H. Beck-Verlag, 1992

Der Bundesgerichtshof hat hierzu folgendes ausgeführt (Urteil v. 25. 03. 88):

„Im Hinblick auf den Vorrang des Selbstbestimmungsrechts des Patienten ist der Inhalt des mutmaßlichen Willens in erster Linie
- aus den persönlichen Umständen des Betroffenen,
- aus seinen individuellen Interessen, Wünschen und Bedürfnissen
- (und aus seinen) Wertvorstellungen zu ermitteln.

Objektive Kriterien, insbesondere die Beurteilung einer Maßnahme als gemeinhin vernünftig und normal, sowie den Interessen eines verständigen Patienten üblicherweise entsprechend, haben keine beständige Bedeutung, sondern dienen lediglich der Ermittlung des hypothetischen Willens.

Liegen keine Anhaltspunkte dafür vor, dass sich der Patient anders entschieden hätte, wird allerdings davon auszugehen sein, dass sein (hypothetischer) Wille mit dem übereinstimmt, was gemeinhin als normal und vernünftig angesehen wird."

Von entscheidender Bedeutung ist in diesem Zusammenhang die Feststellung des Bundesgerichtshofes, dass Behandlungsmaßnahmen, die dem mutmaßlichen Willen des Patienten entsprechen, auch vorgenommen werden dürfen, wenn sie *nicht* der Beseitigung einer gegenwärtigen Gefahr dienen.

Es bedarf also zur Umsetzung des mutmaßlichen Willen des Patienten durch den Arzt und die Pflegekräfte nicht unbedingt einer akuten Gefahrensituation (wie die Bedrohung des Lebens durch einen Herzinfarkt etc.). Wenn z. B. der Wille eines dementen Bewohners vor seiner Demenz eindeutig darin bestand, ihn im Falle einer Demenz notfalls auch mit freiheitsentziehenden Maßnahmen vor Gefahren (insb. Stürzen) zu schützen, haben sich Pflegende hieran zu halten. Die ultima ratio in der Anwendung diesbezüglicher freiheitsentziehender Maßnahmen haben sie dennoch zu beachten.

Schwierig ist die Rechtslage in der Frage, ob schriftliche und mündliche Verfügungen (Patientenverfügungen oder -testamente), die erklären, dass in bestimmten Situationen keine lebensverlängernden Maßnahmen ergriffen werden sollen, als *mutmaßliche Einwilligung* angesehen werden können. Die Einwilligung vom Bewohner (Patienten) wurde i. d. R. in einem gesunden Zustand gegeben, die Einschätzung in der konkreten Situation der akut lebensbedrohlichen Erkrankung kann jedoch von ihm anders vorgenommen werden. Der Erhalt seines Lebens hat dann für ihn möglicherweise einen höheren Stellenwert als zum Zeitpunkt der Abfassung der Verfügung.

Dennoch empfiehlt sich die Aufstellung einer entsprechenden Patientenverfügung. Sie sollte aber handschriftlich abgefasst werden und regelmäßig erneuert bzw.

bestätigt werden. Bei Beginn einer schweren Krankheit oder vor dem erkennbaren Eintritt in den Sterbevorgang sollte sie möglichst nochmals bestätigt werden.

Je konkreter die Formulierung in einer Patientenverfügung, um so unmissverständlicher bindet sie Ärzte und Pflegekräfte.

1996 hat der Bundesgerichtshof mit Bezug auf den Stellenwert von Patientenverfügungen verkündet, dass die Ausschöpfung intensivmedizinischer Technologie, wenn sie dem wirklichen oder anzunehmenden Patientenwillen widerspricht, rechtswidrig ist.

In einem bemerkenswerten Artikel zu dieser Entscheidung und ihren Folgen kommt der Leitende Oberarzt einer Intensivstation einer Münchener Klinik, Albert Ohly, zu folgendem Fazit:

„Die Patientenverfügung ist ein Beitrag zur Humanisierung des ‚medizinisch-industriellen Komplexes'. Ohne sie läßt sich die Hospizidee, in selbstbestimmter Würde sterben zu können, nicht in das Angebot der Altenheime, Krankenhäuser und Intensivstationen integrieren. Sollte dies gelingen, wird man von einem wirklichen Fortschritt der Medizin sprechen können."[46]

Er empfiehlt seinen Standesgenossen, den Ärzten, sich selbst zur Formulierung einer eigenen Patientenverfügung zu entschließen. Dies – so Ohly – schärfe die Sensibilität des Arztes für des Kranken Willen und Vorstellung.

Ich möchte mich mit einer gleichlautenden Empfehlung an die Pflegekräfte in Altenheimen vorbehaltlos anschließen.

3. Der rechtfertigende Notstand

Kurzfristig sind Fixierungen auch ohne richterliche Genehmigung möglich.

Im sog. „rechtfertigenden Notstand" gem. § 34 StGB darf die Pflegekraft Zwangsmaßnahmen im Rahmen der „ultima ratio" anwenden.

Dies gilt insbesondere, wenn:

---

1. ein Bewohner *starke Aggressivität* mit *deutlichen* Anzeichen *unmittelbar drohender* und *erheblicher Gefahr* für *sich* und *andere* wirksam werden lässt.
oder
2. bei Gefahr, dass ein Bewohner im *gegenwärtigen* Zustand unkontrollierter krankhafter Bewegungsunruhe *sich* oder *anderen* einen *nicht unerheblichen* Schaden zufügt.

Im ersten Fall muss die vom Bewohner ausgehende Aggressivität *stark* sein. Sie muss darüber hinaus *deutliche* Anzeichen einer Gefahr zeigen. Diese Gefahr muss *unmittelbar drohend sein und erheblich!*

---

46 Albrecht Ohly in einem Artikel („Sultan seiner Existenz") in der Süddeutschen Zeitung vom 01./02. April 1999

In der konkreten Situation kann dies nur der Fall sein, wenn eine schwerwiegende Verletzung oder gar der Tod des Bewohners selber oder eines Dritten (Mitbewohner, Pflegekraft, Angehöriger usw.) zu befürchten ist!

Das heißt: nur dann dürfen *Zwangsmaßnahmen* gegen den Bewohner ergriffen werden.

Diese müssen vorübergehender Natur sein; was bedeutet, dass sie unmittelbar nach Abklingen der Aggression aufzuheben sind.

Der Bewohner ist hierbei aufgrund seiner psychischen Krisensituation besonders zu betreuen (Betreuungspflicht des Personals).

Die Zwangsmaßnahmen selber haben sich an einem Verhältnismaßstab zu orientieren, bei dem der Bewohner nur soweit wie es für die Situation notwendig ist in seiner Freiheit eingeschränkt wird.

Dies verlangt natürlich von den Pflegekräften ein Höchstmaß an Abwägungsbereitschaft und -fähigkeit sowie ein entsprechendes Reflexionsvermögen in Bezug auf ihr eigenes Handeln (s. hierzu Kap. VIII).

Im zweiten Fall kann aufgrund der zugrunde liegenden Erkrankung und ihrer Beobachtung häufig das Auftreten, aber insbesondere der Verlauf der Bewegungsunruhe frühzeitig erkannt werden. Entsprechende Maßnahmen können vorher durchdacht und im Akutfall angewendet werden.

Im Rahmen der „ultima ratio" sind Zwangsmaßnahmen auch hierbei nur anzuwenden, wenn andere Behandlungsmaßnahmen erfolglos blieben (z. B. persönliche Zuwendung und therapeutische Betreuung).

Routinemäßiges Fixieren aus *präventiven* Gesichtspunkten ohne *gegenwärtige* Gefahr über einen längeren Zeitraum oder wiederholt ist *rechtswidrig*.

4. Die vormundschaftsgerichtliche Genehmigung

Für *regelmäßige* und für *dauerhafte* Fixierungen sowie andere freiheitsentziehende Maßnahmen ist ein richterlicher Beschluss des Vormundschaftsgerichts in jedem Fall unabdingbar.

Entsprechende Vordrucke können i. d. R. bei den Gerichten angefordert werden und ggf. über Telefaxgeräte mit der dazugehörigen ärztlichen Stellungnahme an das Gericht übermittelt werden. Dies setzt jedoch eine solide Kooperation zwischen Vormundschaftsgerichten und Altenheimen voraus (s. Anlage).

Das Gericht hat sich von der Notwendigkeit einer Maßnahme – auch wenn dies erst im Nachhinein geschehen kann – zu überzeugen und dann ggf. als einstweilige Anordnung einen Beschluß hierüber herbeizuführen.

Der richterlichen Genehmigung bedürfen *alle* Fixierungsmaßnahmen.

Sinnvoll ist es, nach der Anwendung von freiheitsbeschränkenden, kurzfristigen Maßnahmen das Gericht – telefonisch – zu informieren und diese Informationsweitergabe (mit Name des Gesprächspartners und des Zeitpunktes) zu dokumentieren.

Bei allen Eilmaßnahmen, die über eine kurzfristige Fixierung hinaus gehen, ist die Genehmigung *unverzüglich* und *in jedem Fall* nachzuholen!

Zu den Maßnahmen, die *der richterlichen Genehmigung* unterliegen zählen konkret:

a) alle Formen des Einsperrens (inkl. Trickschlösser und andere Täuschungen)
b) Fixierungen aller Art an Bett, Stuhl oder Tisch
c) Medizinische Behandlungen ohne oder gegen den Willen des Betroffenen

Nur *mit dem Betreuer* bzw. einem entsprechend Bevollmächtigten können abgeklärt werden:

a) die Taschengeldverwaltung und -verwendung,
b) das Öffnen der Post für den Bewohner.

5. **Die Genehmigungspflichtigkeit des Einsatzes von Medikamenten, von Untersuchungen und Heilbehandlungen durch den Arzt**

Die *Heilbehandlung* mit Neuroleptika ist i. d. R. genehmigungsbedürftig durch das zuständige Vormundschaftsgericht. Dasselbe gilt für Psychopharmaka. Viele Medikamente, die erhebliche Nebenwirkungen (z. B. Antiparkinsonmittel) haben, unterliegen ebenfalls der Genehmigungsbedürftigkeit.

Klie u. a. haben 1992 mit Inkrafttreten des Betreuungsgesetzes eine Liste unterschiedlicher Medikamente veröffentlicht[47], die entweder regelmäßig nach § 1904 (Heilbehandlung) genehmigungsbedürftig sind bzw. im Einzelfall (bei dauerhafter oder fortlaufender Anwendung). Hierzu zählen folgende Gruppen von Medikamenten:

- angstlösende, schlafbereitende und entspannende Mittel (z. B. Lexotanil, Rohypnol, Tavor, Valium, Adumbran),
- Beruhigungs- und Schlafmittel (z. B. Atosil, Distraneurin, Luminal),
- psychische Anregungsmittel (z. B. Captagon, Ritalin),
- psychosedämpfende Mittel (z. B. Dapotum, Forit, Lyogen),
- stimmungsaufhellende Mittel (z. B. Amineurin, Anafranil, Saroten, Tofranil),
- Antiparkinsonmittel (z. B. Akineton, L-Dopa-Mittel),
- Analgetika, Antiphlogistika und Antirheumatika (morphinhaltige Präparate wie Dolantin, MST 10, Tengesic sublingual; aber auch Mittel wie Felden, Voltaren u. a.).

Zu unterscheiden ist zwischen Untersuchungsmaßnahme und

---

[47] in Altenheim 3/1992, Vincentz-Verlag

Maßnahmen der Heilbehandlungen im Sinne des § 1904 BGB. Die Medikamentengabe gehört zum Bereich Heilbehandlung. Was darf nun der Betreuer allein entscheiden und was unterliegt der vormundschaftsgerichtlichen Genehmigung.[48]

Betreuerentscheidung:

Ist bereits ein Betreuer bestellt, hat dieser weitreichende Entscheidungskompetenz im Rahmen der Wahrnehmung seines Aufgabenkreises „ärztliche Behandlung" des Betreuten.

Der Betreuer hat dabei stets zu prüfen, ob der Betreute u.U. nicht wieder einwilligungsfähig ist. Sein Gesundheitszustand kann sich ja z.B. verbessern.

Gehört die Einwilligung zu einer ärztlichen Maßnahme zum Aufgabenkreis des Betreuers und ist auch im Einzelfall der Betreute einwilligungs*un*fähig, so kommt es i. d. R. allein auf die Entscheidung des Betreuers an.

Er muss sich auf jeden Fall mit dem zuständigen Arzt besprechen und auf dieser Grundlage die Einwilligung erteilen oder versagen.

Dabei hat der Betreuer stets zum Wohle des Betreuten zu handeln und seine Wünsche im Rahmen des Vertretbaren zu respektieren.

Diese Bestimmung gilt seit dem 01.01.1999 auch für Bevollmächtigte, wenn die Vollmacht (vom Bewohner) schriftlich erteilt wurde (§ 1904 Abs. 2 BGB neu).

Entscheidungsvorbehalt des Vormundschaftsgerichtes:

Gemäß § 1904 Abs. 1 BGB ist eine vormundschaftsgerichtliche Genehmigung – trotz bestehender Betreuung – in Ausnahmefällen erforderlich.

Nötig ist sie, wenn die begründete Gefahr besteht, dass der Betreute auf Grund der ärztlichen Maßnahme (Untersuchung oder Behandlung) *stirbt oder schweren und länger dauernden Schaden erleidet.*

Eine solche begründete Gefahr ist gegeben, bei einer konkreten und naheliegenden Möglichkeit eines Schadenseintritts.

Das gilt auch für den o. a. Einsatz von Neuroleptika oder Psychopharmaka, die starke persönlichkeitsverändernde Wirkung haben und u.U. sogar lebensgefährlich sein können. Auch hier hat der Betreuer also die Pflicht zur Einholung der Genehmigung durch das Vormundschaftsgericht.

Ohne Genehmigung dürfen solche schwerwiegenden *Untersuchungs- oder Behandlungsmaßnahmen* nur durchgeführt werden, wenn mit einem Aufschub eine Gefahr für das Leben des Betreuten verbunden wäre. Medizinisch nicht aufschiebbare Maßnahmen sollen

---

[48] die folgenden Auflistungen basieren im Wesentlichen auf den Ausführungen von Jürgens/Kröger u. a. in „Das neue Betreuungsrecht", C. H.-Beck-Verlag S. 204 ff und W. Zimmermann in „Betreuungsrecht 1999" dtv-Verlag, 1998, S. 170 ff.

nicht durch das Verfahren behindert werden.
Einige Beispiele für genehmigungsbedürftige Untersuchungsmethoden und Heilbehandlungen:[49]
- Gelenkspiegelungen,
- das Legen eines Herzkatheters,
- alle Operationen wie Herz-, Hirn-, Rücken- oder Magen-Darmeingriffe,
- Transplantationen,
- gefäßchirurgische Eingriffe an den großen arteriellen Gefäßen,
- Operationen am offenen Thorax,
- systematische Chemotherapie/Bestrahlungen,
- die Entfernung von inneren Organen,
- Amputationen,
- Elektrokrampfbehandlungen,
- das Legen eines Dauerkatheters (suprapubische und Harnwegskatheter),
- das Legen einer PEG-Sonde.

Nicht genehmigungsbedürftig sind hingegen:
- Körperliche Untersuchungen wie das Anschauen, Abhören, Abklopfen, Überprüfen der Reflexe, Blutdruckmessen,
- normale Röntgenuntersuchungen,
- einfache Zahnbehandlung, auch das Entfernen von kariösen Zähnen,
- eine einmalige Computer-Tomographie,
- Ultraschall-Untersuchungen,
- Blutentnahme zum Blutzuckertest,
- einfache Operationen wie das Entfernen einer Warze oder von Hautwucherungen,
- einfache Eingriffe unter örtlicher Betäubung,
- das Entfernen des Blinddarms (nach der Operation sind hier zwar postoperative gesundheitliche Beeinträchtigungen wie Blutungen zu befürchten, es handelt sich aber keineswegs um einen bleibenden Gesundheitsschaden, der zu befürchten wäre),

Hier reicht die Einwilligungserteilung des Betreuers oder des schriftlich Bevollmächtigten aus.

Wichtig

Als Faustregel kann gesagt werden: Kurzzeitige Therapien sind i. d. R. nicht durch das Vormundschaftsgericht genehmigungsbedürftig. Langzeittherapien sind genehmigungsbedürftig.

---

6. Die Dokumentationsverantwortung bei der Anwendung freiheitsentziehender und -beschränkender Maßnahmen

Fixierungen bzw. freiheitsbeschränkende und -entziehende Maßnahmen sind *generell schriftlich* zu dokumentieren. Dabei umfasst die Dokumentationspflicht als Mindestanforderung folgende Aspekte:

---

[49] siehe hierzu u. a. das Protokoll des Vormundschaftsgerichtstages 1994

a) den *Anlass* der Fixierung (konkrete Form der akut drohenden erheblichen Selbst- oder Fremdgefährdung),
b) die *Anordnung* der Fixierung (z. B. Anordnung des Betreuers oder der vom Betreuer beauftragten Pflegefachkraft mit Namensnennung auf der Grundlage und im Rahmen der vorliegenden vormundschaftsgerichtlichen Genehmigung),
c) die *Art* der Fixierung (z. B. Fixiergurt und Bettgitter),
c) die *Dauer* der Fixierung (z. B. in der Zeit von 17.30 Uhr bis 18.00 Uhr),
d) die *durchführende Person* (Angabe der Namen der Pflegefachkräfte, die die Fixierung angebracht haben),
e) die *betreuenden Personen* (Angabe der Namen der Pflegefachkräfte, die über den gesamten o. g. Zeitraum die pflegerische Betreuung und psycho-soziale Betreuung des Bewohners sichergestellt haben),
f) Anlass und Zeitpunkt der *Aufhebung der Fixierung*.

Eine Dokumentation gilt als entscheidender Nachweis für die Vornahme oder Nichtvornahme freiheitsbeschränkender oder -entziehender Maßnahmen.

„Was nicht dokumentiert ist, gilt als nicht gemacht!"

Ist nicht dokumentiert worden, liegt im Falle eines Rechtsstreites die Beweispflicht beim zuständigen Pflegepersonal. Ist dokumentiert worden, liegt die Beweispflicht bei dem Kläger."[50]

Die Dokumentationspflicht ergibt sich u. a. aus den §§ 75, 80 und 85 (3) SGB XI (Pflegeversicherungsgesetz). Die Verpflichtung zum Dokumentieren ergibt sich aber auch aus § 276 BGB (Verpflichtung zur Wahrung der im Verkehr erforderlichen Sorgfalt). Maßstab sind hier berufliche Pflichten und Standards.

In ihrem empfehlenswerten Dokumentationshandbuch verweisen Held, Otten, Prümmer, Reckmann[51] zu Recht auf das Urteil des Bundesgerichtshofes vom 18. 03. 1986 und den vom Gericht zu dieser Entscheidung deutlich gemachten Hinweis auf § 242 BGB (Leistung nach Treu und Glauben). Bei dem Grundsatz „Treu und Glauben" besteht eine ungeschriebene Nebenpflicht zur Aufzeichnung pflegerischer Vorgänge.

Nachträgliche Veränderungen mit dem Ziel der Verfälschung und des Unkenntlichmachens einer Dokumentation kann als Urkundenfälschung nach § 267 StGB gewertet werden.

Die Dokumentation muss stets so geführt sein, dass alle Mitpflegenden und die behandelnden Ärzte klare Erkenntnisse über die bisherigen Maßnahmen sowie ihre Auswirkung auf den Bewohner erhalten.

---

50 aus: Dokumentationshandbuch des Caritasverbandes Aachen von Held, Otten, Prümmer, Reckmann und van Vlodrop, 1999
51 a. a. O.

Inhalt und Umfang der Dokumentation ergeben sich im Einzelfall aus dem Krankheitsbild des Bewohners insbesondere seiner psychischen Verfassung und dem Umfang der vorgenommenen Fixierungen.

Dabei sind auch subjektive Empfindungen des Bewohners zu dokumentieren, wenn sie für die weitere Betreuung von Bedeutung sind.

Teil B: Perspektiven zur Auflösung des Spannungsfeldes

Im folgenden zweiten Teil soll versucht werden, den Geist des Betreuungsrechts und seine Bedeutung für den Umgang der Pflegenden mit verwirrten alten Menschen hervorzuheben.

Kap. VII widmet sich dem Kontext des eigenen Berufs- und Pflegeverständnisses, des historischen Bewusstseins der Pflegenden, der Wirkung der eigenen Berufsgeschichte auf das Handeln des Einzelnen.

Kap. VIII setzt sich mit der Qualifikation und besonders mit der Haltung der Pflegenden auseinander. Die Wirkung der eigenen Kompetenz und die Ausstrahlung der eigenen Haltung der Pflegenden auf den verwirrten alten Menschen stehen im Mittelpunkt dieser Auseinandersetzung. Die Klärung grundlegender Fragen der eigenen Handlung und der eigenen Haltung soll zum Aufbau neuer Ansätze in der Arbeit mit dementen Heimbewohnern beitragen.

In Kap. IX geht es um den Rahmen, in dem stationäre Pflege geschieht. Die Veränderbarkeit und Gestaltbarkeit dieses Rahmens durch Pflegende als die Experten ihrer Arbeit und ihres Arbeitsumfeldes soll hier verdeutlicht werden. Die vorhandenen Strukturen stellen den Ausgangspunkt dieser Möglichkeiten zur Veränderung dar.

In Kap. X wird Bezug genommen auf die Menschen, die von den Pflegenden betreut werden, die dementen Heimbewohner. Die Aussagen in Kap. X stehen in unmittelbarem Zusammenhang mit den drei vorgenannten Kapiteln VII bis IX. Auch in Kap. X geht es primär um die Pflegenden. Ihre Haltung, ihre Kompetenz und ihr Pflegeverständnis bleiben der Schlüssel für das Wohlbefinden dementer alter Menschen.

Eigene Wege zu suchen, auszuprobieren und zu gehen bleibt die erste Verpflichtung der Handelnden. Rezepte werden hierzu in den folgenden Kapiteln nicht verteilt.

> *„Wir sind alle Narren*
> *und keiner hat das Recht*
> *seine eigentümliche Narrheit*
> *einem anderen aufzudrängen."*
>
> (Georg Büchner)

VII. Das Berufs- und Pflegeverständnis

1. Ergebnisse aus den Befragungen

Wie bereits in Kap. II. Pkt. 4 aufgeführt, haben im Rahmen der 1993 und 1999 durchgeführten Befragung mehrere MitarbeiterInnen Handlungsalternativen mit meist kurzen Stichworten angegeben.

Vorschläge, wie: „Abwechslung", „Aufmerksamkeit", „Ursachen suchen", „Orientierungshilfen", „Nähe, Kontakt", „Angehörige einbeziehen", „Interessen wecken", wurden ebenso genannt wie „intensive Betreuung", „Beschäftigung", „Validation" oder „Realitätsorientierungstraining (ROT)".

Wie erwähnt, besteht bei den Nennungen bzw. Nicht-Angaben ein unmittelbarer Zusammenhang zu der Ausbildung, Fortbildung und der Dauer der Berufstätigkeit der MitarbeiterInnen.

Als Fazit lässt sich Folgendes feststellen:

Die formelle Qualifikation, also die Ausbildung der Mitarbeiter, ist kein ausschließlicher Garant für ein reflektiertes Bewusstsein im Umgang mit der Problematik.

Dort, wo entsprechende Fortbildungsangebote wahrgenommen wurden, und damit eine „materielle Qualifikation" die formelle ergänzt, ist das Wissen auch um Handlungsalternativen größer, es werden gezieltere und durchdachtere Vorschläge gemacht.

Ein weiterer Beleg hierfür ist die Tatsache, dass die befragten MitarbeiterInnen, die länger als 5 Jahre im Beruf sind, Fixierungstatbestände eher erkannt haben als die MitarbeiterInnen, die bis zu 5 Jahre im Beruf sind.

Es lassen sich zwei Konsequenzen für die Aus- und Fortbildung aus diesen Ergebnissen ziehen:

Die Curricula der Altenpflegeschulen müssen verstärkt auf die tatsächlich vorhandene Problematik „Fixierungen im Altenheim" eingehen, z. B. in den Fächern Recht, Berufskunde, Altenkrankenpflege und Berufsethik, besser noch fächerübergreifend als Schwerpunktsetzung.

Entsprechende Fort- und Weiterbildungsangebote müssen etabliert und durch die MitarbeiterInnen wahrgenommen werden (können).

Auf das Berufsverständnis der Pflegenden soll im Folgenden näher eingegangen werden.

2. Der lange Schatten – Pflegegeschichte und Berufsverständnis

Wer die eigene Berufsgeschichte kennt, kann den Herausforderungen der Gegenwart begegnen, um die Zukunft zu gestalten.
Die ideelle und die materielle Wertschätzung und Anerkennung des Altenpflegeberufes und seiner BerufsinhaberInnen hängt auch vom eigenen – nach außen vertretenen – Berufsverständnis ab. Die geschichtliche Entwicklung der Pflegeberufe generell und des Altenpflegeberufes im Besonderen, machen den Zusammenhang zwischen dem eigenen Berufsverständnis und der gesellschaftlichen Wertschätzung des Berufes deutlich.
In den Nachkriegsjahren durch eine Vielzahl von Gründen entstanden, entwickelte sich der Altenpflegeberuf nur sehr zäh und mit vielen Widerständen zu einem eigenständigen Zweig der Pflegeberufe mit staatlich anerkannter Ausbildung.
Eine fachliche Spezialisierung zur Pflege alter Menschen wurde Anfang der 50er Jahre noch nicht für notwendig erachtet. Vielmehr setzte man auf „bestimmte menschliche Eigenschaften", die als „typisch weiblich" galten. Hierzu zählten „Aufopferungsbereitschaft für andere, Anpassungsfähigkeit, Gefühlsbetontheit, Selbstlosigkeit, Unterordnung und die Fähigkeit, dem Arzt und Patienten offenherzig, liebevoll, fürsorglich stets zu Diensten zu stehen."[52]

Man stelle sich eine solche Ausschreibung für die Stelle eines Arztes einmal vor.

Auch in den 50er Jahren wäre dies einer unverfrorenen Diskriminierung der medizinischen Zunft gleichgekommen.

Die geschlechterrollen- und stereotypische Differenzierung zwischen der (weiblichen) Pflege und der (männlich dominierten) Medizin erfolgte natürlich schon sehr viel früher. Die Entwicklung der Pflege zu einem „frauenspezifischen" Beruf findet ausgeprägte Wurzeln im 19. Jahrhundert.

Durch die wachsenden sozialen Probleme älterer Menschen (aber vor allem durch die Schwierigkeiten, die die bundesdeutsche Nachkriegsgesellschaft hiermit hatte!) wurde erst spät die „Notwendigkeit einer speziellen Ausbildung" erkannt.

Ende der 50er Jahre gibt es erste kurze Lehrgänge konfessioneller Träger (in Köln bzw. Darmstadt). Auch jetzt hieß es, „die pflegerischen Kenntnisse in möglichst brei-

---

52 so in einer „Ausschreibung" vorgenommen vom damaligen Direktor der Hamburger Heil- und Pflegeanstalten; nachzulesen in H. Wallrafen-Dreisow (Hrg.) in einem Beitrag von H. J. von Kondratowitz in „Ich bin AltenpflegerIn", Vincentz Verlag, 1990

ten Kreisen von Mädchen und Frauen zu vermitteln".[53]

Mitte der 60er Jahre legte der Deutsche Verein für öffentliche und private Fürsorge dann das erste Berufsbild für einen Beruf der Altenpflege vor. Die berufspolitische Zielsetzung war folgende:

Zunächst sollte eine klare Abgrenzung zur (attraktiveren und besser bezahlten) Krankenpflege erfolgen, so dass eine Abwanderung von Krankenpflegern zur „Altenpflege" nicht erfolgen konnte. Dennoch sollte mit der Etablierung des Altenpflegeberufes aber auch dokumentiert werden, dass es sich nicht um einen Hilfsberuf der Krankenpflege handelt und damit eine gewisse gesellschaftliche Anerkennung ermöglicht werden.

Erst im April 1969 gab es den ersten Runderlass (des Arbeits- und Sozialministeriums NRW) für eine staatlich anerkannte Form der Altenpflegeausbildung. Sie umfasste 700 Stunden Theorie und 1200 Stunden Fachpraxis. Die Ausbildung dauerte ein Jahr, dem sich ein Anerkennungsjahr anschloss. Das Fach Gerontopsychiatrie enthielt der Fächerkanon damals noch nicht. Es brauchte noch insgesamt 10 Jahre bis auch alle anderen (alten) Bundesländer dem Beispiel NRW folgten.[54]

1980 legte der deutsche Berufsverband für die Altenpflege (DBVA) sein erstes Berufsbild vor und 1985 bemühte sich eine erste Konferenz der Landes-Kultus- und Sozialminister um eine Vereinheitlichung der damals 11 unterschiedlichen Ausbildungsregelungen auf Bundesebene.

Erst 1988 brauchten Auszubildende in NRW kein Schulgeld mehr zu zahlen. Bis dahin musste jeder Auszubildende ca. 300,– bis 500,– DM monatlich an seinen Schulträger abführen, was die Auszubildenden in drei Gruppierungen spaltete: diejenigen, welche von ihren Eltern finanziert wurden, diejenigen, die ein Darlehen für ihre Ausbildung aufnahmen, und diejenigen, die – mit viel Glück – vom Arbeitsamt finanziert wurden (Umschüler).

Erst 1989 gelang durch Tarifvereinbarung die – bedingte – Gleichstellung in der Vergütung mit der Krankenpflege. Diverse Zuschläge und der an die Berufsjahre orientierte Bewährungsaufstieg blieben jedoch davon zunächst unberührt.

Wiederum in NRW wurde 1995 die dreijährige integrierte Ausbildung eingeführt, mit je 2250 Stunden Theorie und Praxis.[55] Heute gibt es (im Gegensatz zur Krankenpflege) immer noch keine bundes-

---

53 von Balluseck, Die Pflege alter Menschen – Institutionen, Arbeitsfelder und Berufe, Berlin, 1980
54 1977 Hamburg, Schleswig-Holstein, danach bis 1979 Bremen und das Saarland
55 damit liegt der theoretische Teil der Altenpflegeausbildung in NRW um 650 Unterrichtsstunden über der der bundeseinheitlichen Krankenpflegeausbildung!

einheitliche Altenpflegeausbildung.[56]

Neben der unterschiedlichen Dauer der Ausbildungen gibt es – auch in den einzelnen Bundesländern – große Unterschiede in den Unterrichtsinhalten.

Diese kurz umrissene geschichtliche Entwicklung soll verdeutlichen, wie viele Hürden bisher genommen wurden, um dem Beruf Altenpflege einen gesellschaftlich anerkannten Stellenwert zukommen zu lassen – von der diskriminierenden, herabwürdigenden Sichtweise Anfang der 50er Jahre, über die Suche nach der Schnittstelle zur Krankenpflege und der staatlichen Anerkennung der Ausbildung in den späten 60er und 70er Jahren, bis hin zu einer adäquaten Bezahlung für Auszubildende und Berufsinhaber.

Sich als Pflegender dieser beschriebenen Entwicklung bewusst zu sein, die Geschichte des eigenen Berufes zu kennen, hat Einfluss auf das eigene Berufsverständnis. Das öffentliche Eintreten für den Beruf und dessen Weiterentwicklung ist geprägt von diesen Faktoren.

Denn es scheint mit Blick auf die jüngere Geschichte der vergangenen Jahrzehnte, dass der devote Mantel der Hingabe und Selbstlosigkeit noch nicht ganz abgelegt wurde.

---

[56] Ein Gesetzentwurf dazu ist im Herbst 1999 im Bundestag verabschiedet worden. Ob die Länder im Bundesrat diesem Gesetz zustimmen werden – die Abstimmung wird im Frühjahr 2000 erwartet – ist zur Zeit unklar.

Nur wer sich selbstbewusst (nicht selbstgerecht!) für die eigenen beruflichen Belange einsetzen kann, der vermag es auch, sich für verwirrte Menschen couragiert einzusetzen. Pflegen, gerade die Pflege dementiell veränderter Menschen, hat eben viel mit der Courage der Pflegenden zu tun.

Um eine den Bedürfnissen gerecht werdende Pflege gerontopsychisch veränderter Menschen sicherzustellen, sind selbstbewusste und kompetente Pflegekräfte unersetzbar. Selbstbewusstsein heißt, sich seiner selbst bewusst sein; man/frau weiß etwas über sich, kennt sich selbst, seine Stärken und seine Schwächen, aber vor allem: er/sie kennt seinen/ihren eigenen Wert. Es bedeutet, seinen Standpunkt vertreten zu können und sich für die eigenen Belange einsetzen zu können.

Ein Blick in die Geschichte macht deutlich, wie wichtig diese Grundhaltung für die Zukunft ist – gerade in der Betreuung dementer Menschen.

3. Das Selbstbestimmungsrecht als professionelle Aufgabe der Pflege

Eine Theorie ohne Praxis ist leer, eine Praxis ohne Theorie ist blind. Wer theoriegeleitet arbeitet, der
▷ plant,
▷ reflektiert,
▷ begründet
sein pflegerisches Handeln.

Aus-, Fort- und Weiterbildung müssen dieses Grundverständnis als elementaren Bestandteil der Schlüsselqualifikationen (s. Kap. I Pkt. 6) erlebbar machen.

Nur wer die Symptome einer Demenz kennt, kann das Handeln eines Dementen ganzheitlich erfassen, wahrnehmen und verstehen. Das pflegerische Handeln kann darauf abgestimmt werden. Theoriegeleitetes Pflegen ist damit die Basis professionellen Handelns in der Pflegearbeit.

Professionalisierung ist wohl der in den letzten 10 Jahren in der berufspolitischen Auseinandersetzung mit am häufigsten genannte Begriff.

Durch eine Professionalisierung soll
▷ eine Verbesserung der Arbeitssituation,
▷ eine höhere Arbeitszufriedenheit,
▷ mehr Nachwuchs,
▷ mehr Autonomie,
▷ ein größeres Ansehen,
▷ eine bessere Vergütung der Pflegenden
erzielt werden.

Leider werden gerade die politischen Rahmenbedingungen, in denen sich Pflege derzeit vollzieht, in der Professionalisierungsdiskussion

Abb. 6 Aus-, Fort- und Weiterbildung in der Pflege als politische Handlungsfelder

Pflegeaus-, Fort- und Weiterbildung als...	Auftragsinhalte:
arbeitsmarktpolitischer Auftrag	Qualifizierung von Jugendlichen und UmschülerInnen
gesellschaftspolitischer Auftrag	Stärkung des Stellenwertes alter Menschen in unserer Gesellschaft
	Verdeutlichung der Notwendigkeit eines pluralen Angebots in der Altenhilfe
bildungspolitischer Auftrag	Mitwirkung der Aus- und Fortbildungseinrichtungen an der Weiterentwicklung und Verbesserung der Rahmenbedingungen im Sekundar- und im quartären Bildungssektor
alten- und sozialpolitischer Auftrag	Qualitative Verbesserung des Potenzials an Pflegefachkräften in den Dienstleistungsunternehmen der Altenhilfe (Qualitätssicherungsauftrag)
berufspolitischer Auftrag	Verantwortung für die Etablierung der Altenpflege als eigenständigen Beruf

häufig ausgeblendet. Viele Diskussionsergebnisse entziehen sich einer für die Praxis so wichtigen operationalisierten Anwendbarkeit. Manches erinnert stark an geistige Selbstbefriedigung, die mit dem Ziel der gleichwertigen Anerkennung mit der Medizin betrieben wird. Die der Pflege innewohnende politische Abstinenz wird auch in der Professionalisierungsdiskussion bei verschiedenen Verbänden und Einzelpersonen deutlich. Die Kluft zwischen Pflegewissenschaft und Pflegepraxis wird dabei immer größer. Die Etablierung diverser Studiengänge allein verändert allenfalls mittel- bis langfristig die Pflegepraxis. Wesentlich direkteren Einfluss haben da schon finanzpolitische Vorgaben.

Gerade den Berufsverbänden (aber auch den Gewerkschaften) kommt hier eine wichtige Aufgabe zu. Nur ein geringer Bruchteil aller Pflegekräfte hat sich einem Berufsverband angeschlossen. Dabei geht es doch mehr denn je darum, die Rahmenbedingungen in den Einrichtungen – die sich seit der Einführung der Pflegeversicherung vielerorts dramatisch verschlechtert haben – so zu gestalten, dass die in Aus- und Fortbildung thematisierten Facherfordernisse in der Praxis mit Erfolg auch gelebt werden können. Denn, was als richtig und notwendig erkannt wurde, aber nicht gelebt werden kann, führt zu Frustrationen der Beteiligten.

Von einer Profession „Pflege" sind wir vor dem Hintergrund der abgebauten Leistungen und sich verschlechternder Rahmenbedingungen weit entfernt.

Die für eine Profession allgemein anerkannten Kennzeichen
▷ einer einheitlich geregelten Ausbildung,
▷ eines hohen Organisationsgrades der Berufstätigen (in Berufsverbänden),
▷ einer gemeinsamen Berufsethik (Berufskodex),
▷ einer gesetzlichen Anerkennung,
▷ einer durch die Berufsgruppe selbst überprüfbaren Handlungsautonomie der Berufsausübenden

werden zur Zeit nur in einem Punkt in der BRD erfüllt: es gibt eine gesetzliche Anerkennung nach erfolgreichem Ausbildungsabschluss.

Von allen anderen Kennzeichen sind wir mehr oder weniger weit entfernt.

Professionalisierung ist ein Prozess. Von daher könnte man durchaus die Auffassung vertreten, dass die Altenpflege eine entstehende Profession darstellt.

Einige wichtige Schritte, die in den kommenden Jahren getan werden müssen, sind[57]
▷ die Konkretisierung der Unterrichtsziele in der Ausbildung,
▷ die klare Abgrenzung der Aufgabengebiete (Vorbehaltsaufgaben für Pflegefachkräfte!),
▷ die Verbesserung der Arbeitsbedingungen (u. a. mit dem Ziel der

---
[57] nach Artes, Obex u.a. in Professionelle Pflege Band 1, Eicanos-Verlag, 1997

Reduktion der enorm hohen Personalfluktuation),
- ▷ die gesetzliche Stärkung der Autonomie der Berufsorganisationen und der Pflegenden selbst,
- ▷ die Einführung von Qualitätskontrollen in Ausbildung und Praxis,
- ▷ die Entwicklung verbindlicher qualitativer Standards für pflegerisches Handeln,
- ▷ die gesetzliche Verpflichtung zu Fort- und Weiterbildung,
- ▷ die Verbesserung des Organisationsgrades der Pflegenden in Verbänden etc.

Wie bereits in Kap. I Pkt. 6 dargestellt, gibt es innerhalb der Ausbildung derzeit kein eigenständiges Fach „Selbstbestimmung im Alter". In der Ausbildungs- und Prüfungsordnung für die Altenpflegeausbildung in NRW wäre das Thema in Bezug auf
- ▷ die berufspolitische Bedeutung in Berufskunde (Fachbereich 4),
- ▷ die rechtliche Bedeutung in Rechtskunde (Fachbereich 1),
- ▷ die biographische, ökologische und gesellschaftliche Bedeutung in Lebensgestaltung im Alter (Fachbereich 2),
- ▷ die ethische Bedeutung in Berufsethik (Fachbereich 1),
- ▷ die pflegerischen Aspekte in diversen Fächern des Fachbereiches 3 (Altenkrankenpflege, Gerontopsychiatrie, Arzneimittellehre etc.)

zu behandeln.

Die Erstellung eines eigenständigen und verbindlichen Curriculums zum Thema „Selbstbestimmung im Alter", in dem die o. g. fächerübergreifenden Aspekte erfasst werden, wäre eine Herausforderung und Aufgabe für die Ausbildung in der Altenpflege. Angesichts der sich stetig wandelnden Rahmenbedingungen (Diskussion um eine bundeseinheitliche Ausbildung oder eine integrierte Grundausbildung mit der Krankenpflege) stellt sich zur Zeit natürlich – wie bei anderen Themen auch – die Frage der Halbwertzeit eines solchen Curriculums.

Da die Pflegenden und die Ausbilder aber nicht auf politische Entscheidungsträger warten können und fachlich unabdingbare Entscheidungen dennoch voran gebracht werden müssen, kommen wir nicht umhin, uns mit den Fragen, die der Umgang mit der Selbstbestimmung gerontopsychisch veränderter Menschen aufwirft, verstärkt und gezielter in der Aus- und Fortbildung auseinanderzusetzen.

Ist die Wahrung und Achtung der Selbstbestimmung im Alter als oberstes Gebot jeder Pflegehandlung und jeder gerontologischen Intervention anerkannt, dann erfordert dies in der Auseinandersetzung mit der Wertschätzung der Einzigartigkeit eines alten Menschen die Einnahme einer Deutungsperspektive durch Pflegende, die Pflegebedürftige aus ihren sozialen und lebensgeschichtlichen Erfahrungen heraus begreift und zum Ausgangspunkt für jede Pflegehandlung wird.

Die Abfolge einzelner pflegerischer Handlungen ist jedoch noch keine „Pflege". Beziehungs- und ganzheitliche Pflege verlangen von den Pflegenden mehr als das, was wir gemeinhin als „Grund- und Behandlungspflege" verstehen; Bezeichnungen, die ohnehin stark durch die Medizin dominiert und tradiert sind.

Ein veränderter Umgang mit gerontopsychisch veränderten Menschen erfordert eine veränderte Haltung seitens der Pflegenden.

Es geht vor allem um die bereits in Kap. II Pkt. 6 angesprochenen Schlüsselqualifikationen, die mehr in den Vordergrund des Unterrichts- und Fortbildungsgeschehens gerückt werden müssen.

Wichtig

Die Anwendung diverser Handlungsalternativen setzt die Einnahme einer professionellen *Haltungs*alternative durch Auszubildende, aber erst recht durch Pflegefachkräfte und Ausbilder voraus.

Dies bedeutet für Aus- und Fortbildung, dass sie insbesondere die Vermittlung bzw. das Ausbilden von persönlichen, kognitiven, sozialen und kommunikativen Kompetenzen im Blick haben sollte. Nur unter Nutzung dieser Kompetenzen kann es gelingen, „Kenntnisse, Fähigkeiten und Fertigkeiten zu vermitteln, die zur selbstständigen, eigenverantwortlichen und geplanten Pflege … erforderlich sind" (Ausbildungsziel in § 3 des Altenpflegegesetzes NRW).

Einige dieser Komepetenzen, die innerhalb der Ausbildung einen hohen Stellenwert haben, aber innerhalb des beruflichen Handelns nicht minder von Bedeutung sind, möchte ich später in Kap. VIII näher beschreiben.

In Nordrhein-Westfalen gibt es seit 1995 für Pflegefachkräfte eine staatlich anerkannte Form der Gerontopsychiatrie-Weiterbildung. Auf die Weiterbildungs- und Prüfungsverordnung des Landes NRW (WeiVPsy NRW), die am 11. April 1995 in Kraft trat, möchte ich im Folgenden eingehen. Es bleibt zu hoffen, dass andere Bundesländer diesem Beispiel folgen und die Fragen der Re-Finanzierung der Kosten für Träger und TeilnehmerInnen zufriedenstellend geklärt werden.

Die Weiterbildung gliedert sich in NRW in einen ersten Abschnitt, der als Basisqualifikation 470 Unterrichtsstunden Theorie (inkl. Supervision und Praxisgespräche) und 924 Stunden praktische Weiterbildung (3 Praktika à 8 Wochen) beinhaltet (s. Abb. 8).

Im zweiten Abschnitt wird in drei unterschiedliche Bereiche differenziert (Allgemeine Psychiatrie, Gerontopsychiatrie, Kinder- und Jugendpsychiatrie), die jeweils 380 Unterrichtsstunden Theorie und 616 Stunden praktische Weiterbildung (2 Praktika à 8 Wochen) umfassen. Insgesamt umfasst die

Abb. 7: Notwendige Kompetenzen im Rahmen der Aus- und Fortbildung für den Umgang mit gerontopsychisch veränderten Menschen

Persönliche Kompetenzen	Kognitive Kompetenzen
• Selbstständigkeit • Authentizität • Begeisterung • Humor • Flexibilität • Phantasie • Entscheidungsbereitschaft und -fähigkeit	• theoriegeleitetes Arbeiten • praktische Vernunft • Deutungsfähigkeit • Beobachten • Zusammenhänge erkennen • Beurteilen • institutionelle Kompetenz
Soziale Kompetenzen	Kommunikative Kompetenzen
• soziale Wahrnehmungsfähigkeit • Kooperations- und Konfliktbereitschaft und -fähigkeit • Beziehungsbereitschaft und -fähigkeit • Teamfähigkeit • Empathie • Reflexivität • Frustrationstoleranz	• Zuhören können • Beraten können • Diskussionsbereitschaft und -fähigkeit • Kritikbereitschaft und -fähigkeit

Gerontopsychiatrie-Weiterbildung in NRW damit 850 Unterrichtsstunden Theorie und 1540 Stunden Praxis.

Sie wird durchgeführt als zweijähriger berufsbegleitender Lehrgang oder als (kürzerer) Vollzeitlehrgang.

An der Weiterbildung kann teilnehmen, wer nach Beendigung seiner Ausbildung als KrankenpflegerIn, KinderkrankenpflegerIn oder AltenpflegerIn mindestens eine zweijährige Tätigkeit in der Krankenpflege, Kinderkrankenpflege oder Altenpflege, davon mindestens ein Jahr in der Psychiatrie, der Kinder- und Jugendpsychiatrie oder der Gerontopsychiatrie nachweisen kann.

Die Weiterbildung schließt ab mit einem schriftlichen, einem mündlichen und einem praktischen Prüfungsteil; sie kann in einem nicht bestandenen Teilbereich einmal wiederholt werden. Nach erfolgreich abgelegter Prüfung erhält der/die TeilnehmerIn ein Zeugnis. Auf Antrag wird eine staatliche Anerkennungsurkunde ausgestellt, in der die jeweilige Berufsbezeichnung und die Weiterbildungsquali-

Abb. 8: Theoretische Psychiatrie- und Gerontopsychiatrie-Weiterbildung in NRW

1. Abschnitt (Basisqualifikation)	– psychiatrisch-medizinische Grundlagen – psychologische und sozialwissenschaftliche Grundlagen – pflegewissenschaftliche und fachliche Grundlagen – psychiatrische und psychosoziale Versorgungsstrukturen – Wahrnehmung und Kommunikation – Methodik des Lernens und berufliches Selbstverständnis – Supervision – Praxisgespräche	80 Ustd. 70 Ustd. 140 Ustd. 10 Ustd. 70 Ustd. 30 Ustd. 50 Ustd. 20 Ustd.
2. Abschnitt (spezielle Konzepte und Methoden in der Gerontopsychiatrie)	– spezielle Konzepte gerontopsychiatrischer Pflege – psychiatrische und psychosoziale Versorgungsstrukturen – rechtliche Grundlagen – Supervision – Praxisgespräche	270 Ustd. 20 Ustd. 20 Ustd. 50 Ustd. 20 Ustd.

fikation dargelegt ist, also z. B. „Fachaltenpflegerin für psychiatrische Pflege".

Die Lehrgangskosten belaufen sich je nach Weiterbildungsstätte, die ebenfalls als solche staatlich anerkannt sein muss, derzeit zwischen 6000,– und 13 000,– DM.

Aufgrund der langfristig angelegten Weiterbildungszeit und den damit einhergehenden hohen Verdienstausfallszeiten sehen viele Arbeitgeber, insbesondere nach Inkrafttreten der Pflegeversicherung, von einer Teilnahme ihrer MitarbeiterInnen an einer qualifizierten Weiterbildung ab und wählen für ihre MitarbeiterInnen häufig kurzfristigere und preiswertere – dafür aber nicht staatlich anerkannte – Alternativangebote, die i. d. R. zwischen 300 und 750 Unterrichtsstunden liegen. Hier erhalten die TeilnehmerInnen in der Regel ein trägerinternes Zertifikat.

4. Gerontopsychiatrie und Recht

„Die wenig haben vom Leben, sollen viel haben vom Recht", forderte der ehemalige Verfassungsrechtler Simon in der Auseinandersetzung mit den Rechten von

Behinderten und psychisch kranken Menschen.

Die Auseindersetzung mit Rechten und Gesetzen fällt nicht nur vielen Pflegenden (und deren Leitungsverantwortlichen) schwer. „Im Regelfall nehmen wir Gesetze, nach denen wir leben, kaum wahr. Meist konzentrieren wir uns nicht auf das Recht, das uns geschieht, sondern auf das, das uns nicht geschieht: Wir fühlen uns verärgert, eingeengt, gestört, zu Umwegen gezwungen, kontrolliert, überwacht, ungerecht behandelt. Von demjenigen, der mit dem Gesetz in Konflikt geraten ist, ist häufiger die Rede als von dem, der gesetzestreu lebt. Weiterhin wird der Umstand, mit dem Gesetz und insbesondere mit dem Gericht zu tun zu haben, als Makel erlebt, sowohl in der Selbst- als in der Fremdwahrnehmung."[58]

Wir haben ein ambivalent gespanntes Verhältnis zu Recht und Gesetz. In der Pflege empfinden Pflegende Verfahrensregeln z. B. im Umgang mit dem Vormundschaftsgericht häufig als lästig, überflüssig und zeitraubend.

„Mangelndes Verständnis für das System Recht hindert uns allzu häufig daran, den Spielraum, den das Recht lässt, so oder anders zu handeln, zugunsten unserer Patienten, aber auch zu unserem eigenen Nutzen voll auszuschöpfen".[59]

Gerade das Betreuungsrecht gibt viele Hinweise darauf, wie der Umgang mit gerontopsychisch veränderten Personen menschenwürdig gestaltet werden kann.

Letztendlich geht es darum, die unterschiedlichen Beziehungen zwischen Bewohnern und Mitbewohnern, zwischen Pflegenden und Bewohnern etc. so zu gestalten, dass unter ungleichen Bedingungen ein Höchstmaß an Gleichheit und Wechselseitigkeit verwirklicht wird.

So sind die von der Justiz abverlangten Betreuungs- und Aufsichtspflichten, die rechtliche Verpflichtung zur sachgerechten Abwägung, die vor einer weitreichenden Entscheidung einzuhalten ist, auch Herausforderung, weil sie eben nicht allein die Interessen der Einrichtung und der Mitarbeiter zum Gegenstand haben, sondern auch die Rechte des gerontopsychisch veränderten Bewohners auf Selbstbestimmung und Freiheit. Diese Freiheits- und Selbstbestimmungsrechte gilt es zu respektieren, auch dort, wo ihre Wahrnehmung durch den Bewohner vordergründig „unvernünftig" erscheint, und infolgedessen auch den sie schützenden formalen Rahmen.

Aus diesem Grund hat der Betreuer im Betreuungsrecht auch die vorrangige Aufgabe, die Selbstbestimmung des Betreuten zu erweitern. Pflegende haben ihn hierbei zu unterstützen.

Das Betreuungsrecht fordert Betreuer, Angehörige und Pflegen-

---
[58] aus Dörner / Plog: Irren ist menschlich, Psychiatrie-Verlag, 1996, S. 487 ff.
[59] a.a.O.

de dazu auf, Zwangsmaßnahmen stets zu reflektieren. Die fachliche Legitimität (Berechtigung) einer Zwangsmaßnahme bedarf regelmäßig der juristischen Legalität (Rechtmäßigkeit). Umgekehrt gilt: die juristische Legalität ersetzt keineswegs die fachliche Legitimität; mit anderen Worten: auch bei vorliegender Genehmigung für die Anwendung unterbringungsähnlicher Maßnahmen bleibt eine fachlich begründete sachgerechte Abwägung unersetzbar.

Die formelle Einschaltung der Gerichte ohne fachliche Abwägung und Überprüfung der Notwendigkeit einer Fixierung widerspricht dem Sinn und Zweck des neuen Betreuungsrechts und „führt rechtsstaatliche Schutzverfahren ad absurdum".[60]

Beide Aspekte: das Wissen um die rechtliche Bedeutung und Notwendigkeit von freiheitsentziehenden Maßnahmen und die fachliche Auseinandersetzung mit ihnen im Einzelfall sind unabdingbar und stehen im untrennbaren Zusammenhang.

Was die rechtliche Abklärung angeht, bringt es wenig, sich hierbei ausschließlich auf die Heimaufsichtsbehörden zu verlassen. „Die Heimaufsichtsbehörden behandeln Fragen der Fixierung z. T. sehr ausführlich, z. T. gar nicht."[61]

Häufig ist die Unsicherheit bei den Heimaufsichtsbehörden ebenso groß wie bei den Pflegekräften und Heimleitungen selbst:

„Wenn Bewohner fixiert wurden, wussten wir häufig selbst nicht, was zu tun ist, was es für Alternativen gibt. Wir gingen mit gemischten Gefühlen weg, nachdem uns von der Pflegedienstleitung erklärt wurde, dass es keine andere Möglichkeiten gäbe."[62]

Selbst die zuständigen Gerichte haben in der Vergangenheit – wohl auch aus Gründen der Überlastung – mehrfach sog. „Vorratsbeschlüsse" gefasst.[63]

Dennoch soll dies nicht zur Verunsicherung der Pflegekräfte beitragen, sondern die Notwendigkeit der Verknüpfung von fachlicher und rechtlicher Auseinandersetzung im Einzelfall verdeutlichen.

Durch die Einführung des neuen Betreuungsrechts wird diese Forderung seit Anfang 1992 unterstrichen.

Das Gesetz fordert zu einer interdisziplinären Auseinandersetzung zwischen Behörden, Gerichten und Institutionen auf.

Innerhalb der Institutionen ist diese interdisziplinäre Diskussion ebenso wichtig wie letztendlich unabdingbar, wenn es darum geht, das Selbstbestimmungsrecht gerade des verwirrten Heimbewohners

---

60 Th. Klie in: „Fixierungspraxis – Gefährdete Freiheit in Institutionen" in „Geriatrie Praxis" 10/1992
61 Th. Klie in : „Heimaufsicht – Praxis, Probleme und Perspektiven" 1988, S. 130
62 Aussage von Heimaufsichtsbehörden in Th. Klie: „Heimaufsicht – Praxis, Probleme, Perspektiven" 1988, S. 187
63 Th. Klie: ebenda S. 218

nicht nur zu garantieren, sondern individuell zu entwickeln und damit zu erweitern.

Jeder Heimbewohner hat das Recht zur Aufrechterhaltung und Achtung seiner Eigenständigkeit und ebenso seiner Eigenarten.

Hilfreich für die Arbeit mit verwirrten alten Menschen können durchaus Checklisten sein, wie sie Klie in seinem Lehrbuch Altenpflege „Rechtskunde" veröffentlicht hat.[64] Hier werden neben der Diskussion möglicher präventiver Maßnahmen, Kriterien der Beobachtung des Bewohners und Einschätzungsmerkmale der Gefahren, Maßnahmevorschläge für den Einzelfall aufgeführt. Dadurch wird das differenzierte Vorgehen der PflegemitarbeiterInnen gezielt unterstützt, bevor freiheitseinschränkende Maßnahmen überhaupt in Erwägung gezogen werden müssen.

In einigen Einrichtungen gibt es „Anweisungen zur Durchführung von Fixierungen", die vor ihrer Anwendung mit den MitarbeiterInnen gemeinsam diskutiert werden sollten.

Auch mit dem Vormundschaftsgericht abgestimmte Vordrucke für „Eilmaßnahmen" können im Einzelfall hilfreich sein (s. Anlage).

Wichtig
Vorhandene Rechtskenntnisse geben Pflegenden Sicherheit, stärken ihre Kompetenz und liefern somit das Fundament für einen gelasseneren Umgang mit den „unvernünftigen" Handlungen gerontopsychisch veränderter Menschen.

Rechtskenntnisse ermöglichen einen vorausschauenden und präventiven Umgang mit Risiken und Krisensituationen, weil die Handelnden nicht mehr unsicher reagieren, sondern professionell agieren.

Hier stößt die reine Intuition (das „aus dem Bauch raus" handeln) auf ihre unüberwindbaren Grenzen.

„Recht hat man in der Pflege zu wissen", meint Thomas Klie[65]. Rechtskenntnisse stellen einen Qualifikationsnachweis für Pflegekräfte dar!

Mit Blick auf die Diskussionen um die Auswirkungen des Pflegeversicherungsgesetzes in der Praxis bleibt festzustellen, dass zur Sicherung der Pflegequalität auch eine Personalbedarfssicherung gehört. Sicherlich gewährleistet Quantität alleine noch keine Qualität, sie stellt aber eine wesentliche Voraussetzung hierfür dar.

---

[64] Th. Klie: „Rechtskunde", 1997
[65] Th. Klie anläßlich einer Fachtagung des DBfK am 07. 03. 97 in Nürnberg

> *„Die Zukunft ist als Raum
> unserer Möglichkeiten
> der Raum unserer Freiheit."*
>
> (Karl Jaspers)

VIII. Die Haltung und Kompetenz der Pflegenden

1. Schlüsselqualifikationen in der Pflege

„Die wohl schwierigste Form der Veränderung ist die persönliche Veränderung, da das Ergebnis nicht immer vorhersehbar ist und daher vielen MitarbeiterInnen im pflegerisch-therapeutischen Bereich Angst macht."[66]

In Kap. I Pkt. 6 wurden Schlüsselqualifikationen erwähnt, deren Bedeutung hier für Pflegende in ihrem alltäglichen Umgang mit gerontopsychisch veränderten Menschen vertiefend betrachtet werden sollen.

Diese Grundfähigkeiten sind für die Gestaltung der Beziehung zu pflegebedürftigen Menschen allgemein und zu gerontopsychisch veränderten Menschen im Besonderen wichtig, ja unverzichtbar.

Es geht – wie bereits in der Untersuchung von Dr. Lotze (s. Kap. I Pkt. 10) – um die Pflegenden und die Strukturen, in denen sie arbeiten (müssen). Sie sind im Wesentlichen verantwortlich für eine Häufigkeit unnötiger Fixierungen alter Menschen.

Aus diesem Grund rücken die Handelnden und die Strukturen in den Vordergrund der Handlungsalternativen.

Schlüsselqualifikationen können begriffen werden als allgemeine, übertragbare Kompetenzen zur Bewältigung sich jeweils neu einstellender Berufs- oder Pflegeerfordernisse.[67] Diese Fähigkeiten werden als „Schlüssel" angesehen, der immer wieder Zugang zu neuen beruflichen Tätigkeitserfordernissen und Herausforderungen sichert und erfolgreiches Handeln in unterschiedlichen Situationen ermöglicht. Sie eröffnen die Möglichkeit, sich professionell und sicher neuen bzw. veränderten Rahmenbedingungen und Anforderungen stellen zu können.[68] Ich möchte im Folgenden auf die in Kap. I Pkt. 6 erwähnten Schlüsselqualifikationen etwas näher erläuternd eingehen.

Denn: Jede Pflegefachkraft, die im Umgang mit psychisch veränderten Menschen handelt, sollte

---

66 Wolfgang Jansen: Arbeitshilfen zum kreativen Umgang mit dementen Bewohnern; unveröffentlichtes Manuskript

67 Defintionen in Anlehnung an Kaiser/Kaiser Studienbuch Pädagogik, Cornelsen-Verlag, 1996, S. 249 ff.

68 a. a. O.

zunächst die eigene Haltung grundlegend betrachten und diese regelmäßig reflektieren.

Kritikbereitschaft und -fähigkeit
Wer seine Ansichten und sein Handeln in Frage stellen lassen kann, ohne dabei seine innere Identität in Frage zu stellen, dem fällt es wesentlich leichter von seinen Vorstellungen auch einmal abzurücken und eine neue Deutungsperspektive einzunehmen.

Leider verbinden viele Menschen in der Pflege geäußerte Kritik an Handlungen und Sichtweisen mit einer – nicht gemeinten – Kritik an ihrer Identität.

Es kommt zu einer Vermischung unterschiedlicher Ebenen. Die Folge ist häufig ein übereifriges Festhalten an eigenen Vorstellungen und Handlungen, im Wesentlichen resultierend aus einem inneren Bedürfnis, sich selbst dort Sicherheit zu geben, wo diese von außen angekratzt scheint.

Wichtig
Die Annahmebereitschaft von Kritik steigt mit der Sachbezogenheit und dem Grad der Differenziertheit mit der sie angebracht wird.

Dort, wo „die Sache" kritisiert wird und eine deutliche Trennung zur Person des Kritisierten hergestellt wird, wo Kritik moderat und durchdacht formuliert wird, hat sie in der Regel eine hohe Chance, die gewünschte Veränderung zu bewirken. Kritik, die nicht auf Verhaltensveränderung zielt, sondern primär auf die Person, an sich gerichtet ist, wird niemals eine Veränderung bewirken; sie wird allenfalls eine Verhärtung der „Fronten" bewirken. Eine Auflösung dieser Verhärtung wird dann zunehmend schwierig.

Pflegeteams, die gelernt haben mit Kritik wertschätzend umzugehen, zeichnen sich durch eine Dynamik aus, die stets darum bemüht ist, Bewährtes zu erhalten, aber sich nicht Bewährendes zu ändern, ohne dass jemand sich verletzt fühlt. Selbstkritik ist im hier Gesagten mit einbezogen, weil nicht die Person im Vordergrund steht, sondern das Thema (s. weiter unten).

Argumentationsbereitschaft und -fähigkeit
Die Fähigkeit als Pflegende zu Argumentieren beinhaltet auch die Fähigkeit im Dialog zu bleiben, dem Gegenüber die Möglichkeit zur gleichwertigen Auseinandersetzung zu bieten, ihm offen zuzuhören und ihn ernst zu nehmen. Die Bereitschaft und die Fähigkeit des Argumentierens beinhaltet stets auch die Offenheit, seine eigene Position zu reflektieren, sie in Frage zu stellen und gemeinsam mit anderen nach der besseren Erkenntnis zu suchen. Eine geübte und gute Rethorik kann hierbei sicherlich hilfreich sein, sie ersetzt aber keinesfalls die Substanz (was

leider von vielen Verbands- und Volksvertretern des Öfteren verkannt wird).

Auch beim Argumentieren geht es um Echtheit (Authentizität). Der eigene Idiolekt (der eigene Wortschatz, die eigene Sprachweise) sollte nicht ersetzt werden durch eine künstliche Annahme rethorischer Kniffe, wie sie in diversen Seminaren leider allzu sehr in den Vordergrund gestellt werden. Es gilt, mit und aus den eigenen Fähigkeiten etwas zu machen.

Empathie

Empathie meint die Bereitschaft und Fähigkeit, eine Situation, ein Problem oder eine Handlung aus der Lage des jeweils anderen, von einer Sache Betroffenen aus sehen zu können, sich in die Einstellung und Lebenswelt eines anderen einfühlen zu können.

Nicht gemeint ist damit, sich unter Aufgabe seines eigenen Ichs, seiner eigenen Identität in andere hineinzuversetzen.

Für die Altenpflege ist es unabdingbar, sich zeitweise mit dem Gedanken auseinanderzusetzen, selber alt und abhängig von anderen sein zu können bzw. zu hinterfragen: Geht es dem Bewohner in seinem Befinden gut?

Entspricht das, was wir ihm anbieten an Betreuung und Pflege seinen Bedürfnissen, oder möchte er eigentlich etwas anderes?

Es ist wichtig, gegenseitige Erwartungen abzuklären:

Was möchte Herr Meyer von uns?

Was möchten wir von Herrn Meyer?

Ebenso wichtig ist es, Grenzen aufzuzeigen und zu begründen. Nicht jeder Bewohner kann sich mit all seinen Eigenarten im Heimleben integrieren.

Die Belange, Bedürfnisse und Wünsche anderer Bewohner sind gleichrangig.

Empathie meint gerade im Umgang mit Verwirrten zum einen, die o. g. Fragen zu stellen, zum anderen ständig auch nach Kompromissen zu suchen.

Nicht alles ist in der Institution Altenheim erfüllbar. So bleiben z. B. sexuelle Bedürfnisse der Bewohner häufig unausgesprochen und unbedacht auf der Strecke.

Kompromisse suchen heißt, nach Wegen suchen, die insbesondere dem Verwirrten Möglichkeiten bietet, beispielsweise seine Bewegungsunruhe auszuagieren.

Zusammenhängendes Denken

Die Altenpflege erfordert ein hohes Maß an vernetztem Denken. Das Wohlbefinden eines alten Menschen kann von sehr unterschiedlichen Aspekten abhängig sein. Die Fähigkeit in Zusammenhängen zu Denken erleichert die Auseinandersetzung mit den unterschiedlichen – oft unausgesprochenen – Bedürfnissen alter Menschen.

Ein holistisches (ganzheitliches) Pflegeverständnis, das den Menschen als eine untrennbare Einheit aus körperlichen, seelischen, geistig-kulturellen Komponenten in einer Wechselwirkung mit der ihn umgebenden Umwelt sieht, setzt ein Denken, das Zusammenhänge erkennen und berücksichtigen will, voraus.

Hier gilt Rogers Feststellung, dass das Ganze nicht durch die seperate Untersuchung seiner Teile erklärt werden kann. Das Ganze ist mehr als die Summe seiner Teile.

Selbstständigkeit und Verantwortung

Um die Arbeit mit gerontopsychisch veränderten Menschen mit der hierzu notwendigen Verbindlichkeit und Verantwortlichkeit als Pflegende gestalten zu können, sich hierbei stets auf neue Situationen einstellen zu können, bedarf es der Fähigkeit zur Selbstständigkeit.

Um adäquat in Krisensituationen handeln zu können, muss eine Pflegekraft in der Lage sein, eigenverantwortlich nach den ihr zur Verfügung stehenden Kenntnissen und Informationen ihre Fertigkeiten anzuwenden. Hierzu gehören untrennbar die Fähigkeiten des Mitdenkens, der Entscheidungsfähigkeit und das Vertreten der eigenen Meinung.

Um dem Prozess der Pflege insgesamt gerecht werden zu können, muss der Einzelne über die Fähigkeit verfügen, selbstständig relevante Informationen zu finden, diese auszuwerten und sie mit anderen auszutauschen und zu bewerten.

Wo Kenntnisse (noch) nicht vorhanden sind, müssen diese erlernt werden. Wo Informationen fehlen, sind diese eigenständig einzuholen.

Kognitive Kompetenz

Damit MitarbeiterInnen Probleme, die in ihrem Arbeitsbereich anfallen, selbstständig lösen statt auf Weisungen „von oben" zu warten oder sich im Zweifelsfall hierauf zu berufen, sind entsprechende Fähigkeiten notwendig, wie das deduktive Denken (vom Allgemeinen und Abstrakten auf das Konkrete kommend[69], die Bildung von Hypothesen und Regeln, aber auch die Fähigkeit theoriegeleitet zu arbeiten und mit praktischer Vernunft an eine Pflegearbeit heranzugehen.

Teamfähigkeit

In der Regel steht die Pflegekraft nicht alleine einer Aufgabe gegenüber, sondern arbeitet mit KollegInnen in einem Team oder auf einer Wohnetage. Dies erfordert von jeder Pflegekraft die Fähigkeit, zusammen mit anderen einen Arbeitsvorgang arbeitsteilig anzugehen, verschiedene Positionen im Team zu übernehmen, Konflikte sozialverträglich mit den anderen zu lösen.

Im Umgang mit gerontopsychisch veränderten Menschen ist es erfor-

---

[69] zum Beispiel: von der allgemeingültigen Definition von Demenz auf ihre Wirkung und Symptomatik im Einzelfall

derlich seine eigenen Grenzen, aber auch die der Kollegen zu kennen, um hiermit konstruktiv als Team umgehen zu können.

Institutionelle Kompetenz

Pflegende müssen in den Altenhilfeeinrichtungen mit institutionalisierten Strukturen, mit Hierarchien und anderen Teams und Berufsgruppen, aber auch mit gesetzlichen Rahmenbedingungen arbeiten. Hierzu bedarf es einer institutionellen Kompetenz.

Eine Kompetenz, die zu- und einordnen kann und dabei dennoch das Ganze erkennt und erfasst.

Reflexivität (Selbstkritik)

Sollen Pflegekräfte in ihrem jeweiligen Bereich Probleme wie Koordinierungs-, Kooperations- oder Kommunikationsschwierigkeiten selbst angehen und lösen (z. B. in Qualitätszirkeln) ist eine selbstkritische Grundhaltung unabdingbar. Dies bedeutet, die Pflegekräfte müssen sich selbst im Zusammenhang des Arbeitsablaufes, des Arbeitsplatzes und des Arbeitsklimas sehen können. Dies setzt eine Schlüsselqualifikation voraus, die man Reflexivität, die Fähigkeit des sich Rückbeziehens auf sich selbst, auf seinen Anteil am Geschehen, nennt.

Diese Aufzählung ist keineswegs abschließend und unterliegt stets sich verändernden Herausforderungen und Rahmenbedingungen.

Da gerontopsychisch veränderte Menschen für die pflegenden MitarbeiterInnen sich zum Teil unerklärbar verhalten, kommt es darauf an, eine entsprechende Haltung in der Begegnung mit diesen Bewohnern einzunehmen. Diese Haltung kann man als „akzeptierend reflektierende Such- oder Grundhaltung" (Dörner/Plog) bezeichnen.

Darunter ist eine grundlegende Wertschätzung eines jeden Menschen als Menschen, unabhängig von seinem Krankheitsbild und von seinem jeweiligen Verhalten, zu verstehen.

2. Weitere Kompetenzen im Umgang mit gerontopsychisch veränderten Menschen

Auf einige weitere Kompetenzen, die mit charakterlichen Eigenschaften und Eignung zu tun haben, werde ich im Folgenden noch näher eingehen. Diese Kompetenzen stellen – ähnlich wie die genannten Schlüsselqualifikationen – kein Allheilmittel, keine Rezeptur dar, um den individuellen Anforderungen in der täglichen Auseinandersetzung mit gerontopsychisch veränderten Menschen gerecht zu werden. Sie sind auch keine auf medizinische Erkenntnisse beruhenden therapeutischen Pflegevorschläge. Auch hierbei geht es um die Pflegenden selbst. Ausgehend von der These, dass ihr Verhalten ein Spiegelbild ihrer Haltung ist, welches die Beziehung gerade zu verwirrten Menschen immens beeinflusst.

In der zwischenmenschlichen Beziehung zum verwirrten Bewohner zeigt sich der psychodynamische Charakter des Pflegens. Er zeigt sich in den unterschiedlichen Rollen, die der Pflegende einnimmt. Er ist (nach Peplau) je nach Situation

▷ *der Fremde* in der Orientierungsphase, in der es gilt sensitiv Vertrauen aufzubauen und zu entwickeln;
▷ *der Experte* mit Zugriff auf Hilfsmöglichkeiten. Der Pflegende ist derjenige, der auf spezielle Fragen und Problemstellungen Antworten gibt, Dienste vermittelt oder anbietet;
▷ *der Unterrichtende*, der versucht Interesse beim Bewohner für die für ihn wichtigen Themen zu wecken und weiter zu entwickeln, was für die weitere Entwicklung der Persönlichkeit des Bewohners von Bedeutung ist;
▷ *der Leitende*, der dem Bewohner seine aktiv-gestaltende Rolle lässt und demokratisch mittels Information und Zusammenarbeit die aktive Beteiligung des Bewohners sichert;
▷ *der Stellvertreter*, der gemeinsam mit dem Bewohner das Maß an Abhängigkeit bestimmt und letztendlich das Maß der sich entwickelnden Unabhängigkeit und Selbstständigkeit;
▷ *der Begleiter und Berater*, der den Bewohner darin unterstützt, seine Situation in sein Leben zu integrieren, ihm hilft, seine Pflegebedürftigkeit und Krankheit als zu seinem Leben gehörend zu akzeptieren und sie nicht zu verdrängen.[70]

Die Einnahme dieser Rollenvielfalt durch Pflegende setzt – über die o. g. Schlüsselqualifikationen, die als allgemeingültig zu betrachten sind – einige spezielle Qualifikationen voraus, die insbesondere die Tatsache berücksichtigen, dass eine Auseinandersetzung mit verwirrten Bewohnern auf einer kognitiven oder intellektuellen Ebene nur in den seltensten Fällen und wenn, eher zu Beginn einer Demenz (Stadium I nach N. Feil) möglich ist.

Für diese Kompetenzen gilt das gleiche wie für die Schlüsselqualifikationen: sie sind nicht allumfassend und in ihrer Aufzählung abschließend nicht vollzählig.

2.1 Authentizität

Authentizität meint Echtheit der Person. Auch wenn die kognitiven Fähigkeiten verwirrter Menschen nachlassen, bleiben ihnen die sensorischen Fähigkeiten häufig erhalten. Sie spüren durch Berührung aber ebenso durch Gestik, Mimik und Tonfall des Gegenübers, ob diese/r echt bleibt oder „schauspielt", ob er bei ihm ist oder während seinen Pflegehandlungen gedanklich ganz woanders ist.

---

[70] Hildegard Peplau aus: Arets, Obex u. a. in Professionelle Pflege, Eicanos-Verlag, 1997, S. 126

Authentizität ist durchaus erlernbar bzw. einübbar.

Die berühmte Frage, „Wollen wir mal zu Bett gehen?", dokumentiert die mangelnde Authentizität einer Pflegekraft sehr gut. Die Pflegeperson hat gar nicht vor, mit dem Bewohner zu Bett zu gehen, sondern nur *ihn* ins Bett zu bringen.

Im Umgang mit Kollegen ist Authentizität ebenso wichtig. Dort, wo es darum geht, über eigene Gefühle (einem verwirrten Bewohner gegenüber) ehrlich sprechen zu können, ohne sich und den Kollegen etwas anderes vorzumachen. Echtheit weist auf die Aufgeschlossenheit für eigenes Erleben hin. Echtheit zeigt sich dadurch, dass man der eigenen Person treu bleibt, sich nicht hinter einer Fassade versteckt. Dies bedeutet für Pflegende, dass zwischen eigenem inneren Erleben und nach außen dokumentiertem Verhalten Stimmigkeit besteht. Echtheit steht in engem Zusammenhang mit der Schlüsselqualifikation der Empathie. Welche positiven Auswirkungen die Echtheit in der Haltung von Pflegenden hat, ist sehr anschaulich dokumentiert in dem Lehrfilm des Vincentz Verlags „Problemfeld Demenz – Auf der Suche nach Lösungen", 1993.

2.2 Humor

„Does humor belong in music"? (Gehört Humor in die Musik?) fragte in den 70er Jahren der Rockmusiker Frank Zappa auf einem Schallplattencover.

In Bezug auf die Pflege stellt man zunehmend die Frage „Does humor belong in nurse" (Gehört Humor in die Pflege)?

Bis vor einiger Zeit war dies in der BRD kaum eine Diskussion wert, heute ist es ein viel beachtetes Randthema, allerdings mit zwielichtigem Anschein.

In vielen Altenhilfeeinrichtungen herrscht eine allzu moralisierte „Heiterkeits-Sterilität" vor, die geographisch begründet (z. B. im Rheinland) durch einen temporären, jedoch eher kollektiven (und kalendarisch vorgegebenen) Frohsinn durchbrochen wird, wenn die diversen Karnevalsgesellschaften einmal jährlich durch die Altenheime oder an ihnen vorbei ziehen. Ansonsten wird allzu oft nicht mit den Bewohnern oder über eine bestimmte Komik der Situation gelacht, sondern über die Bewohner.

Verschiedene Verhaltensweisen verwirrter alter Menschen und verschiedene Situationen haben eine in der Tat „komische" Seite. Verwirrte verhalten sich paradox; jedenfalls anders, als es in der so „normalen Welt" sonst der Fall ist.

Hierüber lachen zu können, wo möglich gemeinsam mit dem verwirrten Bewohner, ihn mit dem Lachen „anzustecken", hat für beide oft einen befreienden Gesichtspunkt. Es löst gegenseitige

Spannungen und verhilft mitunter zu einem besseren Zugang in die verrückte Welt des verwirrten Bewohners. Humor ist eine persönliche Kompetenz, die durchaus erlernbar bzw. ausbildbar ist, auch „wenn er vor allem eine Gabe des Herzens und nicht des Geistes sei", wie der Schriftsteller Ludwig Börne einst meinte.

Humor hat viel mit Authentizität zu tun.

Ein aufgesetzter oder organisierter Humor vermag seltener jemanden zum Lachen zu bringen. Clowns in den Altenheimen können sicherlich eine kurzfristige Belustigung darstellen, die sich aber bald verschleißt.

Bei solchen Ansätzen kommen mir Zweifel, denn um mit dem ehemaligen Kabarettisten Werner Fink zu sprechen: „An dem Punkt, wo der Spaß aufhört, beginnt Humor."

Also, hier geht es um etwas anderes, den Humor, der zwischen Pflegenden und Bewohnern in der Pflege tagtäglich entsteht bzw. entstehen kann.

Echter Humor, der geprägt ist durch die Individualität desjenigen, der ihn einbringt, motiviert wesentlich eher zum Lachen. Miteinander lachen ist Ausdruck der gelebten Beziehung – auch zwischen Pflegenden und Heimbewohnern.

In Finnland wird der Einfluss von Humor in der Pflege bereits seit Ende der 80er Jahre gezielt untersucht.[71] Verschiedene Untersuchungen haben dort gezeigt, dass Humor als „joie de vivre" beschrieben werden kann, eine Lebensfreude, die in menschlichen Beziehungen in der Form von Freude, Ausgelassenheit und Lachen zum Ausdruck kommt. Humor ist somit ein wichtiger Faktor, sowohl hinsichtlich des Wohlbefindens des Bewohners als auch im Hinblick auf die Beziehungsgestaltung zwischen Pflegenden und Bewohnern. Bei den Pflegenden führt Humor zu mehr Zufriedenheit mit der Arbeit und erzeugt Motivation.

Man kann differenzieren zwischen
▷ einem gemeinsamen Lachen mit anderen,
▷ einem mimischen Lächeln als Ausdruck innerer Stimmung,
▷ der Fähigkeit, andere zum Lachen zu bringen.

In einer Untersuchung zur Bedeutung des Lachens für die menschliche Gesundheit kommt die Pflegetheoretikerin Rosemarie Parse (1993) zu dem Ergebnis, dass Lachen zahlreiche positive soziale Wirkungen hat. Unter anderem kann Lachen das Gefühl der Zusammengehörigkeit, der menschlichen Nähe, Wärme und Freundschaft stärken. Eine weitere Studie (Malinski, 1991) kommt zu dem Ergebnis, dass Lachen mit der Erfahrung menschlicher Integrität (Unverletzbarkeit der Person) und

---

[71] u.a. basieren die folgenden Ausführungen auf einen Beitrag von Arja Luikkonnen in: Kranken- und Gesundheitspflege in Finnland und Deutschland, Mabuse-Verlag, 1995, S. 203 ff.

Wohlbefinden assoziert wird, und bei Paaren das Bewusstsein für gemeinsame, harmonische Prozesse fördert. *„Lachen ist ein soziales Schmiermittel".*[72]

In Finnland befragte Krankenschwestern betonen, dass es für den chronisch kranken bettlägrigen Patienten sehr wichtig sei, ein „normales" Leben zu führen; ein Leben mit Humor und Ausgelassenheit. Sinn für Humor sei ein Mittel der Kommunikation zwischen Krankenschwestern und Patienten; Humor könne dazu beitragen, eine gute Atmosphäre bei der Pflege herzustellen, Ängste zu beseitigen, Hemmschwellen abzubauen und heikle Themenbereiche ansprechen zu können. Auch für Krankenschwestern könne Humor nützlich sein, um Stress abzubauen (Astedt-Kurki, 1992).

Humor darf jedoch niemals in Pflegesituationen bei psychisch veränderten Menschen das Gefühl erwecken, man wolle sie beleidigen. Deshalb ist eine gute Kenntis der Lebensgeschichte des Bewohners selbst unabdingbar. Humor setzt Vertrautheit (s. Kap. X Pkt. 6) voraus, die nicht künstlich erzeugt werden kann, sondern ausdauernd wachsen muss.

Humor und Kreativität werden allgemein miteinander in Verbindung gebracht.

Physiologisch betrachtet stärkt Lachen die Atemwege, erhöht den Sauerstoffgehalt im Blut, erhöht den Blutdruck und regt Atmung und Kreislauf an und entspannt die Muskeln. Darüber hinaus hat man herausgefunden, dass durch Lachen natürliche, schmerzstillende Stoffe im Blutkreislauf freigesetzt werden und das Gefühl des Wohlbefindens verstärkt wird.

Mitte der 90er Jahre wiesen Biochemiker nach, dass beim Lachen die Anzahl und Aktivität der natürlichen Killerzellen ansteigt. Sie schalten Körperzellen aus, die durch Infektion mit Viren geschädigt wurden und bekämpfen entartete Zellen.

Während bei Stress negative Körperreaktionen seit längerem bekannt und unbestritten sind, ist erst seit einigen Jahren nachgewiesen, dass beim Lachen positive Körperreaktionen (wie z. B. die Erhöhung des Hemmstoffes der Virussynthese „Gamma-Interferon", das die Vermehrung von Tumorzellen hemmt) erfolgen. Außerdem schüttet der Körper beim Lachen die Hormone Adrenalin und Noradrenalin aus, die Entzündungen hemmen.[73]

Es ist erwiesen, dass Humor durch seine psychologische Wirkung zur Heilung von Krankheit beiträgt. Humor kann als Mittel eingesetzt werden, um ein entspannteres Umfeld für die Interaktion zwischen Bewohnern und Pflegenden herzustellen. Ängste können abgebaut werden, Hass, Furcht

---

[72] F. Beck in einem Beitrag der Süddeutschen Zeitung vom 13. April 1999: „Die heilende Kraft des Lachens"

[73] a.a.O.

und Unsicherheit können gemindert werden, wenn Humor als sicheres und akzeptables Ablassventil für angestaute Emotionen eingesetzt wird. Patienten, die unter Depressionen leiden, können durch Humor einen anderen, positiveren Bezugsrahmen entwickeln, der ihnen hilft, mit Enttäuschungen und Schuldgefühlen umzugehen und ihr Selbstwertgefühl stärkt.

Humor ist ein Mittel der Selbstpflege. Im pflegerischen Bereich kann Humor kleine Missgeschicke oder Missverständnisse zu amüsanten Zwischenfällen machen.

Ich habe in meiner mehrjährigen Pflegepraxis regelmäßig erfahren, wie wichtig Humor in der Pflegebeziehung ist, aber ebenso in der kollegialen Beziehung.

Im Umgang mit – auch verwirrten – Bewohnern kommt es sehr darauf an, echt zu bleiben – und keinen aufgesetzten Humor zum Besten geben zu wollen.

Ebenso ist von entscheidender Bedeutung – wie die finnischen Untersuchungen auch gezeigt haben – die Lebens- und Krankengeschichte des Bewohners zu kennen, um biographische Ansätze in der Interaktion zu finden. Als Schlüssel hat sich dabei häufig auch die Kenntnis der sprachlichen Dialektik erwiesen, das Verstehen und Sprechen des heimischen Dialekts; was im Rheinland eine „Grundqualifikation" für die Arbeit mit alten Menschen darstellt – aber sicherlich nicht nur dort.

2.3 Phantasie, Kreativität und Flexibilität

Phantasie bedeutet Einfallsreichtum, die Kraft der Vorstellung. Sich etwas Neues auszudenken und es auszuprobieren. Hierbei bietet sich die jeweilige Biographie des Bewohners als ein nahezu unerschöpflicher Fundus an, auf dem jeden Tag aufgebaut werden kann. Wo keine Phantasie ist, da stirbt das Leben, da sind auch Menschen tot, bevor sie sterben. Ein Beispiel aus meiner Berufspraxis macht den Umgang mit dem Thema vielleicht deutlicher. Ein über 80-jähriger Bewohner kam zu uns ins Altenheim. Er lebte bis dahin sein gesamtes Leben lang alleine; zuletzt in einer Wohnung mit extremem Substandard: die Toilette befand sich in einem abgeschlossenen Raum außerhalb der Wohnung, ein Badezimmer war nicht vorhanden. Nach eigener Aussage hat der Bewohner nie eine Badewanne besessen. Es brauchte eine ganze Zeit, ehe er unser Angebot annahm, das Badezimmer auf der Etage für sich zu nutzen. Erst nach mehrmaliger In-Augenscheinnahme war er bereit, einmal zu baden. Danach ergab sich aus dieser Situation eine Ressource für den Alltag, die es uns ermöglichte, ihn aus seiner zeitweiligen Lethargie und seiner Interessenslosigkeit herauszuholen, in dem wir ihm das Badezimmer – völlig unabhängig von der Tages- oder Nachtzeit – anboten. Oft saß er bis zu einer Stunde in der Wanne, erhielt einen Kaffee, seine Zigarre und wenn gewünscht eine unterstützende Begleitung durch eine Pflegekraft oder einen Zivildienstleistenden.

Für diesen Bewohner war das Badezimmer eine Lebensbereicherung, die er vorher nie kennengelernt hatte, für uns eine Möglichkeit, für sein individuelles Wohlbefinden zu sorgen.

Kreativität bedeutet schöpferische Kraft. Kreativität ist eine Kompetenz von unersetzbarem Wert im Umgang mit gerontopsychisch veränderten Menschen.

Die Nutzung und Anwendung der bunten Vielfalt pflegerischer Methoden setzt Kreativität voraus. Mangelnde Kreativität hat einen Rückfall in die in Kap. I beschriebenen unreflektierten Rituale, in ein normiertes Verhalten zur Folge, dass von einem falschen Routineverständnis geprägt ist.

Flexibilität bedeutet: beweglich zu sein, nicht zu erstarren in einer erstickenden Alltagsroutine. Es bedeutet für den Umgang mit Verwirrten, jeden Tag aufs Neue auf unterschiedliche Gegebenheiten einzugehen, ohne damit die bislang gemachten Erfahrungen als Nonplusultra zu betrachten. Es bedeutet vor allem, die Bereitschaft des Hinzulernens und das Bedürfnis nach neuen Erfahrungen, Pflege als Prozess zu verstehen.

Herr Schmitz, der sich gestern noch sehr gerne am Waschbecken hat waschen lassen, will dies heute überhaupt nicht. Flexibilität verlangt auch, einen Blick auf das eigene Leben zu werfen: Wollen wir selbst auch jeden Tag dasselbe und das auch noch in der gleichen Reihenfolge wie am Vortag?

2.4 Abwägen und entscheiden

Die Fähigkeit abzuwägen und zu entscheiden ist eine wichtige Voraussetzung der gesamten Pflegearbeit. Gerade in Konflikt- und Krisensituationen ist sie gefordert.

Leider handeln Pflegende oft vorrangig intuitiv. Theoriegeleitetes und reflektiertes Handeln kommt dabei zu kurz. Dabei ist es insbesondere im Umgang mit Verwirrten wichtig, bei akuter Fremd- oder Eigengefährdung abwägen zu können zwischen seinem Recht auf Selbstbestimmung und dem Recht auf Unversehrtheit. Die Abwägung geht der Entscheidung voraus!

Bei zahlreichen Entscheidungen habe ich in der eigenen Praxis erlebt, dass Pflegende in einen erheblichen Legitimationsengpass geraten, wenn sie sachlich fundiert erklären sollen, warum sie so und nicht anders entschieden haben. Die Abwägung wird dann sozusagen „nachgeschoben" und dient nur noch der Legitimation des eigenen – unreflektierten – Handelns. Kritische und verstehende Mitarbeiter und Kollegen sind hier das beste „Korrektiv".

2.5 Verantwortung übernehmen

(Den folgenden Textbeitrag zum Thema Verantwortung verdanke ich meinem Freund und Kollegen Theo Berger.)

Betrachtet man einmal die sprachgeschichtliche Wurzel des Begriffs „pflegen", wird das Machtgefälle zwischen Pflegenden und Pflegebedürftigen sofort deutlich: „pflegen" bedeutet nämlich „für jemanden oder etwas einstehen".[74] Das kann nur dann gelingen, wenn der Pflegende etwas zu bieten hat, wo auf der anderen Seite eine entsprechende Angewiesenheit besteht, die im Pflegealltag sehr schnell zu Abhängigkeit werden kann. Hier tragen Pflegende eine sehr hohe Verantwortung. Dem reflektierten Umgang mit Macht kommt im Pflegealltag hohe Bedeutung zu: Es geht um den reflektierten, verantwortungsvollen und gerechten Umgang mit Macht und um die Vermeidung von Machtmissbrauch.

Verantwortlich handeln bedeutet, wie Wittrahm ausführt, allen Beteiligten gegenüber Rede und Antwort stehen zu können. Ich werde dann meiner Verantwortung gerecht, wenn ich vor mir selbst, meinem Gewissen, vor dem alten Menschen, vor den KollegInnen, vor meinem Vorgesetzten usw. eine Antwort auf eine Problemstellung derart geben kann, dass ich sie all diesen Beteiligten gegenüber vertreten kann, dass ich also allen gerecht werde, was wahrlich nicht damit verwechselt werden darf, es allen Recht machen zu wollen.

Die englische Vokabel für „Verantwortung" heißt „responsability". Die wörtliche Übersetzung ist hilfreich: Das englische Wort besteht aus den Teilen „response" und „ability". Wörtlich übersetzt bedeutet das: die Fähigkeit, eine Antwort zu geben.

Verantwortung setzt Entscheidungsfreiheit voraus; wer fremdbestimmt (oder nicht im Vollbesitz seiner geistigen Kräfte) ist, kann also nicht oder nur bedingt als „verantwortlich" für sein Handeln angesehen werden.

Verantwortungsfähigkeit ist eine menschliche Qualität. Verantwortung hat viel mit Freiheit zu tun. Man unterscheidet in der Philosophie zwischen absoluter und relativer Freiheit. In Bezug auf menschliches Handeln ist es wenig sinnvoll, von der Forderung nach absoluter Freiheit auszugehen. Es ist durchaus sinnvoll sich Gedanken über die eigene relative Freiheit zu machen und über die Möglichkeit der Entscheidungsfreiheit nachzudenken.

Als handelnder Mensch bin ich permanent in persönliche, soziale, natürliche und technische Bedingungen eingebunden. Innerhalb dieser Bedingungen ist eine relative Freiheit möglich.

Ein Beispiel macht dies deutlich: Ein Altenpfleger arbeitet auf einer

---
74 Duden 7 Herkunftswörterbuch, Ethymologie der deutschen Sprache, Mannheim, 1989

Etage, wo Hierarchieorientierung unter den MitarbeiterInnen das Bedingungsgeflecht ausmacht, in dem er steht.

Er bekommt von der Wohngruppenleitung den Auftrag, eine Gruppe von BewohnerInnen der Etage zu baden, weil „Badetag" sei.

Seine Freiheit besteht nun darin, zwischen den folgenden Handlungsweisen abzuwägen und sich schließlich frei für eine der Möglichkeiten zu entscheiden:

a) Er könnte prinzipiell diesen Auftrag ablehnen und die Konsequenzen einer Sanktionierung bis hin zur Abmahnung im Wiederholungsfall etc. auf sich nehmen.
b) Er könnte sich unter Bezug auf seine Anweisung rechtfertigen und gegen den Willen von Bewohnern seinen Auftrag durchsetzen.
c) Er könnte konstruktiv im Sinne aller Beteiligten, nämlich im Sinne der Pflegebedürftigen, in seinem Sinne als Pflegefachkraft und im Sinne der Wohngruppenleitung, eine Lösung zu finden versuchen, die „gerecht" ist.

Die „Einsicht in die Notwendigkeit" (Hegel) besteht nun darin, zu erkennen, dass der Wert der Selbstbestimmung pflegebedürftiger Menschen ethisch höher zu bewerten ist als eine an Ordnung und Ablauforientierung ausgerichtete Pflegeauffassung, die der Wohngruppenleitung vielleicht nützlich erscheint, dem alten Menschen aber überhaupt nicht gerecht wird.

Die Entscheidung für Möglichkeit c) beweist die hohe Verantwortung der Pflegefachkraft. Er entscheidet sich
▷ für die Achtung des Selbstbestimmungsrechts der BewohnerInnen,
▷ für die Beachtung der Eigenverantwortung, da er sein ethisches Pflegeverständnis nicht einfach aufgibt,
▷ gleichzeitig auch für die Verantwortung der Wohngruppenleitung, da er sich ja prinzipiell der Anforderung stellt, mit dieser aber kritisch umgeht.

Zur Einsicht in die Notwendigkeit gehört auch, das Gespräch mit dem Team und der Leitung zu suchen, um die unsinnige und autoritäre Regelung von Badetagen begründet in Frage zu stellen mit dem Ziel, diese abzuschaffen und flexiblere Handlungsmöglichkeiten aufzuzeigen.

Mit dem Begriff der Verantwortung erfassen wir die Forderung
▷ unter verschiedenen Alternativen frei zu wählen im Bewusstsein der Folgen der Handlung,
▷ bereit zu sein, eine Entscheidung vor anderen zu vertreten,
▷ entsprechend der Entscheidung mit aller Konsequenz dann auch zu handeln,
▷ das Handeln auszuwerten und Schlussfolgerungen zu ziehen.

Wichtig
Wer ein hohes Verantwortungsbewusstsein hat, ist eher bereit, das Risiko von Sanktionen einzugehen. Berufliches Verantwortungsbewusstsein zeichnet eine besondere Arbeitshaltung aus.

Im Wort „Haltung" steckt das Tätigkeitswort „halten". Haltung ist die Kraft, die es kostet, sich (am Arbeitsplatz in der Pflegearbeit) zu halten. Das kann man auf verschiedene Art und Weise tun:

So können wir uns dranhalten, raushalten, uns zurückhalten, alles drinhalten, wir können unsere KollegInnen und die uns in der Pflege anvertrauten alten Menschen hinhalten, wir können uns gegenseitig oder aus Prinzip hochhalten, alles schön zusammenhalten und manchmal ist es einfach nicht mehr zum Aushalten.

All diese Haltungen kosten Kraft, die nicht selten sinnlos vergeudet wird. Die der beruflichen Verantwortung angemessene Haltung ist die des Standhaltens: klar und deutlich argumentierend im Dialog einen Standpunkt beziehen, streitbar sein und zu handeln.

„Mit dem Wissen wächst die Verantwortung", meint Goethe. Wer sich dem – bewusst oder unbewusst – entziehen möchte, muss allerdings wissen, dass Unwissenheit vor Strafe nicht schützt.

Für die Pflege bedeutet dies: Wer Weiterbildung scheut oder sie in Frage stellt oder gar ablehnt, der versucht sich „aus der Verantwortung zu stehlen", in der er als Pflegefachkraft steht.

Es geht nicht darum, die oft organisierte Unvernunft in der Pflege, Pflegenotstand, Personalmangel, strukturelle Gewalt schön zu reden oder gar Durchhalteparolen auszugeben. Aber die Frage danach, wie es gelingen kann, in den falschen, den schlechten Verhältnissen gut mit den anderen und gut mit sich selbst umzugehen, diese Frage ist mit reflektierter Übernahme – oder auch reflektierter Ablehnung – von Verantwortung zu beantworten.

3. Selbstpflege geht vor Fremdpflege

3.1 Der Umgang mit eigenen Aggressionen in der Pflege

Pflege ist sehr stark mit Wertigkeiten verbunden und wird traditionell als karitative Tätigkeit gesehen. Dies führt dazu, dass im Umgang mit Aggressionen eine Auffassung vorherrscht nach dem Motto „Es kann nicht sein, was nicht sein darf".

Aggressionen sind im Umgang mit verwirrten alten Menschen jedoch in den Altenheimen ein alltägliches Phänomen.

Sie werden ebenso wie die dadurch entstehenden Schuldgefühle in der Regel tabuisiert. Eine Differenzierung zwischen Schuldgefühlen und tatsächlicher Schuld findet selten statt. Von realer Schuld kann man sprechen, wenn eine Pflegekraft gegen eine zumutbare Verantwortung und Pflicht gehandelt hat und dabei die innere und äußere Freiheit besaß, auch anders zu handeln.

Es kommt vor, dass Gefühle des Schuldigseins vorliegen, ohne das eine reale Schuld besteht. Hier wäre es wichtig zum eigenen Gefühl oder Verhalten zu stehen.

Umgekehrt gibt es leider jedoch auch reale Schuld (im o. g. Sinne), ohne dass ein Schuldgefühl aufkommt.

Aggressionsausbrüche sind multikausal, d. h., es gibt verschiedene Ursachen, weshalb es zu Eskalationen kommt; der „nervende" Bewohner und seine Verhaltensweise ist häufig nur der Tropfen, der das Fass zum Überlaufen bringt.

Frustrationen am Arbeitsplatz und in der Pflegebeziehung können Aggression auslösen. Erwartungen, die nicht erfüllt werden, führen zu Wut. Hinzu können noch alte, nicht bearbeitete Frustrationen kommen, die den Ärger verstärken.

Aggressive Gefühle müssen jedoch noch lange nicht zu aggressiven Handlungen führen. Von daher besteht hier durchaus auch ein erster Ansatz zur Prophylaxe, wenn mit den Gefühlen offen umgegangen werden kann und diese auf Verständnis bei Kollegen und Vorgesetzten stoßen.

Es sind eben nicht nur oder vorrangig die Verhaltensweisen der verwirrten Heimbewohner, die Aggressionen auslösen bzw. diese bedingen.

Es geht vor allem darum, sich der unterschiedlichen Ursachen, von denen manche trivial erscheinen mögen, bewusst zu werden, dies ist bereits der erste konstruktive Ansatz zur Auflösung von Aggression.

Abb. 9: Aggressionsauslöser und -bedingungen bei Pflegenden

Körperliche Erregungsquellen:

▷ Dauerstress,
▷ falsche Ernährung und Essgewohnheiten, wie unregelmäßige oder keine Essenspausen (Hungergefühle), zuviel Kaffee,
▷ erhöhter Nikotinkonsum,
▷ Erkrankung (Pflegekräfte arbeiten bei vorliegender Erkrankung wesentlich häufiger als Angehörige anderer Berufsgruppen!)

Psychische Bedingungen:

▷ Dauerfrust bei zu hohen Anforderungen oder zu hohen Idealen,
▷ Angst zu versagen,
▷ Unfähigkeit mit Kritik konstruktiv umzugehen (leicht kränkbar und verwundbar),
▷ Ohnmacht angesichts von dauerndem Leid,
▷ Projektion: eigene Aggressionen werden (zur Rechtfertigung) dem „böswilligen" Verhalten des Bewohners (oder des Angehörigen) zugeschrieben,
▷ „Lerngeschichte" aus der eigenen Familie.

Strukturelle Bedingungen:

▷ strenge Dienstanweisungen,
▷ unregelmäßige Arbeitszeiten – ständig wechselnde Dienste,
▷ keine oder mangelnde Absprachen zwischen den MitarbeiterInnen,
▷ ständiger Personalmangel mit dauerndem Zeitdruck,
▷ anhaltende Belastungssituationen (lange Sterbebegleitung),
▷ mangelnde Anerkennung durch Familie, Vorgesetzte, Freunde,
▷ Vorgesetzte, die zu hohe Anforderungen stellen,
▷ Vorgesetzte, die Vorwürfe machen, beschimpfen, unberechenbar mit ihrer Macht umgehen, gleichgültig gegenüber den Belangen der Mitarbeiter reagieren, bevormunden.

Interaktionelle Aggressionsbedingungen:

MitarbeiterInnen, die,
▷ ständig zu spät kommen,
▷ sich überlegen fühlen,
▷ Kollegen vor anderen beschuldigen,
▷ hektisch pflegen,
▷ im Team rivalisieren,
▷ um die Anerkennung der Bewohner buhlen,
▷ keine Bereitschaft zu Selbstkritik zeigen,
▷ sich an Absprachen nicht beteiligen oder halten,
lösen Aggressionen bei ihren Kollegen aus.

Körperliche Erregungsquellen sind abstellbar, in dem die entsprechenden Ess- und Trinkgewohnheiten verändert werden.

Psychische Bedingungen sind individuell anzugehen, professionelle Unterstützung durch Supervision oder Therapie sollte durchaus ernsthaft in Erwägung gezogen werden. Pflegende haben hierauf ebenso ein Recht wie Angehörige anderer helfender und sozialer Berufe.

Strukturelle und interaktionelle Bedingungen sollten durch
▷ Klärung der Verantwortung und der Kompetenzen,
▷ offenes Ansprechen der Missstände,
▷ Wahrnehmung von Fortbildung,
▷ offene Infragestellung autoritärer Leitungskräfte
angegangen werden.

Das Bewusstmachen der Aggressionsbedingungen und -zusammenhänge stellt bereits den Einstieg in den Ausstieg der Aggressions- und Gewaltspirale dar.

Ein in den Einrichtungen etabliertes Konfiktmanagement (regelmäßige und geschützte Gesprächsmöglichkeiten, professionelle Unterstützung etc.) verhindert die Eskalation von Aggression und Gewalt. Viele Probleme werden vom Warten unlösbar, d. h., die Problemlösung muss auch zum richtigen Zeitpunkt geschehen, zu einem Zeitpunkt, wo das Problem noch lösbar ist.

Richtungsweisend und hilfreich für den Umgang mit Aggression und Gewalt in der Pflege ist das Buch von Ursula Ruthemann „Aggression und Gewalt im Altenheim"[75], welches ich an dieser Stelle zur weiteren vertiefenden Auseinandersetzung empfehle.

3.2 Erfolge anders definieren

Pflegearbeit ist im Kontext des gesellschaftlichen Wertesystems stark von Defiziten geprägt. Eine „Belohnung" der aufwendigen Pflegearbeit durch eine Besserung des Gesundheitszustandes ist selten direkt wahrzunehmen. Hier wird den Pflegenden viel Geduld abverlangt. Hinzu kommt, dass die ebenfalls stark durch unsere Leistungsgesellschaft geprägte Auffassung von den segensreichen Wirkungen der aktivierenden Pflege häufig Erwartungen bei Pflegenden wecken, eine in der Tat hiermit erzielbare Besserung könne langfristig Wirkung zeigen. Die dennoch häufig unausweichliche Verschlechterung des Zustandes frustriert dann wiederum. Die Langzeitpflege älterer Menschen ist oft eine Sisyphusarbeit.

Aufkommende Frustrationen hängen jedoch mit – oft unbewussten – Erwartungen der Pflegenden zusammen. Sie hängen auch mit der Formulierung ungeeigneter, weil unkonkreter, wenig individuell und biographieorientiert formulier-

---
75 Ursula Ruthemann: Aggression und Gewalt im Altenheim, Recom-Verlag, 1993

ter Pflegeziele in der Pflegeplanung zusammen.

„Auch wenn sich Pflegende in der Altenarbeit verstandesmäßig bewusst sind, dass sie in vielen Fällen und langfristig keine Fortschritte erwarten dürfen, wie dies in der Akutpflege im Krankenhaus die Regel ist, werden sie doch immer wieder in der Hoffnung auf Erfolg ihres Engagements enttäuscht. Der eigentliche Erfolg in der Langzeitpflege liegt in der *relativen* Verbesserung psychischer oder physischer Befindlichkeit im Vergleich zu einem fiktiven, noch schlechteren Verlauf bei schlechter Pflege und Betreuung. Der Erfolg liegt also in der Verlangsamung der Verschlechterung."[76] Dies soll kein Versuch einer Etablierung des „Defizitmodells" darstellen, aber die Menschen, die im Altenheim leben, sind dort in aller Regel aus Gründen erheblicher gesundheitlicher Beeinträchtigungen hingezogen bzw. mussten dort hinziehen.

Die Spanne zwischen dem durch eigene Erwartungen geprägten erwünschten Pflegeerfolg und dem tatsächlichen Erfolg (der wesentlich geringer ist) wird als wahrgenommene Erfolglosigkeit erlebt.

Es geht – nach U. Ruthemann – darum, der wahrgenommenen Erfolglosigkeit den tatsächlichen relativen Erfolg durch gute Langzeitpflege entgegenzusetzen. Hierzu bedarf es des Abstraktionsvermögens, den Unterschied des Gesundheitszustandes zwischen einer fiktiven unzureichenden Pflege und der tatsächlich erfolgten guten Pflege wahrzunehmen.

In der Pflegearbeit müssen wir lernen, Erfolge neu zu definieren. Ein relevanter Ansatz hierzu ist die Klärung dessen, was das individuelle Wohlbefinden eines – verwirrten – Menschen ausmacht und dafür Sorge zu tragen, diesem Wohlbefinden so nahe wie möglich zu kommen und gleichzeitig zu akzeptieren, dass wir – bedingt durch die Situation des Bewohners, Strukturen u. ä. – dieses Ziel nur selten zu 100 Prozent erreichen können.

Es ist schwer, in einer Leistungsgesellschaft wie der unseren, der Pflegende stark verhaftet sind, eine andere Dimension von Erfolg zu akzeptieren, die nichts mit den Indikatoren des Erfolgverständnisses unserer Gesellschaft zu tun haben. Allein die Verbesserung der allgemeinen Grundstimmung bei einem Bewohner ist bereits ein enormer Pflegeerfolg, als Pflegeziel jedoch viel zu ungenau formuliert.

Erich Schützendorf[77] spricht von „Schleusen", durch die Pflegende gehen sollen, um umschalten zu können zwischen der Welt der Verwirrten und der eigenen Welt der Pflegenden. Es ist schwer, aber dennoch überlebenswichtig für Pflegende, Erfolg in kleinen Einheiten zu messen, sich mit dem Begriff

---

[76] a. a. O. S. 33 ff.
[77] Erich Schützendorf in: „Das Recht der Alten auf Eigensinn", Reinhardt-Verlag, 1997 und in Altenpflege 7/98 S. 22 ff.

der Langsamkeit vertraut zu machen und die gesellschaftlichen Indikatoren für Erfolg (z. B. körperliche und geistige Leistungsfähigkeit) in den „Schleusen zwischen den Welten" zurückzulassen.

Der ehrliche Umgang und die offene Auseinandersetzung mit den erlebten Frustrationen und über ein Verständnis von Erfolg im Team sowie in der Diskussion mit Vorgesetzten ist deshalb notwendige Prophylaxe, um das eigene Ausbrennen zu vermeiden.

3.3 Der Umgang mit eigenen Grenzen – Selbst-Pflege-Planung

Dauerhaft gerontopsychisch veränderte Menschen gut pflegen zu können, gelingt nur dann, wenn es den Pflegenden gelingt, gut mit sich selbst umzugehen. Eine Voraussetzung guter Pflege ist demnach eine gute Selbstpflege.

Heimträgern, Leitungen und Pflegekräften wird angesichts sich dramatisch verschlechternder Rahmenbedingungen in den vergangenen Jahren täglich mehr abverlangt. Altenpflege scheint ein Moloch zu sein, in dem immer mehr (nicht nur finanziell) investiert wird, ohne dass sich die Qualität der Arbeit und die Zufriedenheit von Bewohnern und Pflegekräften grundlegend zu verbessern scheint.

Um so wichtiger ist es, individuelle und strukturelle Grenzen zu erkennen und sie zu benennen.

Zu den individuellen Grenzen, die es hier zu beachten gilt, zählen die eigenen Ressourcen und Kräfte der PflegemitarbeiterInnen.

Sie sind es, die oft drei bis vier Wochen ununterbrochen „Dienst schieben", die ihren Spätdienst um 21.00 Uhr beenden, um dann um 6.30 Uhr wieder „auf Station" zu sein; entgegen allen gesetzlichen Arbeitszeitregelungen.

Ihre Wochenenden werden dienstplanmäßig erfasst und verplant. Sie „springen" vom Früh- in den Spät- oder Nachtdienst und wieder zurück. Ihre Familien sind mit ihnen gemeinsam die Leidtragenden eines ausufernden Personalmangels, der in anderen Berufsgruppen in seinen negativen Auswirkungen seines Gleichen sucht.

Es ist nicht fünf vor 12, auch nicht 12; es ist bereits 5 nach 12!

Das Burn-Out-Syndrom ist in der Altenpflege kein Rand- oder Einzelthema mehr, es steht vielmehr chronisch auf der Tagesordnung.

Dabei bedienen sich die einzelnen Mitarbeiter in ihren jeweiligen Positionen der unterschiedlichen Methoden.[78]

Am weitesten verbreitet in der mittleren Führungsebene (Etagen- und Wohngruppenleitungen) sind die *„Bagatellisierungs-Methode"* („Es ist doch gar nicht so schlimm, wir werden das gemeinsam schon durchhalten") und die *„Sparschwein-Methode"* („Ab morgen

---

[78] der folgende Abschnitt basiert teilweise auf Ausführungen in U. Ruthmanns Buch, a. a. O.

wird alles besser, wenn erstmal der Stress von heute vorbei ist").

Bei den Pflegemitarbeitern haben die „Gefängnis-Methode" („Ich habe keine Möglichkeit, dagegen etwas zu tun") und die „Schwarze-Humor-Methode" („Diese Alten sind doch alle wie die Kinder, die kann ich doch nicht mehr für voll nehmen") nach wie vor Hochkonjunktur.

Aber auch der „Durchhalte-Appell" („Ich muss mich zusammenreißen") ist eine der heiß begehrten Methoden, die unweigerlich zum seelischen und körperlichen Raubbau führen.

Wie schwer sich AltenpflegerInnen mit einer ehrlichen Auseinandersetzung in Sachen „Burn-Out" tun, konnte ich eindrucksvoll auf einem Seminar zum Thema „Gewalt in der Pflege" mit angehenden Altenpflegekräften erleben.

Neben 10 Scheinlösungen im Umgang mit Überforderungssymptomen, habe ich auch sechs reale Lösungsmöglichkeiten in Form von Zitaten zur Auswahl angeboten, ohne jedoch dabei anzugeben, ob es sich um Scheinlösungen oder um realistische Lösungsansätze handelt.

Für den Ausspruch „Das macht doch alles keinen Spaß mehr, ich will Spaß bei meiner Arbeit" konnte sich von 23 Anwesenden nur einer entscheiden.

Die anderen lehnten eine solche Sichtweise der Pflegearbeit kategorisch ab.

Dabei hat der hinter diesem Ausspruch stehende Appell zur Selbstpflege eine wesentliche Bedeutung in der Auseinandersetzung mit den eigenen – überschrittenen – Grenzen. Auftanken ist dann am besten, wenn es lustvoll ist!

Gerade für PflegemitarbeiterInnen ist es wichtig, darauf zu achten, dass sie außerhalb aber auch innerhalb ihrer Arbeit Spaß und Freude erleben.

Sich eine lustvolle Lebensführung anzueignen kann von daher nur die Kreativität in der Arbeit und die Chance zur Entspannung außerhalb der Arbeit fördern.

Selten kann eine trivial wirkende Frage, wie: „Was macht mir eigentlich Spaß und wie erhalte ich mir diesen Spaß?", eine so wichtige Auseinandersetzung sein wie in der Altenpflege.

Die Entwicklung zum „Ausbrennen" braucht Zeit – ebenso die Bewältigung dieses Ausbrennens. Das situative Ausspannen allein reicht dabei nicht. Vielmehr bedarf es eines Lernens von Maßnahmen und Methoden, die der kontinuierlichen Selbstpflege dienlich sind.

Hierzu gehört auch die kritische Auseinandersetzung mit der eigenen und der vorgegebenen Arbeitsorganisation: „Ist die so, wie ich sie brauche und für sinnvoll erachte. Wenn nicht, was kann ich ändern?"

Nicht nur die Diskussion über die Bewohner ist deshalb bei Teamgesprächen wichtig, sondern in vieler

Hinsicht wichtiger ist das Gespräch über die eigene Situation „auf Station".

Gemeinsam sollte nach Möglichkeiten gesucht werden, wo und wie man sich unausgesprochenen wie manifesten Erwartungen, die man nicht erfüllen kann, an geeigneter Stelle widersetzen kann. Dies muss nicht aggressiv, sondern sollte moderat und begründet erfolgen.

Die wichtigste aller realistischen Lösungsansätze im Umgang mit dem Burn-Out-Syndrom stellt jedoch die *„Realitätsorientierung"* dar. Nein: nicht die Realitätsorientierung der verwirrten Heimbewohner ist gemeint, sondern die der Pflegekräfte!

Gemeint ist damit zunächst das ehrliche Erkennen der Ausbrenn-Symptome:
▷ Müdigkeit,
▷ Schlaflosigkeit,
▷ Lustlosigkeit,
▷ Ängste,
▷ Schwächeanfälle,
▷ dauerhaftes Arbeiten bei schlechter werdender Effektivität usw.

Realitätsorientierung heißt in diesem Sinne für AltenpflegerInnen nicht nur, sich selber über seine Situation klar zu werden, sondern es heißt genauso, ehrlich damit umzugehen, nach außen nichts zu vertuschen und KollegInnen wie Vorgesetzten ehrlich zu sagen. „Ich halte das nicht mehr aus!"

Eine Gefahr liegt darin, monatelang mit falschen Erklärungen zu operieren: Grippewelle, Vitaminmangel, private Schwierigkeiten (woher kommen die denn?) ehe man realisiert, dass es eine unumstrittene und unumgängliche Ursache gibt, mit der ehrlich und unverzerrt umzugehen ist.

Auch außerhalb des Berufes ist es gerade für Pflegekräfte wichtig Abstand zu gewinnen. Häufig ist der Freundeskreis eines/r AltenpflegerIn identisch mit dem Kollegenkreis.

Wenn sich die Eingangstüre des Altenheims hinter einem schließt, sollte tatsächlich Feierabend und Ende der Dienstzeit sein.

Nicht für sich selbst sorgen zu können, hat Konsequenzen für
▷ die persönliche Freiheit,
▷ das Gefühl der Abhängigkeit bzw. Unabhängigkeit,
▷ die Privatsphäre.[79]

Zur persönlichen Pflegeplanung und zur eigenen Realitätsorientierung können sich Pflegekräfte mit den folgenden Fragen auseinandersetzen, verbunden mit der dringenden Aufforderung, die Antworten im Team offen auszutauschen und bei Bedarf Entlastungsstrategien zu entwickeln.[80]

Umgang mit eigenen Ressourcen
▷ Wie erschließe ich mir Kraftquellen im Beruf?
▷ Was baut mich in meiner Arbeit auf?

---
79 aus: Professionelle Pflege a. a. O.
80 Grundlage des Fragenkatalogs ist ein Auszug aus einem Pflegehandbuch des Deutschordens-Fachseminars für Altenpflege GmbH

▷ Wodurch und wie fühle ich mich bereichert?
▷ In welcher Weise erfahre ich Schenken und Empfangen?
▷ Wie reagiere ich im alltäglichen Arbeitsablauf?

Umgang mit Abgrenzung und Unterstützung
▷ Wie grenze ich mich in bestimmten Situationen ab?
▷ Wie schalte ich außerhalb der Arbeitszeit ab, um auch anderen Rollenerwartungen als PartnerIn, Mutter/Vater, FreundIn gerecht zu werden?
▷ Wieviel Raum (in Prozent ausgedrückt) nimmt meine Arbeit insgesamt in meinem Leben ein?
▷ Wie gehe ich mit eigenen Befürchtungen und Ängsten und mit körperlichen Belastungen um?
▷ Wer oder was hilft mir, mich vor Depression / Resignation / Ausbrennen zu schützen?
▷ Wie hole ich mir kompetente Unterstützung?

Umgang mit Nähe und Distanz
▷ Wie steht es mit meiner Balance zwischen Nähe und Distanz?
▷ Wie werde ich mir über meine Gefühle im Umgang mit Bewohnern, Angehörigen, MitarbeiterInnen und Vorgesetzten klar?
▷ Auf welche Schultern kann ich Last gerecht verteilen?
▷ Gestatte ich mir das Bewusstwerden ärgerlicher und wütender Gefühle?

Umgang mit Macht und Ohnmacht
▷ Wie ist mein Umgang mit Macht und Ohnmacht, mein Umgang mit Grenzsituationen im Alltag?
▷ Kann ich mir eingestehen, dass ich mit Aktivität nicht immer etwas erreiche?
▷ Kann ich auch in Ohnmacht Begleitung von Menschen und ihren Angehörigen aushalten?

Umgang mit Abschied, Trauer und Tod
▷ Wie gestalte ich den Aufbau und den Abbau von Beziehungen?
▷ Wie gehe ich mit Abschiednehmen um?
▷ Wie gestalte ich in meinem Beruf Trauerarbeit?
▷ Wo sind Räume und Möglichkeiten in meiner Aufgabe, persönliche Betroffenheit und Trauer zuzulassen und auszudrücken?

Anhand der Antworten zu diesen Fragen, ihren Bedürfnissen, Ressourcen und Problemen können Pflegende ihre persönliche Pflegeplanung erstellen, mit Fernzielen und operationalisierten, überprüfbaren Feinzielen.

Zu klären ist der Zeitraum, nach dem diese Pflegeplanung – und mit wem – überprüft werden soll und gegebenenfalls angepasst werden muss.

Selbstpflege umfasst alle Aktivitäten, die ein Mensch in aktiver Wechselwirkung mit seiner Umgebung realisiert, um ein inneres und äußeres Gleichgewicht zu erreichen (Homöostase).

Pflegekräfte tun gut daran, eine Praxis der Politik für ihr Arbeitsfeld zu übernehmen: Koalitionen bilden, um mehrheitsfähig zu werden.

Alleine kann eine Veränderung kaum bewerkstelligt werden, auch dann nicht, wenn z. B. eine Wohn- und Pflegegruppenleiterin in gutem Willen und mit neuen Ideen voranschreitet. Sie muss sich vergewissern, ob ihr Team auch hinter ihr steht und mitgeht.

Niemand interessiert sich für fremde oder vorgesetzte Ziele. Ziele wollen gemeinsam entwickelt werden, das stärkt die Identifikation mit ihnen und mit dem eigenen Team.

Wirklich wichtige Veränderungen gehen in unserer Gesellschaft seit eh und je von Minderheiten aus. Aufoktroyierte Zielsetzungen vermögen kaum die MitarbeiterInnen zu begeistern. Deren Begeisterung ist aber als Motor einer Veränderung unersetzbar.

Deshalb sind auch motivierte Leitungskräfte gut beraten, ihre MitarbeiterInnen stets miteinzubeziehen und sich zunächst deren Auffassung von dem, was veränderungsbedürftig ist, anzuhören und darauf aufbauend mit ihnen überprüfbare Ziele zur Veränderung zu formulieren und eine regelmäßige Kontrolle des Erreichten vorzunehmen.

Personelle Gewalt zwischen Pflegenden und Heimbewohnern und umgekehrt hat häufig eine Ursache in dem Überschreiten struktureller Grenzen der Einrichtungen.

Es obliegt der Organisationsverantwortung der Träger und der Führungsverantwortung der Heimleiter, die Grenzen ihrer Einrichtung klar und deutlich zu benennen.

Altenheime sind kein Ersatz-Zuhause, sind aber auch keine Landeskrankenhäuser für psychisch kranke Menschen.

Gerade Letzteres wird von den Trägern und Heimleitungen oft verkannt. Immer mehr nicht nur geriatrisch Erkrankte, sondern vor allem gerontopsychisch erkrankte alte Menschen werden in den Altenheimen aufgenommen, ohne dass die nötigen qualitativen Personalressourcen vorhanden sind. Es mangelt an Pflegekräften mit gerontopsychischer Zusatzqualifikation.

Die Schere zwischen den steigenden Anforderungen und den vorhandenen Möglichkeiten klafft immer weiter auseinander, ohne dass die veranwortlichen Träger, insbesondere die Wohlfahrtsverbände hiergegen etwas unternehmen.

Es scheint, als haben manche Trägervertreter die Argumentation diverser Finanzpolitiker und Stadtkämmerer bereits im vorauseilenden Gehorsam verinnerlicht; als seien sie nicht mehr in der Lage, die katastrophalen personellen Rahmenbedingungen argumentativ weiteren Kürzungsbegehren der Versicherungsträger und Leistungszahler entgegenzusetzen.

Minimalanpassungen in der Budgetausstattung der Heime konnten in den vergangenen 10 Jahren weder im stationären noch im ambulanten Bereich die durch die Jahresarbeitszeit-Verkürzung und durch die steigende Zahl schwerpflegebedürftiger alter Menschen entstandenen Defizite auch nur ansatzweise kompensieren.

So ist z. B. im ambulanten Bereich das Arbeitszeitbudget aller Pflegekräfte bezogen auf die Anzahl der über 85-Jährigen in den vergangenen 20 Jahren um ein Drittel gesunken. Im stationären Bereich mit seinen gravierenden Bewohnerstrukturveränderungen ist das pro Bewohner zur Verfügung stehende Arbeitszeitvolumen in 20 Jahren um gerademal 22 Minuten pro Tag gestiegen.

Bei solchen „Fortschritten" hätten Gewerbe- und Industriebetriebe längst Konkurs angemeldet. Die Altenheime arbeiten weiter – irgendwie. Wie lange noch?

Insbesondere vor diesem Hintergrund sollten Leitungen und PflegemitarbeiterInnen gemeinsam überlegen: was müssen, was können und was wollen wir noch anbieten, um eine fachgerechte Pflege und Betreuung zu gewährleisten.

Dort, wo dieser Anspruch nicht mehr realisiert werden kann, sollten die Leistungsträger ultimativ darüber informiert werden, dass die bislang erbrachten Leistungen für die Bewohner nicht mehr erbracht werden können. Die Wohlfahrtsverbände können hierbei unter Beweis stellen, dass sie sehr wohl die Interessen ihrer Angestellten und ihrer Heimbewohner vertreten und in den zuständigen Gremien sowie landes- und bundespolitisch die entsprechenden Forderungen der Heime transferieren und unterstützen.

Mit Blick auf die MitarbeiterInnen sollten Trägervertreter sich vor Augen führen:

Nur wer sich getragen weiß, kann auf Dauer tragen!

4. Die Anwendung der ultima ratio im Pflegealltag

Die Praxis zeigt: Fixieren von Heimbewohnern schafft Stress – nicht nur für den fixierten Bewohner!

Der Umgang mit der „ultima ratio" gestaltet sich in der Praxis und mit Bezug auf konkrete Situationen häufig schwierig. Es ist vielen Pflegekräften unklar, wie sie sich in konkreten Situationen verhalten können.

Auch wenn es schwer ist, auf individuelle Problemstellungen eine allgemeinverbindliche Antwort zu geben, kann man dennoch auf eine „Richtschnur", eine „Checkliste" verweisen. In Anlehnung an die bereits in Kap. V Pkt. 6 gemachten Ausführungen über die Umsetzung der Aufsichts- und Betreuungspflichten im Heimalltag soll die folgende Checkliste Unterstützung für die Vorbeugung und Bewältigung von Krisensituationen darstellen.

Für den Pflegealltag gilt: Freiheitsbeschränkungen, aber insbesondere Freiheitsentziehungen stellen das letzte anwendbare Mittel dar, um einen Heimbewohner vor sich selbst oder der Gefährdung eines anderen zu schützen bzw. zu bewahren.

Demzufolge hat die Pflegekraft nachweisbar vorher alle anderen – fachlich gebotenen – Maßnahmen der Pflege und Betreuung in Anwendung zu bringen und dies zu dokumentieren.

Selbst bei der Anwendung von kurzzeitigen und einmaligen freiheitsbeschränkenden Maßnahmen, wie z. B. der Hinderung eines Bewohners an der Veränderung seines Aufenthaltsortes, *müssen* PflegemitarbeiterInnen alle anderen Möglichkeiten ausgeschöpft haben, bevor sie zu derartigen Mitteln greifen.

1. Professionell handelnde Pflegefachkräfte *fragen*:
   „Haben wir die Ursachen einer vorliegenden Verwirrtheit untersuchen lassen und erkannt" (s. Kap. X)?
2. Professionell handelnde Pflegefachkräfte *wägen* ab, zwischen *dem zu schützenden und dem beeinträchtigten Gut*. Dies ist in der Praxis einübbar. (s. Kap. VIII Pkt. 2.4)
   Das zu schützende Gut kann die körperliche Unversehrtheit eines anderen Bewohners sein; das beeinträchtigte Gut die Selbstbestimmung und die Freiheitsrechte eines weiteren Bewohners, der den ersten Bewohner in einem Konflikt anzugreifen versucht.
3. Professionell handelnde Pflegefachkräfte können *beobachten und wahrnehmen*: Ist der Konflikt (z. B. zwischen zwei Bewohnern) oder die Gefahr (der Selbst- oder -fremdschädigung) so groß, dass sie *erheblich* ist? (s. u. a. Kap. VI Pkt. 3) Alte Menschen – auch Verwirrte, haben ein *Recht auf Streit*, ein *Recht auf Konflikt* und *Auseinandersetzung*. Dies gilt selbst dann, wenn ihre Konfliktfähigkeit reduziert ist!
4. Professionell handelnde Pflegefachkräfte *überprüfen*:
   „Haben wir im Rahmen unserer Arbeit das realisiert, was fachgerechte Pflege und Betreuung ausmacht?"
   Das bedeutet insbesondere zu klären:
   „Sind wir auf die individuellen Bedürfnisse des Bewohners hinreichend eingegangen?"
   „Haben wir nach Möglichkeiten gesucht, Alternativen anzubieten?"
   „Haben wir den institutionellen Rahmen ausgeschöpft; also: das, was unsere Einrichtung – auch laut Heimvertrag – anbieten und gewähren kann?"
5. Professionell handelnde Pflegefachkräfte *klären mit ihrer Leitung*:
   „Sind wir rechtlich abgesichert"?

„Was passiert, wenn etwas passiert?"
„Wer übernimmt welche Haftung?"
6. Professionell handelnde Pflegefachkräfte *beugen vor und arbeiten präventiv:*
„Wie verwirrt ist der neue Bewohner?"
„Was ist an Ressourcen vorhanden?"
„Kann der Bewohner im vollen Umfang Gefahren erkennen?"
„In welchen Bereichen ist seine Einwilligungsfähigkeit reduziert?"
„Wo müssen wir auf den mutmaßlichen Willen abstellen?"
7. Professionell handelnde Pflegefachkräfte *wissen, wie weit sie gehen dürfen:*
„Dürfen wir Herrn Müller daran hindern, das Haus zu verlassen?"
Nicht nur die rechtliche Absicherung (Haftpflichtversicherung, vormundschaftsgerichtliche Genehmigung) ist von Bedeutung, sondern ebenso die fachliche Notwendigkeit von freiheitsbeschränkenden und -entziehenden Maßnahmen; sie muss begründet sein!
8. Professionell handelnde Pflegefachkräfte *kennen die Folgen von freiheitsbeschränkenden und -entziehenden Maßnahmen* für den Bewohner!
Häufig handelt es sich bei Fixierungsmaßnahmen um „therapeutischen Unsinn", der als fachliche Pflege nicht (mehr) zu rechtfertigen ist.

Der Schaden im Vertrauensverhältnis zwischen dem Bewohner und den Pflegekräften ist größer als der vermeintliche „Nutzen".
Bei jeder Freiheitsbeschränkung sollte deshalb nach ihrem eigentlichen Sinn und Zweck gefragt werden:
„Werden Fixierungsmaßnahmen zum Wohle des Bewohners angewendet oder mehr zu unserem eigenen Wohlergehen?"
„Soll der Bewohner ruhig sein (wenn ja, weshalb); oder wollen *wir* unsere Ruhe?"
Im letzteren Fall liegt es wohl näher über veränderte Rahmenbedingungen bzw. über Bearbeitungsmöglichkeiten und Stressbewältigung nachzudenken.

5. Handeln in Notfallsituationen

Viele Pflegekräfte haben Angst im Umgang mit gerontopsychisch veränderten Menschen; eine Angst die sich erst recht bemerkbar macht, wenn Notfallsituationen entstehen und die Handlungsweise und -reihenfolge unklar ist.

Die Angst vor der Haftung blockiert gerade in solch prekären Situationen das Denken und Handeln. Deshalb sei hier kurz auf die rechtlichen Aspekte im Zusammenhang mit Notfällen eingegangen.

In Notfällen kommt es auf die Frage, welche Aufgaben eine Pflegefachkraft regelmäßig wahrnimmt, nicht an!

Nach § 323c StGB besteht eine Verpflichtung zur Hilfeleistung
▷ bei Unglücksfällen,
▷ bei gemeiner Gefahr,
▷ in Notsituationen.

Hilfe ist in diesen Fällen in einem Umfang zu leisten, wie dies (aus der Situation heraus) erforderlich ist und dem Helfer den Umständen nach zuzumuten ist.

Ein Notfall liegt vor, wenn der Patient/Bewohner ärztlicher Hilfe bedarf und diese Hilfe nicht sofort erreichbar ist.

In diesen Fällen hat ein nichtärztlicher Mitarbeiter aufgrund seiner *Notfallkompetenz* tätig zu werden.

Bleibt der nicht-ärztliche Mitarbeiter untätig, macht er sich einer fahrlässigen Körperverletzung oder der fahrlässigen Tötung – begangen durch Unterlassen – strafbar.

Was bedeutet nun der Begriff „Notfallkompetenz"?

Der Helfer muss die ihm aufgrund seines Kenntnisstandes bestmögliche und wirksame Hilfe leisten. Er muss diejenigen Maßnahmen einleiten und durchführen, die er beherrscht und die er in der gegebenen Situation für aussichtsreich erachtet.

Von den zur Behebung der Notfallsituation zur Auswahl stehenden Methoden und Maßnahmen hat er diejenige zu ergreifen, mit der er in die Integrität des Patienten am wenigsten eingreifen muss. Eine erhebliche Selbstgefährdung braucht der Helfer nicht hinzunehmen.

Der Helfer haftet im Rahmen einer Handlung in Notfallsituationen nur für Vorsatz und grob fahrlässiges Handeln.

D. h., der Mitarbeiter braucht insbesondere von originär ärztlichen Maßnahmen nur diejenigen zu ergreifen, die er gelernt hat und worin er geübt ist. Ein berufspolitisches Argument für eine weitgehende Delegation ärztlicher Tätigkeiten auf nichtärztliches Personal.

Aber: Je weiter eine Delegation geht, desto präziser müssen die Bestimmungen für den Personenkreis sein, auf den solche Aufgaben delegiert werden.

*Es kommt darauf an,
das Hoffen zu lernen.*

(Ernst Bloch)

IX. Die Institution Altenheim

1. Zwischen äußerem Anspruch und innerer Wirklichkeit

Der Kostendruck, den die Pflegeversicherung und das System der prospektiven Pflegesätze ausgelöst hat, erhöht den Druck auf die Einrichtungen. Kostendämpfende Maßnahmen, die häufig auf einen Realitätsverlust der sie verantwortenden Politiker zurückzuführen sind, die ihr Fachwissen gefiltert durch diverse Lobbyisten beziehen, veranlassen die Träger der Altenhilfe zu sogenannten „Kostenoptimierungen" innerhalb ihrer Einrichtungen. Oft genug sind diese mit Blick auf die Verschwendung oder Zweckentfremdung öffentlicher Mittel in den zurückliegenden Jahren auch dringend geboten.

In der Alltagsrealität der Heime führt dies jedoch erkennbar dazu, dass z. B. die Vorgaben der Heimpersonalverordnung (50 %-Fachkräftequote, § 5 HeimPersV) nicht als Mindest-, sondern als Höchstgrenze betrachtet werden. Da rühmen sich öffentlich private, gemeinnützige und kommunale Altenheime, die 50 %-Quote zu erfüllen und halten dies bereits für einen wegweisenden Schritt zur qualitativen Verbesserung ihrer Angebote für alte Menschen. Jeder renommierte Handwerksbetrieb würde angesichts einer solchen Fachkräftequote Probleme mit seiner Innung bzw. Kammer bekommen. Die Qualität seiner Produkte würde die Kundschaft veranlassen den Anbieter zu wechseln. Die rein fiskalische Orientierung in der Pflegeversicherung, bei der der Faktor Qualität mehr auf dem Papier (z. B. in Prospekten und Broschüren) steht, als er in der Realität gelebt wird, stellt auf Dauer eine unwirtschaftliche Ausrichtung der Träger dar.

Es ist mehrfach nachgewiesen, dass ausgebildete Pflegefachkräfte wirtschaftlicher, also effizienter und effektiver arbeiten und ihre „Zusatzkosten" sich durch eine nachhaltig positive Wirkung nach innen wie nach außen amortisieren.

Die Rahmenbedingungen der Pflegeversicherung lassen vielen Einrichtungen mit einer funktional ausgerichteten Pflege keine Veränderungschance.

Bereichs- oder Gruppenpflege und Bezugspflege erfordern auch den Einsatz entsprechend qualifizierten Personals.

Die Tabuisierung des Heimeinzugs bei vielen alten Menschen, das verspätete Einziehen in ein Heim und die Primärausrichtung der Leistungsgesetze auf den ambulanten Sektor führen innerhalb der Heime zu der bereits beschriebenen sich dramatisch verändernden Bewohnerstruktur. Es ist angesichts dieser Entwicklungen wichtig, die Grenzen des Leistbaren klar, offen und ehrlich anzusprechen.

Altenpflegeheime sind keine Landeskrankenhäuser und keine Abschiebehallen für nicht mehr behandlungsfähige Patienten oder psychisch Kranke.

Heime, die nicht über hinreichend qualifiziertes Personal verfügen, sollten die Aufnahme von intensiv betreuungsbedürftigen Menschen kritisch reflektieren und ggf. ablehnen. Das Motiv vieler Heime und ebenso vieler Pflegekräfte, diesen Menschen auch irgendwie helfen zu wollen, nutzt nichts, wenn dabei die Qualität der Hilfe keine Rolle mehr spielt.

Vorhandene strukturelle Defizite sollten nicht durch farbenfrohe Prospekte übertüncht werden. Schönfärberei bringt nichts. Hier ist ausdrücklich auf die Gefahr der Prospekthaftung im BGB hinzuweisen.

Ehrliche Information ist die Basis für eine solide Vertragsgestaltung und ein solides Zusammenwirken zwischen dem Heimbewohner, seinen Angehörigen, den Pflegekräften und der Heimleitung.

Wo Einrichtungen über ein Leitbild verfügen, müssen sich die hierin getroffenen Aussagen auch im Pflegealltag überprüfen lassen und eine Kongruenz zwischen Anspruch und Wirklichkeit ergeben.

Gerade bei der Aufnahme gerontopsychisch veränderter Menschen ist es oftmals wichtig, Angehörigen zu verdeutlichen, dass diese Heimbewohner nicht ständig vor sich selbst geschützt werden können, ein Heim keine geschlossene Einrichtung nach dem PsychKG darstellt und die Eingriffe in die Freiheitsrechte alter Menschen genehmigungsbedürftig sind und nur als begründete Ausnahme (ultima ratio!) gestattet sind.

Dies setzt voraus, dass Pflegekräfte das Leistungsspektrum der Einrichtung genau kennen und dass sie wissen, welche Erwartungen erfüllt werden müssen und welche nicht erfüllt zu werden brauchen. Jede Pflegekraft hat ein Recht darauf, den Inhalt des Heimvertrags mit den Bewohnern zu kennen.

Mangelnde Information und fehlender Austausch zwischen Leitungs- und Pflegekräften sowie Angehörigen über deren Erwartungen und die Leistungen des Heimes führen später zu unnötigen Spannungen, die dann meistens auf dem Rücken der Pflegenden und der Pflegebedürftigen ausgetragen werden.

2. Lebenswirkliche Heimverträge

Bei allen guten Vor- und Ratschlägen an die in der Altenpflege Tätigen muss bedacht werden, dass die institutionellen und die strukturellen Rahmenbedingungen prägend sind und viele Veränderungen nur in Abstimmung mit der Leitungsebene möglich sind. Heimleiter, die darauf bestehen, dass die Eingangstüre abgeschlossen bleibt, sind auch in anderer Hinsicht eher von einem fürsorglichen Zwang beherrscht! Meist berufen sie sich auf Vorgesetzte bzw. auf ihre „Fürsorgepflicht".

Die *eigenverantwortliche* und *selbständige* Durchführung der Pflegearbeit (§ 1 APO-Altenpflege NRW, oberstes Ausbildungsziel) verlangt, dass sich die MitarbeiterInnen organisieren und diese Missstände beheben. Sie schaffen in ihren Pflegegruppen Rahmenbedingungen, die einen anderen Umgang mit Verwirrten und ihrem Recht auf Selbstbestimmung möglich machen.

Eine „alternative Nische" innerhalb einer Einrichtung kann die Keimzelle für globale Veränderungen darstellen.

Wichtig
Pflegearbeit erfordert von Pflegefachkräften Zivilcourage!

Reflexion der eigenen Arbeit ist der erste Schritt zur Veränderung.

Krankmachende Umwelt- und Wohnbedingungen können so von den Handelnden umgestaltet werden, ohne kostenintensive und publikumswirksame Neubaumaßnahmen angehen zu müssen.

Innerhalb der Gruppen gilt es, soweit wie möglich ein geplantes, abgestimmtes und zielgerichtetes Arbeiten zu etablieren.

Unterschiedliche Arbeitsstile (nicht unterschiedliche Persönlichkeitsstile) tragen oft zu einer Verstärkung von Verwirrtheitszuständen bei, oder lassen aus dem anfänglichen „Durchgangssyndrom" nach einem Heimeinzug einen dauerhaften Verwirrtheitszustand werden.

Es geht also nicht darum, die individuellen Ansätze der einzelnen Mitarbeiter „gleichzuschalten", so dass jede/r Kollege/in tagtäglich mit dem gleichen pseudo-freundlichen Lächeln das Zimmer eines Bewohners betritt und die gleichen pseudo-freundlichen Worte säuselt; sondern es geht darum, die Pflegearbeit nicht zu einer Routine werden zu lassen, bei der der Mitarbeiter X. den Bewohner A. im Bett wäscht, während die Kollegin Y. dies als zu schwer empfindet und den gleichen Bewohner am Waschbecken wäscht. Ein solches unabgestimmtes Arbeiten hat mit „Abwechslung" wenig zu tun, es verstärkt allenfalls den Eindruck des Bewohners, das „hier eh' alles drunter und drüber geht". Schlimmstenfalls verstärkt es seine

Abhängigkeit, macht ihn unselbständig und verwirrt ihn vollkommen.

Die Pflegefachkräfte in den Altenheimen sollten jedoch nicht nur darauf bedacht sein, ihr Verhalten den – verwirrten – BewohnerInnen gegenüber zu reflektieren, sondern ebenso, die strukurellen Rahmenbedingungen ihrer Einrichtung kritisch zu hinterfragen.

In diesem Zusammenhang stellt sich u. a. die Frage, ob es Sinn macht, jedem Heimbewohner den gleichen Heimvertrag anzubieten.

Anstatt einen in vieler Hinsicht überversorgten Arbeitsauftrag aus Standard-Heimverträgen an die PflegemitarbeiterInnen weiterzugeben, sollten Träger, Heimleitungen und Pflegefachkräfte gemeinsam Heimverträge anbieten, die das vertraglich zusichern, was der „Kunde Heimbewohner" wünscht und was das Unternehmen Altenheim und seine MitarbeiterInnen tatsächlich leisten kann.

Danach hat sich dann auch das vertraglich geschuldete Angebot an fachlicher Pflege und Betreuung im Alltag zu orientieren und natürlich auch die vom Heimbewohner zu entrichtende Bezahlung.

Es kann nicht angehen, dass entweder Bewohner, weil sie in eine von drei Pflegestufen eingestuft wurden für Leistungen bezahlen, die sie gar nicht brauchen; oder umgekehrt Pflegekräfte Leistungen – vertraglich bedingt – erbringen sollen, die überflüssig sind.

Nicht jeder schwerstpflegebedürftige Heimbewohner bedarf – wie es heute noch allzu häufig gehandhabt wird – der ständigen Aufsicht durch das Pflegepersonal.

Das angesprochene Verfahren mag in seiner Einführungsphase Mehrarbeit für alle Beteiligten bedeuten (möglicherweise auch für den Heimbewohner!). Die Transparenz des Angebots und die (haftungs-)rechtliche Absicherung der Pflegekräfte wird hierdurch jedoch mittel- bis langfristig erheblich verbessert.

3. Pflegende sind Experten ihrer Arbeit

Wollen Leitungskräfte und Pflegefachkräfte einen Weg aus dem fixierten Dilemma finden, gilt es die Kompetenz der Pflegefachkräfte innerhalb der Altenheime, aber durchaus auch auf relevanten gesellschaftspolitischen Ebenen deutlich werden zu lassen.

Den Druck, den Pflegekräfte „von oben" durch eingengte Stellenpläne, inkompetente Träger und Heimleiter und unzureichende gesetzliche und vertragliche Grundlagen erfahren, sollten sie nicht „nach unten" an die Heimbewohner weitergeben. Es geht vielmehr darum, aus dem „Hamster-Laufrad des grenzenlosen Dienens" auszusteigen, anstatt den Teufelskreislauf noch weiter zu beschleunigen.

Pflegefachkräfte haben ein Recht darauf, ernst genommen zu werden: von ihren Kollegen, ihren Vorgesetzten, ihrem Heimträger, den Angehörigen der Bewohner, von Ärzten und ihrem familiären bzw. freundschaftlichen Umfeld.

Leitungskräften kommt in diesem Zusammenhang eine besonders wichtige Aufgabe zu. Sie sollen motivieren, delegieren und kontrollieren.

Pflegende können von ihren Vorgesetzten die folgenden Grundvoraussetzungen erwarten:[81]

▷ Gerechtigkeit

Die Anwendung prinzipiell gleicher und nachvollziehbarer Regeln stellt ein hohes Gut dar. Entscheidungen müssen vorhersehbar und nachvollziehbar sein, das gibt Sicherheit. Mitarbeiter haben ein Anrecht darauf, dass Ausnahmen von bestehenden Regeln nachvollziehbar begründet werden.

▷ Einen höflichen, motivierenden Umgangsstil

Partnerschaftlicher Kontakt in Verbindung mit höflichem Grundverhalten stellen ein erfolgreiches Konzept für den Umgang zwischen Pflegenden und Leitungskräften dar. Tonlage und Sprache sind entscheidend. Worte wie „Bitte" und „Danke", das Siezen, das Vermeiden von Kraftausdrücken und von abwertenden Sprechweisen ist im Miteinander enorm wichtig.

Die emotionale Qualität des Klimas, das Wir-Gefühl und das gemeinsame Durchtragen von Problemsituationen erhält so einen verlässlichen Rahmen. In einem solchen Klima werden Problemthemen leichter angesprochen als bei „kumpelhafter Verklebtheit".

▷ Ehrlichkeit

Auch wenn es immer wieder Sachverhalte gibt, die eine Leitungskraft weiß, aber nicht äußern kann und aus strategischen Gründen für sich behalten muss, können Pflegekräfte berechtigt erwarten, dass eine Leitungskraft nicht die Unwahrheit sagt.

Eine wirkungsvolle Führung erkennen Pflegekräfte an den folgenden vier Kernelementen:

a) Das gemeinsame Wollen

Gemeinsame Visionen und Ziele stellen verbindliche und praktikable Orientierungshilfen im Arbeitsalltag dar. In der Auseinandersetzung über Zielsetzung und Realität werden weiterführende Strategien gemeinsam entwickelt und vereinbart.

b) Das gemeinsame Erarbeiten

Die einzelnen Teams bzw. Arbeitsbereiche werden frühzeitig in konkrete Zielsetzungen und Planungen einbezogen. Ihre Erfahrungen und Fähigkeiten werden aktiviert.

c) Das gemeinsame Tun

Lösungen und Wege werden in

---

[81] die folgenden Ausführungen orientieren sich an Karla Kämmers Beitrag „Führen und Leiten" in: Pflegemanagement in Alteneinrichtungen, Schlütersche-Verlagsanstalt, 1998

Gruppen oder Teams erkundet, ausprobiert, geprüft, umgesetzt und anschließend reflektiert.

d) Die geinsame Kultur

Arbeiten, Führen und Leiten in der Einrichtung basieren auf Vertrauen, Zuverlässigkeit und Solidarität. Die gemeinsame Kultur des Miteinander hilft die angestrebten Ziele zu ereichen.

Hierbei spielt der persönliche Kontakt zwischen Mitarbeitern und Leitungsperson eine zentrale Rolle.

Die Leitungsperson stimmt die unterschiedlichen Interessen aufeinander ab. Ihr Menschenbild, ihr Führungsverständnis und ihr Führunsgstil haben erhebliche Auswirkung auf den Grad der Zielerreichung durch die Beteiligten.

Partizipation (Beteiligung) sichern bedeutet, den MitarbeiterInnen die Chance zu geben, sich als Experten ihres Arbeitsfeldes mit einzubringen und sie hierin ernst zu nehmen.

Entsprechend müssen die Kommunikationsstrukturen gestaltet sein.

Als Mindeststandard einer soliden Kommunikationsstruktur ist zu unterscheiden zwischen

a) Leitungsbesprechungen (mind. alle 14 Tage)

Hier treffen sich die Wohn- und Pflegegruppenleitungen (bei deren Abwesenheit die Stellvertretungen) mit dem Leitungsteam der Einrichtung (Heimleitung, Pflegedienstleitung, Leitung der Hauswirtschaft).

Themen sind die Konzeptarbeit, die Koordination der erbrachten Pflegeleistungen und die Umsetzung der Wochen-, Monats- und Jahresplanungen.

b) MitarbeiterInnenbesprechung (Teambesprechungen, ca. 1 Mal monatlich)

Hier treffen sich die MitarbeiterInnen eines Teams, um interne Themen oder auch Konflikte, die sie betreffen, zu besprechen. Es geht nur mittelbar um Bewohner, z. B. dort, wo diese als Belastung für MitarbeiterInnen empfunden werden.

c) Bewohnerbesprechung (ca. 1–2 Mal monatlich)

Die PflegemitarbeiterInnen eines Teams erörtern die Umsetzung bzw. Korrektur der Zielsetzungen aus der Pflegeplanung. Es geht um die Möglichkeit der Vernetzung bestehender oder neu zu schaffender Pflege- und Gruppenangebote innerhalb der Einrichtung. Es geht auch um die Absprache zwischen Pflegenden, Therapeuten und dem sozialen Dienst. Aus diesem Grund sind diese auch zu beteiligen.

d) Dienstübergabe (täglich)

Es geht innerhalb eines Teams um den Austausch aller pflegerelevanter Informationen, sodass die Kontinuität der Pflege gewährleistet bleibt. Des Weiteren werden *aktuelle* Pflegeorganisations- und Planungsfragen erörtert.

Bei den ersten beiden genannten Besprechungen (a und b) ist die Führung eines Beschlussprotokolls wichtig.

Hierin ist festzuhalten,
- Um welche Sitzung handelt es sich?
- Wann fand die Sitzung statt?
- Wer hat alles teilgenommen?
- Welche Tagesordnungspunkte (TOPs) wurden behandelt?
- Wer hat welche Aufgabe zur Erledigung bis wann übernommen?
- Wann findet das nächste Treffen statt?
- Datum der Protokollerstellung.
- Unterschrift der ProtokollführerIn.

Die beiden weiter genannten Besprechungen (c und d) erfordern das Hinzuziehen der Pflegedokumentationsunterlagen, um
- die Pflegeplanung zu erstellen, zu aktualisieren bzw. zu erweitern
- die Aussagen in der Übergabe an den schriftlich vorgenommen Aussagen in der Pflegedokumentation zu orientieren und diese ggf. nochmals zu überprüfen und zu ergänzen.

Wo diese grundsätzlichen Rahmenbedingungen nicht erfüllt sind, laufen alle Beteiligten Gefahr, in der Arbeit mit gerontopsychisch veränderten Menschen Fehler zu machen, die einserseits das Wohlbefinden des Bewohners negativ beeinflussen und andererseits eine rechtliche Absicherung der Pflegenden und der Leitunskräfte gefährden.

4. Pflegerisches Handeln an Werte orientieren – zum Umgang mit Standards

Standards dienen der Qualitätssicherung und -entwicklung. Sie geben Orientierung und sollen Pflegenden in ihrer Arbeit Unterstützung und Sicherheit geben.

Standards können beschrieben werden als allgemeine Richtlinien, die ein bestimmtes Produkt oder eine bestimmte Dienstleistung erfüllen müssen. Ein Standard beinhaltet quasi eine Richtlinie, die ein Ziel angibt (Das Bett wird so bezogen, dass das Bettlaken faltenfrei ist).

In Deutschland erleben wir besonders seit dem Inkrafttreten des Pflegeversicherungsgesetzes und den hierin enthaltenen Regelungen zur Qualitätssicherung (§§ 80 ff. SGB XI) eine Entwicklung, die sich – mangels der Pflege in Deutschland immanenter Vorstellungen von Standardmethoden – sehr stark orientiert an industriell erprobten Vorgaben. Die Perfektionierung einzelner pflegerischer Abläufe und Handlungen steht hierbei im Vordergrund.

Diese Übernahme von Qualitätssicherungsmethoden aus produzierenden Bereichen der Industrie engt jedoch das Verständnis von Pflegequalität sehr ein, weil lediglich Fragmente der Pflege, nämlich die sachlich korrekte Vornahme von Abläufen durch die Anwendung der entsprechenden *Fertigkeiten*

175

betrachtet werden. Die soviel zitierte Ganzheitlichkeit des alten pflegebedürftigen Menschen spielt hierbei offenkundig keine wesentliche Rolle mehr, weil die notwendige *Individualisierung von Standardpflegeabläufen* im Alltag verloren geht bzw. vergessen wird.

Während einer Hospitation in einem Altenheim habe ich erlebt, wie die von der Pflegedienstleitung allein (!) erstellten und den Pflegeteams vorgegebenen Standards geradezu ritualisiert angewandt wurden. Die Interessen und Bedürfnisse der Bewohner gerieten hierdurch noch mehr in den Hintergrund, als dies vor dem schon der Fall war. Mit Standards zu arbeiten will also gelernt sein!

„Individualisierte Standards bedeuten, dass eine Abweichung vom allgemeinen Standard notwendig ist. Dabei ist es erforderlich, bewusst begründen zu können, warum vom Standard abgewichen werden muss, sich mit Kollegen vor und nach der Abweichung zu beraten, positive und negative Effekte zu evaluieren und zu dokumentieren."[82]

Die äußeren Rahmenbedingungen, unter denen sich die jeweilige Pflegearbeit vollzieht, werden jedoch häufig bei der Anwendung von Standards ausgeblendet.

Hinzu kommt, dass viele Standards auf der Mikroebene minimalistisch und unter hohem Zeitaufwand (oft außerhalb der offziellen Dienstzeiten) verschriftet werden. Behandlungspflegerische Maßnahmen, wie die Säuberung und Versorgung eines Dekubitusgeschwüres, werden in kleine Einzelschritte zerlegt und in einen „Standard" verfasst.

Manches was hier – von Pflegedienstleitungen und Pflegefachkräften – zu Papier gebracht wird, erweckt bei näherem Hinsehen den Eindruck, als seien in den Heimen ausnahmslos Laien an der Arbeit, die jeden Handgriff genauestens vorgegeben bekommen müssen. Selbstständiges und zusammenhängendes Denken scheint bestenfalls überflüssig, schlimmstenfalls unerwünscht.

In keinem anderen Beruf (ob in Handwerk, Industrie oder Dienstleistung) wäre eine solch minimalistisch verschriftete Vorgabe von Handlungsabläufen denkbar – schon aus Gründen der Zeitökonomie würde man dies ablehnen. In der Pflege scheinen sich einige besonders damit hervortun zu wollen, das Rad unbedingt nochmal neu erfinden zu wollen.

Von einer ausgebildeten und entsprechend den rechtlichen Vorgaben sich regelmäßig fortbildenden Pflegefachkraft kann erwartet werden, dass sie stets ihre Pflege nach den allgemein anerkannten pflegewissenschaftlichen Erkenntnissen erbringt (vergl. Kap. I Pkt. 4). Hans Böhme verweist in seinem Gutachten über Haftungsfragen in der

---

[82] aus Arets, Obex u. a. „Professionelle Pflege" Eicanos-Verlag, 1997, S. 342

Pflege (KDA Reihe „vorgestellt" Nr. 35) darauf, dass eine haftungsrechtliche Verpflichtung zur regelmäßigen Fortbildung für Pflegekräfte besteht; hierzu zählt bereits die regelmäßige Lektüre mindestens einer Fachzeitschrift, dies ergibt sich auch aus der einzuhaltenden Sorgfaltspflicht. Ein überperfektionierter Sorgfaltsmaßstab sei zwar ausgeschlossen, da niemand ständig am Limit seiner Leistungsfähigkeit arbeiten könne, dennoch muss sich die Pflegekraft in ihrem Fachgebiet „stets auf dem Laufenden halten".

Insofern können Standards, die auf der Minimalebene formuliert sind, für Pflegehilfskräfte eine Unterstützung darstellen. Sinnvoller ist es m. E. jedoch, insbesondere für aus- und fortgebildete Pflegefachkräfte, sich hier lieber der gutsortierten Literatur zu diesem Thema zu bedienen.[83]

Harris, Klie, Ramin haben demgegenüber 1995 ein Qualitätssicherungssystem aus Großbritannien in ihrem Buch „Heim zum Leben – Wege zur bewohnerorientierten Qualitätssicherung"[84] vorgestellt. Es handelt sich dabei „um ein Qualitätssicherungsverfahren, das Prinzipien als Orientierung für Standards und als Indikatoren guter Pflege heranzieht."[85]

---

[83] zum Beispiel die Pflegestandards von A. Stösser, Springer-Verlag, 1993
[84] Harris, Klie, Ramin: Heime zum Leben, Vincentz Verlag, 1995
[85] a. a. O. S. 7

Die Prinzipien, die als Indikatoren für eine gute Pflege herangezogen werden, sind
▷ Privatheit
▷ Würde
▷ Unabhängigkeit
▷ Wahlfreiheit
▷ Rechtssicherheit
▷ Selbstverwirklichung.

Diese Werte werden in den Pflegealltag übertragen und operationalisiert, d. h. sie werden präzisiert und anhand von festgelegten Indikatoren und einem vereinbarten Zeitrahmen überprüfbar gemacht.

Privatheit in einem Doppelzimmer, Würde beim Waschen, Unabhängigkeit bei der Wahl der Möblierung des Zimmers, Wahlfreiheit bei der Essensauswahl, Rechtssicherheit in der Ausübung der Selbstbestimmung, Selbstverwirklichung bei der Gestaltung des Tages. Was heisst dies konkret?

Man kann diese Werte noch ergänzen, z. B. um die in Kap. IV Pkt. 1 erwähnten Aspekte der Selbstbestimmung: Bewegungsfreiheit, Beziehungsfreiheit, Kontrollspielraum usw.

„Dieses wertorientierte Qualitätssicherungskonzept scheint angesichts der deutschen Qualitätssicherungsdiskussion, die stark von methodisch-technischen Standardisierungen einzelner Dienstleistungen einerseits und Kostensenkungsaspekten andererseits geprägt wird, besonders interessant und auch wichtig", meinen die Autoren in ihrem Vorwort.

Es scheint aber auch schwierig, dieses britische Verständnis von Qualitätssicherung und -entwicklung den konkreten Maßzahlen und messbare Einheiten liebenden Deutschen schmackhaft zu machen.

Hilfreich für die Umsetzung ist die dem Buch beigefügte Matrix, die die Werte (Privatheit, Würde usw.) zunächst näher definiert und dann auf verschiedene Bereiche z. B. der Einrichung, der Pflegepraxis, der Dokumentation und der personellen Ressourcen bezieht.

Die Autoren beugen einer weitverbreiteten Killerphrase vor, in dem sie schreiben:

„Es besteht die Gefahr, dass der Pflegenotstand als Generalentschuldigung die verbreitete Beliebigkeit stabilisiert. Es gibt viele Hintergründe für diese Beliebigkeit: Sie liegt in der Unabhängigkeit der Träger begründet, in dem geringen berufständischen Selbstbewusstsein der (dienenden) Pflegeberufe, im konfliktunfähigen Klientel und der gesellschaftlichen Randständigkeit des Pflegeheimsektors."[86]

In der Tat kann man vielfältige Vorwände finden, ein solches Verständnis und vor allem die operationale Umsetzung desselben abzulehnen. Ein Argument kann allerdings in vielen Einrichtungen hierzu nicht herhalten: keine Zeit zu haben.

Wer viel Zeit damit verbringt, minimalistisch Handlungsabläufe zu Papier zu bringen, der kann diese Zeit sinnvoller nutzen: für die Diskussion der Einführung eines wertorientierten Qualitätssicherungssystems in der eigenen Einrichtung.

Gerade für den Umgang mit gerontopsychisch veränderten Heimbewohnern, bei denen es wesentlich schwerer ist herauszufinden, was für ihr jeweiliges Wohlbefinden relevant ist, kann das britische Modell der Qualitätssicherung und -entwicklung von großer Bedeutung sein. Gerade hier geht es weniger um technische Handlungsabläufe als vielmehr um eine Orientierung an Werten.

5. Wohnen heißt sich wohlfühlen

Altenheime erfüllen eine ambivalente Aufgabe, sie sind einerseits Lebensraum für die Bewohner und andererseits Arbeitsfeld für die Mitarbeiter.

Eine Institution, die Individualität ermöglichen soll, darf nicht wie ein technischer Apparat reibungs-, konflikt- und wunschlos funktionieren, in diesem Apparat fände das Individuum keinen Platz.

Ca. $^1/_3$ aller Heimbewohner reagieren auf den Einzug ins Altenheim mit Verwirrtheitszuständen, die zu einer längerfristigen Identitätskrise führen können.

Durch den Verlust des bisherigen räumlichen Bezugsrahmens (eigene

---

86 a. a. O. S. 11

Möbel, Bilder, eigene Wäsche und sonstige persönliche Identifikationsgegenstände), durch die Gefährdung bzw. Unabschätzbarkeit hinsichtlich der Entwicklung von persönlichen Beziehungen (Angehörige, bisherige Nachbarn und Freunde) und nicht zuletzt durch einen potentiellen Verlust der eigenverantwortlichen Lebensführung und der Notwendigkeit sich neuen „Regeln" anzupassen ist die Identität neuer Heimbewohner erheblich bedroht.

Umso wichtiger ist es gerade in den ersten Tagen nach dem Heimeinzug identitätsstiftende Angebote zu unterbreiten, die aber keine Überforderung darstellen dürfen.

Präventives Arbeiten erleichtert auch hier die Situation für Bewohner und MitarbeiterInnen. Deshalb sollte eine gezielte Vorbereitung auf einen Heimeinzug und zur Gestaltung der ersten Tage im Heim folgendes berücksichtigen:
- Größtmögliche und ehrliche Information des zukünftigen Bewohners und seiner Angehörigen,
- Abklärung der Erwartungen des zukünftigen Heimbewohners und seiner Angehörigen,
- Handlungsspielräume im Heim aufzeigen und sie verlässlich einhalten,
- Raum für eigene Gewohnheiten deutlich machen und verbindlich gewährleisten,
- ein größtmögliches Maß an Beteiligung und Mitentscheidung sichern,
- verbindliche (nicht sporadisch angelegte) an den individuellen Bedürfnissen orientierte Animation geben,
- Privatheit und Intimität wahren,
- Begleitung im Abschiednehmen vom bisherigen Zuhause,
- Klärung der Möglichkeit eines befristeten Aufenthalts im Heim und Diskussion alternativer Möglichkeiten (Tagespflege etc.).

Pflegekräfte und Leitungskräfte tragen gemeinsam die Verantwortung für das Gelingen des Heimeinzugs und der ersten Tage in der neuen Wohnumgebung.

Im Umgang mit dementen Menschen ist bei den o. g. Punkten die Anwaltsfunktion eines Angehörigen bzw. Betreuers zu berücksichtigen, der im Sinne des Dementen mitgestalten und entscheiden muss.

In Kap. IV Pkt. 1 haben wir uns bereits mit dem Kompetenzmodell des Amerikaners Lawton befasst. Ich möchte dies nochmal aufgreifen, weil es den Zusammenhang für das psychische Wohlbefinden eines verwirrten Menschen, den die beiden Aspekte
- Umweltanforderungen

und
- individueller Kompetenzgrad

darstellen, sehr gut verdeutlicht.

Bei gerontopsychisch veränderten Menschen ist der Kompetenzgrad (Vitalität, Motorik, sensorische Fähigkeiten, kognitive Fähigkeiten) herabgesetzt.

Umso mehr müssen die Umweltanforderungen dieser Situation ent-

sprechen, indem diese den verwirrten Menschen
a) nicht überfordern
oder
b) unterfordern (eine mögliche Folge: Deprivation).

Durch günstige Wohn- und Umweltbedingungen können der Kompetenzgrad eines verwirrten Menschen verbessert und seine Lebensqualität gesteigert werden. Individuelle therapeutische Ansätze (Validation etc.) haben nur dann Sinn, wenn auch die Umgebung „therapeutisch" gestaltet ist, wenn das Milieu stimmt.

Wohnen hat mehrere Bedeutungen:

Wohnen gibt Geborgenheit, vermittelt Sicherheit und gibt Raum zur individuellen und kreativen Gestaltung und damit zum eigenen Wohlbefinden.

Wohnen hat unterschiedliche Dimensionen:

▷ Die *materielle Dimension* des Wohnens meint die konkrete bauliche Ausgestaltung, die Qualität des Raumangebotes, hinsichtlich der Wohnfläche, der Wohnraumgröße und der Ausstattungsmerkmale.

▷ Die *gesundheitliche Dimension* bezeichnet Wohnen als Aspekt der Gesundheitsförderung und -erhaltung.

Die WHO spricht von einem „psychologischen Raumbedürfnis". Es bedeutet, dass für Menschen, die länger in einem Raum leben müssen, dieser Raum mind. 16 m^2 groß sein muss. Zum Vergleich: Nach der Heimmindestbauverordnung reicht ein Wohnschlafraum mit 12 m^2 für einen Heimbewohner aus (§§ 14, 19 und 23 HeimMindBauV).

▷ Die *sozial-gesellschaftliche Dimension* bezieht sich auf Nachbarschafts- und Freundschaftsbeziehungen im Haus oder der örtlichen Umgebung, die zum Leben unabdingbar sind.

▷ Die *finanzielle Dimension* bezieht sich auf die Zusammenhänge und die Abhängigkeit zwischen dem Einkommen, dem Beruf und dem Bildungsstand eines Menschen und der materiellen Ausstattung sowie der Lage seiner Wohnung.

Die Alltagswelt älterer Menschen im Heim ist häufig – insbesondere bei dementen alten Menschen – auf das eigene Zimmer beschränkt. Es kommt zu erheblichen Einschränkungen innerhalb der o. g. vier Wohndimensionen.

Stärker als in allen anderen Lebensphasen hängt für Heimbewohner die Lebensqualität von ihren Wohnbedingungen ab. Eine hohe Wohnzufriedenheit beeinflusst das psychische Wohlbefinden.

Es ist daher folgerichtig, dass einer der wirkungsvollsten Ansätze, Lebensqualität im Alter zu erhalten bzw. zu verbessern, die Optimierung der Wohnbedingungen ist.

Heime müssen für ihre Bewohner
▷ subjektiv sicher sein,

▷ anregend und stimulierend gestaltet sein,
▷ den Bewohnern die eigene Umweltkontrolle ermöglichen.

Kontrollverluste können die Lebensqualität erheblich reduzieren und führen zu psychischen Folgeschäden wie Depressivität, Passivität oder Aggressivität (vgl. Kap. IV Pkt. 1). Hiervon sind verwirrte Heimbewohner doppelt betroffen; zum einen bedingt durch ihre dementielle Erkrankung, zum anderen durch ein Umfeld, welches ihnen das verbliebene Minimum an Selbstbestimmung verweigert.

Sibylle Heeg und Sven Lind haben in hervorragender Weise beschrieben, welchen Stellenwert die Wohnumgebung für verwirrte alte Menschen hat. Erstere schreibt in einem Artikel zur „Bedeutung der physischen Umgebung bei dementiell Erkrankten":[87]

„Es spricht viel dafür, dass die bei verwirrten Menschen zu beobachtenden emotionalen Störungen und Verhaltensprobleme, zu denen Angst, Unruhe, Wandern, Katastrophenreaktionen, aber auch Depressivität und Aggressivität gehören, zu einem gewissen Teil durch Umgebungseinflüsse, d. h. nicht krankheitsangemessen gestaltetes soziales und psychisches Milieu, mitverursacht werden."

In einem Altenheim in Helsinki konnte ich bei einem Besuch beobachten, wie z. B. die Lichtstärke (Lux) und die bewusste Installation von Lampen an bestimmten Orten im Heim dazu führte, dass depressiv verstimmte und gerontopsychisch-veränderte Menschen aus ihrer Verstimmung „erweckt" werden konnten. Die MitarbeiterInnen setzten diese Mittel gezielt ein, um die Räume äußerlich und die depressiven Bewohner innerlich „aufzuhellen". Medikamente wurden hierfür in den meisten Fällen nicht angewendet.

S. Heeg[88] weist darauf hin, dass milieutherapeutische Ansätze entweder *kompensatorisch* oder aber *therapeutisch* angelegt sein müssen.

Die aufgrund einer Demenz vorhandenen Einschränkungen wie
▷ Sinneseindrücke, die nicht mehr richtig interpretiert werden (Agnosie),
▷ sich nicht mehr richtig sprachlich ausdrücken zu können (Aphasie),
▷ komplexe Handlungen nicht mehr ausführen können (Apraxie) erfordern einen kompensatorischen Ansatz, um die aus den Einschränkungen resultierenden verminderten Umweltkompetenzen ausgleichen zu können.

Ist ein alter Mensch z. B. räumlich und zeitlich desorientiert, bedeutet dies für die architektonische und wohnliche Gestaltung eines Heimes, dass die *Ablesbarkeit der Gebäudegestaltung* und *-einrichtung* erhöht sein muss, damit Wege gefunden werden können, Orte

---

87 Kopie des Manuskripts liegt dem Autor vor
88 a. a. O.

wiedererkannt werden können, der Zeitbezug hergestellt werden kann und die unterschiedliche Funktion von Räumen verdeutlicht wird.

Dies kann ereicht werden durch:
- eine übersichtliche, einfach zu erfassende Gebäudestruktur,
- eindeutige Wegeführung mit betonenden Hinweisen,
- Sichtbeziehungen, die das „Orten" erleichtern,
- markant spezifische Gestaltung wichtiger Orte (durch entsprechende Zeichen),
- Blick auf Zonen mit tageszeitlich strukturierten Aktivitäten (z. B. Speise- und Aufenthaltsräume mit den diversen Tagesaktivitäten),
- Bepflanzung, die den jahreszeitlichen Wechsel erfahren lässt,
- „sprechende Architktur".

Therapeutische Möglichkeiten sollen dazu dienen, emotionalen und Verhaltensproblemen, die durch Angst, Unruhe, Wandern, Depressivität, Aggressivität oder Katastrophenreaktionen bei verwirrten Menschen auftreten können, adäquat zu begegnen. S. Heeg nennt hierzu folgende Vorschläge für die Architektur bzw. Gestaltung eines Heimes:

bei Angst/Unruhe:
- keine langen, ungegliederten Flure
- „beschützende" Bereiche, wie Nischen, Alkoven, Pavillons, halbhohe Wandelemente
- Vermeidung von verwirrenden Bodenbelägen (Farbwechsel, Spiegeleffekte, verwirrende Muster etc.)
- Vermeidung dunkler Sackgassen bei Katastrophenreaktionen:
- Umweltstress durch zu viele Reize vermeiden
- überlaute, verwirrende Raumakustik vermeiden
- keine großen, halligen Räume mit vielen Menschen
- Wahrscheinlichkeit plötzlicher Ereignisse vermeiden

Weglaufgefahr:
- Grundriss, der eine visuelle Kontrolle des Ausgangs durch das Personal erleichtert
- unauffälliger Stationsausgang mit tangentialer Wegeführung
- beschützter, gefährdungsarmer Freibereich

Selbstgefährdung:
- überschaubarer Aufenthaltsbereich
- sichere, barrierefreie bauliche Gestaltung

Wandern, Hyperaktivität:
- abwechslungsreiche, sichere Wege, möglichst als Rundwege anlegen (innen und außen)
- Angebote für motorische Bedürfnisse

Passivität, Depressivität:
- Wohnumgebung mit hauswirtschaftlichen Möglichkeiten
- heitere, freundliche Gestaltung
- Handlungsanreize durch Objekte, Szenen mit Aufforderungscharakter
- „Fenster zur Welt"

Des Weiteren ist zu empfehlen den Verlust der vertrauten Umgebung (s. o.) durch die Gestaltung des Zimmers und der sekundären Wohnbereiche (Flure) so auszugleichen, dass möglichst wenig institutionelle Charakteristika vorhanden sind.

Die Dominanz der Funktionsräume (Dienstzimmer, Abstellräume, Ausgussräume etc.) ist zurückzunehmen zugunsten einer wohnlichen Umgebung. Hierzu zählt nicht nur der einsehbare Raum, sondern ebenso die Geruchsatmosphäre auf den Fluren.

Die Zimmerzuschnitte müssen die Möglichkeit der Aufstellung eigener Möbel erlauben. Es muss die Möglichkeit zur „Personalisierung" von Bettplatz, Zimmer, Zimmereingang (Regale, Nischen etc.) gegeben sein; ebenso die Möglichkeit zur Aufstellung von Objekten mit „biographischer Bedeutung".

Die vorgeschlagenen Maßnahmen stellen den oben beschriebenen wert-orientierten Ansatz von Qualitätssicherung (s. Pkt. 4) dar und können als Standards in einem Altenheim eingeführt werden.

In einer baulichen Umgebung, die nicht auf die verminderte Umweltkompetenz und die emotionale Situation von Verwirrten angepasst ist, muss das Pflegepersonal unnötig häufig restriktiv eingreifen. Solche für Verwirrte unverständliche Einschränkungen in ihrer Handlungsfreiheit führen zu Spannungen und Aggressionen und damit zu unnötigen Belastungen für das Pflegepersonal.[89]

Wichtig

Mit der räumlichen Gestaltung eines Altenheimes kann man sehr viele präventive und konfliktmindernde Akzente setzen, die dem Pflegepersonal die Arbeit mit Verwirrten erleichtern.

Das Altenheim ist Lebensort der Bewohner und Arbeitsstätte der Pflegekräfte. Diese Doppelfunktion sollte Pflegende veranlassen, sich bei der Gestaltung des Heims einzumischen, sich kreativ einzubringen. Die in Pkt. 3 aufgeführten Kommunikationsgremien bieten den demokratisch legitimierten Rahmen, um diese Prozesse voreinzubringen. Das Wohlbefinden der Bewohner und eine entspannte Arbeitsatmosphäre erfordern die Diskussion der vorgenannten kompensatorischen und therapeutischen Ansätze in jedem Fall.

6. Risiken managen

Die Arbeit mit gerontopsychisch veränderten Menschen gestaltet sich in der Alltagspraxis häufig als ein risikoreiches Unterfangen. Will man den Anforderungen dieser Arbeit gerecht werden, kann man sich auf ein re-aktives Handeln nicht verlassen. Das ständige Hinterherlaufen oder Kontrollieren der Handlungen ist sehr zeit- und

---

[89] a. a. O.

arbeitsintensiv und auf die Dauer sehr frustrierend.

Es geht also darum, eine Atmosphäre zu schaffen, die es Pflegenden erlaubt, gelassener mit drohenden Gefahrensituationen umzugehen, ohne dabei die verwirrten Bewohner ständig an der Ausübung ihrer Handlungen zu hindern oder gar Zwang in Form von Fixierungen anzuwenden.

Einrichtung und Mitarbeiter haben gemeinsam die Verantwortung, aufkommende Risiken soweit möglich zu antizipieren. Ein Heim, das verwirrte Bewohner aufnimmt, muss wissen, dass das Haftungsrisiko um ein Wesentliches höher liegt. Hierauf sollten Mitarbeiter und Leitung konzeptionell eingestellt sein.

> **Wichtig**
>
> Risikomanagement zu betreiben, heißt mit Risiken verantwortlich umzugehen.
> Risikomanagement basiert im Wesentlichen auf zwei Säulen: der Prävention und der Klärung von Verantwortung und Mitverantwortung.

Prävention – als erste Säule des Risikomanagements – bedeutet, auf der Strukturebene (Organisation) und auf der Ebene der Prozesse (Arbeitsabläufe) die notwendigen Vorkehrungen zu treffen, um das Eintreten und die Wirkung von Schadensfällen weitestmöglich zu minimieren.

Anhand der folgenden Checklisten können Pflegekräfte eigenhändig überprüfen, ob ihre Einrichtung über ein fundiertes Risikomanagement-Konzept verfügt:

Auf der Ebene der Strukturqualität sind folgende Aspekte zu beachten:

Themen	ist gegeben	nein, ist derzeit nicht gegeben
Die Organisation der Einrichtung ist für MitarbeiterInnen, Bewohner und Angehörige transparent gestaltet. Es ist klar, wer welche Verantwortung hat und wer welche grundsätzlichen Entscheidungskompetenzen hat	❑	❑

Themen	ist gegeben	nein, ist derzeit nicht gegeben
Die Einrichtung verfügt über ein Unternehmensleitbild, welches das Grundverständnis der Einrichtung widerspiegelt. Leitbild-Grundsätze wie „Bewohnerorentiertheit" oder „Qualitätsbewusstsein" spiegeln sich in der Arbeit der Pflegenden und der Leitungskräfte überprüfbar wider	❏	❏
Die Qualifikation der MitarbeiterInnen ist auf die Bedürfnisse und Interessen der Bewohner abgestimmt	❏	❏
Es bestehen klare Delegationsregelungen, aus denen hervorgeht, wer was auf andere delegieren kann	❏	❏

Auf der Ebene der Prozessqualität bedeutet Risikomanagement die Beachtung der folgenden Aspekte

Themen	ist gegeben	nein, ist derzeit nicht gegeben
Arbeitsabläufe orientieren sich primär an den Bedürfnissen der Bewohner und nicht an einem „möglichst reibungslosen Stationsablauf"	❏	❏
Die Pflegeplanung der Mitarbeiter hat mögliche Risiken im Blick	❏	❏
Es ist klar, wer, wann, welche freiheitsentziehenden Maßnahmen anwenden und verantworten kann	❏	❏

Themen	ist gegeben	nein, ist derzeit nicht gegeben
Bewohner, die häufig weglaufen, tragen einen Zettel mit ihrem Namen, der Telefonnummer und der Anschrift der Einrichtung bei sich	❏	❏
Allen MitarbeiterInnen ist klar und für alle nachvollziehbar ist „was passiert, wenn was passiert", d. h., wenn ein dementer Bewohner das Haus unkontrolliert verlässt, sind die einzuleitenden Schritte (Polizei verständigen, Mitarbeiter geht suchen etc.) den MitarbeiterInnen als „innere Handlungsanleitung" klar	❏	❏

Die zweite Säule des Risikomanagements betrifft die Klärung von Verantwortung und Mitverantwortung. Auch hier kann anhand der folgenden Checkliste von den Pflegenden überprüft werden, ob diese Säule konzeptionell geklärt ist.

Themen	ist gegeben	nein, ist derzeit nicht gegeben
Heimverträge sind eindeutig und legen dar, wo die Grenzen der Haftung für das Heim und seine MitarbeiterInnen liegen	❏	❏
Angehörige sind sich ihrer Rolle bewusst; sie werden in schwierige Entscheidungsfindungsprozesse regelmäßig mit einbezogen	❏	❏

Themen	ist gegeben	nein, ist derzeit nicht gegeben
Die Kooperation mit den Ärzten der Bewohner ist für MitarbeiterInnen und Ärzte eindeutig: Es ist klar, wer welche (Anordnungs- oder Durchführungs-)Verantwortung hat; was Pflegefachkräfte eigenverantwortlich tun dürfen und was nur unter regelmäßiger Kontrolle durch den Arzt durchgeführt werden darf. Die Dokumentationsverantwortung des Arztes ist geklärt	❏	❏
Das Heim hat eine Betriebshaftpflichtversicherung für seine Mitarbeiter abgeschlossen. Den Mitarbeitern ist klar, wo das Heim die Haftungsverantwortung übernimmt und wo dies nicht mehr der Fall ist und Mitarbeiter eigenverantwortlich für Schäden aufkommen (und deshalb eine Berufshaftpflichtversicherung abschließen sollten![90]).	❏	❏
Überlastungssituationen werden umgehend mit den Leitungsverantwortlichen besprochen werden. Als ultima ratio eine Überlastungsanzeige an die Pflegedienst- oder Heimleitung schriftlich formuliert. Aus ihr ist die Situation und vor allem der Hinweis auf bisherige Versuche die belastende Situation abzustellen zu entnehmen.	❏	❏

---

90 Berufshaftpflichtversichert ist man i. d. R. automatisch als Mitglied eines Berufsverbandes oder einer Gewerkschaft. Genaue Klärung des Versicherungsumfanges wird empfohlen.

> **Wichtig**
>
> Die Angst vor Haftung bestimmt in der Pflege häufig das Denken und blockiert das Handeln!
> Ein verantwortlicher Umgang mit Risiken minimiert die Gefahr der Haftung und gibt Pflegenden mehr Raum und Zeit für die Belange der Bewohner.
> Risikomanagment ist Ausdruck wahrgenommener Qualitätssicherung.

Im Pflegealltag macht es Sinn, in interdisziplinär besetzten Arbeitsgruppen (neudeutsch: Qualitätszirkeln) gemeinsam mit Vertretern der Angehörigen die auftretbaren Risiken der Arbeit mit gerontopsychisch veränderten Bewohnern zu erörtern und folgende Punkte genauer zu diskutieren und die Ergebnisse hierzu schriftlich festzuhalten und in die Pflegeplanung und -durchführung zu integrieren.

▷ Einschätzung und Klärung der Gefahr.
  Wo liegen die konkreten Ursachen der Gefahr?
▷ Erarbeitung von Reaktionsmöglichkeiten in der konkreten Situation.
  Austausch und Verständigung über ein einvernehmliches und einheitliches Handeln in konkreten Risikosituationen.
▷ Vorschläge für präventive Maßnahmen erarbeiten.
  Gerade hier ist der Einbezug von Angehörigen unersetzbar und wichtig; pflegeplanerisches Arbeiten notwendig.

Die Senatsverwaltung für Soziales, Berlin, hat hierzu eine hervorragende Arbeitshilfe (basierend auf einer Arbeitshilfe des Gesundheitsministeriums des Landes Baden-Württemberg) herausgegeben, die leider zur Zeit vergriffen ist.

*Jede menschliche Situation
kann von außen betrachtet werden
– so, wie andere sie empfinden –
und von innen heraus, so, wie das
Individuum, das sie durchlebt, sie empfindet*

(Simone de Beauvoir)

X. Der verwirrte Mensch

1. Die Entdeckung der Langsamkeit – Ursachenklärung und Biographiebetrachtung: die Erkundung einer Landschaft

Als der Seefahrer John Franklin Anfang des 19. Jahrhunderts einen Weg durch das nördliche Polargebiet suchte, der heute als die Nord-West-Passage bekannt ist, wusste er nicht, ob es einen solchen Weg überhaupt gibt, aber er war überzeugt davon.

Es war die Suche nach einem Weg durch ein bis dahin völlig unbekanntes Land.

Franklin litt seit seiner Kindheit unter einem „Handicap": er war langsam, wesentlich langsamer als seine Zeitgenossen, die ihn ungeduldig ertrugen. Diese Langsamkeit stellte sich jedoch im Lauf seines Lebens als wertvoll und unersetzbar für seinen Beruf heraus.

Die Suche nach den Ursachen verwirrten Verhaltens einzelner Bewohner und die Erforschung ihrer Lebensgeschichte (Biographie) ist von ähnlichen Paradigmen geprägt, wie das Leben und die Arbeit des John Franklin.

„John war mit einem Male stark genug, die Ungeduld der anderen zu ertragen, und damit war ihr Spiel zu Ende."

„Er hat den Mut, Wiederholungen zu verlangen, Ungeduld nicht zuzulassen, anderen die eigene Geschwindigkeit aufzuzwingen zum Besten aller: ‚Ich bin langsam. Richten Sie sich bitte danach'." (Sten Nadolny: Die Entdeckung der Langsamkeit[91]).

Die Arbeit mit gerontopsychisch veränderten Menschen erfordert die Klärung der Ursachen ihrer Verwirrtheit und dies setzt die Auseinandersetzung mit ihrer Biographie voraus. Das bedeutet Geduld aufzubringen und nicht aufzugeben. Auch die Suche nach der Nord-West-Passage erforderte Behutsamkeit und Beharrlichkeit – ebenso ist es in der Arbeit mit verwirrten Menschen.

Jeder dritte Bewohner reagiert – wie oben bereits erwähnt – auf den i. d. R. unvorbereiteten Heimeinzug mit Verwirrtheitszuständen, die schnell zur dauerhaften Verwirrtheit

---
[91] u. a. erschienen in Serie Piper, München, Mai 1998

werden, wenn nicht nach den – vielfach nahe liegenden – Ursachen gesucht wird. Der plötzliche, unvorbereitete Heimeinzug stellt einen der wesentlichen Gründe eines sog. „Durchgangssyndroms" dar. Die neue ungewohnte und ungewollte Umgebung verwirrt den alten Menschen.

Man kann sich selber mal fragen, wie man sich fühlt, wenn man ein Hotelzimmer gebucht hat und dann erfährt, dass dieses belegt ist und als – unumgängliche Alternative – ein Doppelzimmer angeboten bekommt, das bereits von einem fremden Menschen bewohnt wird.

Für den neuen Heimbewohner (über 50 % der Pflegeheim-Bewohner kommen direkt aus dem Krankenhaus) ist die Situation um ein Vielfaches schlimmer, da der Ruf der Altenheime als „Endstationen" letzte Aufenthaltsorte zu sein für die meisten älteren Menschen schnell zur knallharten Realität wird.

Zwar leben nur fünf Prozent aller über 65-jährigen alten Menschen in „Sonderwohnformen"; diese Zahl birgt jedoch einen trügerischen Fehlschluss in sich: Jede vierte Frau und jeder 10. Mann lebt irgendwann innerhalb ihres/seines Lebens in einem Alten(pflege)heim: in der Regel im letzten Lebensabschnitt.

Anhand des folgenden Fragenkatalogs können Ursachen einer Verwirrtheit baldmöglichst abgeklärt werden. Hierbei sind somatische Gründe – durch bisherige bzw. noch zu erstellende Diagnosen – auszuschließen.

Folgende Vorgehensweise empfiehlt sich bei der Abklärung möglicher Ursachen (nach Senatsverwaltung für Soziales Berlin, Arbeitshilfe Freiheitsbeschränkende und -entziehende Maßnahmen, Berlin, 1994):

Frage	geklärt	ist noch zu klären
1. Liegt eine akute oder eine vorübergehende Verwirrtheit vor?	❑	❑
2. Führen körperliche oder psychische Faktoren zur Verwirrtheit?		
• Sauerstoffmangel des Gehirns	❑	❑
• Hirnstoffwechselstörungen	❑	❑
• Hirnerkrankungen	❑	❑
• Wahrnehmungsstörungen (Seh- oder Hörbehinderungen)	❑	❑

Frage	geklärt	ist noch zu klären
• körperliche Beeinträchtigungen (Inkontinenz)	❏	❏
• Ausscheidungsschwierigkeiten (Stuhl-, Harndrang, Verstopfung)	❏	❏
• Schlafstörungen	❏	❏
• Schmerzen	❏	❏
• Beeinträchtigung der Berührungsempfindung	❏	❏
• psychische Erkrankungen	❏	❏
3. Welche Medikamente erhält der Bewohner?	❏	❏
4. Sind die Medikamente aufeinander abgestimmt (Neben-, Wechselwirkungen)?	❏	❏
5. Hat der Bewohner ausreichend Bewegung?	❏	❏
6. Leidet er unter seinem Rollenverlust?	❏	❏
7. Kann der Bewohner seine individuellen Bedürfnisse befriedigen?	❏	❏
8. Fühlt sich der Bewohner einsam oder verlassen?	❏	❏
9. Zieht sich der Bewohner zurück, warum?	❏	❏
10. Inwieweit belastet ihn die (neue) Heimsituation?	❏	❏
11. Entspricht die Ernährung seinen Bedürfnissen?	❏	❏
12. Trinkt der Bewohner genug?	❏	❏
13. Wie sieht die familiäre Situation aus, welche Belastungen gibt es?	❏	❏
14. Beeinträchtigt die Raumsituation den Bewohner?	❏	❏
15. Hat der Bewohner Angst (durch falsche Wahrnehmung der Situation)?	❏	❏

Frage	geklärt	ist noch zu klären
16. Inwiefern bestimmen Eigenarten und Charaktermerkmale sein Verhalten?	❏	❏

Dabei sollten Pflegekräfte bei der Abklärung dieser möglichen Ursachen stets behutsam vorgehen. Im Vordergrund steht das Wohlbefinden des Bewohners und nicht die möglichst zügige Abklärung aller Fakten oder Fragen!

Eine „Pflege-Diagnose" kann auch zu einem weiteren Stress- und Verwirrtheitsfaktor werden, wenn keine fachgerechte Abwägung der Belange erfolgt.

Ein wichtiger Ansatz zu einer bedürfnis-orientierten Pflege zu gelangen, stellt ohne Zweifel die Betrachtung der Biographie dar. Dabei ist bei dementen Bewohnern die Fremdanamnese der Angehörigen von Relevanz. Anamnese bedeutet „aus der Erinnerung heraus".

Angehörige haben vor dem Heimeinzug häufig eine lange Zeit die Pflege und Betreuung übernommen. Sie haben auch den Wandel des Bewohners vom „normalen" Menschen zum dementen Menschen miterlebt. Sie haben – auch dies darf man nicht verkennen – den dabei häufig erlebten Rollentausch erfahren: aus der eigenen Mutter wurde ein hilfsbedürftiger Mensch, der die Tochter nun in die Rolle der „sorgenden Mutter" und die demente Mutter in die Rolle einer abhängigen „Tochter" versetzte.

Viele Angehörige sind zunächst ratlos angesichts der sich verändernden Situation oder sie schämen sich, weil ihr pflegebedürftiger Angehöriger nun im Heim leben soll.

Das konsequente Zusammentragen biographischer Daten ist für die weitere Entwicklung der Pflege im Heim und das Leben der BewohnerIn von entscheidender Bedeutung. Umgekehrt benötigen Angehörige Informationen über das Leben im Heim und die damit verbundenen Möglichkeiten und Grenzen. Und sie brauchen den ernsthaften Hinweis, dass sie weiterhin eine Bedeutung für das Wohlergehen ihres verwirrten Angehörigen haben.

Nochmal Sten Nadolny über John Franklin, den Seefahrer und Polarforscher:

„... Je eifriger er die wirklichen Erlebnisse beschrieb, desto mehr schienen sie zurückzuweichen. Was er aus Erfahrung kannte, verwandelte sich durch Formulierung in etwas, was er selbst sah wie ein Bild. Die Vertrautheit war weg, dafür ein Reiz der Fremdheit da. Irgendwann hatte John angefangen, darin eher einen Vorzug als einen Nachteil zu sehen, obwohl es

gemessen an dem Ziel, Vertrautes zu beschreiben, eigentlich eine Enttäuschung war."

In der Zielbeschreibung der Biographiearbeit geht es leider allzu sehr um die manifesten Eckpfeiler des Lebens, um die chronologischen Ereignisse, die wir alle erleben: Kindheit, Jugend, Partnerschaft, Beruf, Eltern sein, Ruhestand etc.

Es kann durchaus hilfreich sein, ein Biographieformularblatt zu erstellen, dass die unterschiedlichen Begebenheiten im Leben eines Bewohners (biographische Eckpfeiler) zwischen Kindheit, Jugend, Erwachsenenalter und Beruf, Partnerschaft und Familie sowie Ruhestand kalendarisch zuordnet.

Möchten wir jedoch die ganze Landschaft besser kennen lernen und den hierin lebenden verwirrten Menschen besser erfahren, dürfen wir uns hierauf nicht beschränken. Es ist zu fragen, was bedeuten diese Eckpfeiler seines Lebens individuell für diesen Menschen. Wie hat er sie subjektiv erfahren, wie haben sie ihn geprägt?

Es geht nicht nur um bekannte, kollektiv erlebte Merkmale der Lebensgeschichte, sondern vielmehr um die den Pflegenden unvertrauten, die individuellen Aspekte, die einer genaueren Betrachtung zu unterziehen sind. Für die Pflege dementer Menschen sind sie wichtiger als die hinlänglich bekannten, kalendarisch einzuordnenden Begebenheiten des Lebens, die wir – mehr oder weniger – alle durchlaufen.

Frühere und aktuelle Gewohnheiten spielen gerade im Umgang mit verwirrten Bewohnern eine wichtige Rolle. In liebgewonnen Gewohnheiten haben wir uns „einmöbliert", wir fühlen uns darin behütet, zu Hause und sicher.

Gewohnheiten sind Ausdruck der persönlichen Identität und helfen diese zu stabilisieren, sie bilden ein Fundament, auf dem der Alltag gestaltet werden kann.

Der Ist-Zustand eines neuen Heimbewohners weicht häufig von seinen Bedürfnissen und Gewohnheiten ab, da er durch den gravierenden Lebenseinschnitt des Heimeinzuges und zusätzlich oft durch eine akute Krankheit oder Pflegebedürftigkeit überdeckt wird. Deshalb ist es sinnvoll, den Blick über eine längere Zeit der Vergangenheit zu richten, um so zu klären, wie dieser Mensch „sonst" war bzw. sein kann.

Nochmals Sten Nadolny:

„Zwar wurde die Nord-West-Passage nicht gefunden, aber die Reise war dennoch erfolgreich: eine beträchtliche Küstenstrecke war erforscht und kartographiert; und die ethnographischen Aufzeichnungen waren zahlreich und gut."

Und ganz zum Schluss seines Lebens fand Franklins Mannschaft dann doch die Nord-West-Passage. Dass diese für die Seefahrt nicht von Nutzen war und ist, was spielt es für eine Rolle?

2. Eigensinn tut gut!
Oder: Der Umgang mit dem Wohlbefinden

In der Altenpflege wird in den letzten Jahren sehr viel von der „Aktivitätspflege" und von der „Förderung und Erhaltung der Selbstständigkeit" gesprochen.

Was heißt: Selbstständigkeit fördern? Sicherlich ist es allein schon aus Gründen der Erhaltung des Selbstbewusstseins, der persönlichen Identität sinnvoll, die Selbstständigkeit der Heimbewohner zu fördern.

Aber aus einem Fördern darf kein Fordern werden!

Viel zu schnell stülpen Pflegekräfte *ihre* Vorstellung von Selbstständigkeit den Bewohnern über. Die Folgen sind zwar häufig sichtbare Erfolge (die weniger die Bewohner brauchen, sondern die Pflegekräfte für ihre eigene Motivation), die allerdings kritisch zu betrachten sind.

Das Verständnis des Pflegenden von Selbstständigkeit ist nicht immer das gleiche, welches der alte Heimbewohner hat.

Nicht jeder Bewohner, der dazu angehalten wird, sich z. B. selbstständig zu waschen, empfindet dies für sich als eine „Bereicherung" oder als eine „Wohltat".

Oft stehen der damit verbundene Stress für den Bewohner und die möglicherweise dadurch erreichte Selbstständigkeit und Zufriedenheit in keinem Verhältnis zueinander.

Eine individuelle Abwägung, resultierend aus einer genauen Wahrnehmung und (wo möglich) Absprache zwischen Pflegekräften und Bewohner, sowie eine sensible Pflegeplanung sind unabdingbar!

Vorrangiges Ziel sollte es m. E. sein bzw. werden, die *Eigenarten* der Bewohner zu kennen, zu fördern und zu erhalten.

Erhalt der Selbstständigkeit heißt also zunächst: Leben dürfen der Eigenarten.

Gerade im Altenheim mit seinen für Pflegebedürftige und verwirrte Bewohner oft desillusionierenden Realitäten ist es für Verwirrte wichtig, Identifikation zu erfahren; sich selbst wahrnehmen zu können und zu dürfen.

Ob dies mit dem hinlänglich bekannten „Realitäts-Orientierungs-Training" erreicht wird, ist fraglich. Welche Realität wollen Pflegende den Verwirrten damit eigentlich „antrainieren": ihre eigene oder die des alten und ver-rückten Menschen?

Die alltäglichen Gegenstände des Lebens zu der jeweiligen Zeit wieder-erkennen zu können und wahrzunehmen reicht aus; es ist in vieler Hinsicht überflüssig (und häufig mit unnötigem Stress für den Bewohner verbunden) diese auch noch während des gesamten Tagesablaufs immer wieder ertasten, benennen und erkennen zu müssen.

Auch das in Altenheimen anzutreffende Kontinenztraining hat mit den eigentlichen Bedürfnissen eines alten Menschen oft wenig zu tun. Versuchen Sie einmal im gleichen Rhythmus Stuhl und Wasser zu lassen, so wie es von vielen Heimbewohnern verlangt wird.

Jan Wojnar schilderte auf einem Kongress der Deutschen Gesellschaft für Gerontologie und Geriatrie in Hamburg sehr treffend, was Kontinenztraining für alte Menschen im Altenheim bedeuten kann:

„Wenn Sie völlig unbedarft auf einer Pflegestation eines Altenheims zwei in Weiß gekleidete Pflegekräfte antreffen, die einen alten Mann rechts und links mit den Armen verschränkt zwischen sich nehmen und mit ihm zur Toilette gehen, die Türe hinter sich schließen und sie hören nur noch ein lautes Schreien, dann wissen sie was Kontinenztraining aus Sicht eines Heimbewohners sein kann."[92]

Die behandlungspflegerische Fixiertheit vieler Pflegekräfte hat einen konkreten Hintergrund: Nicht nur, dass diese Themen gerne und häufig innerhalb ihrer Ausbildung von den entsprechenden Dozenten referiert und auch noch vorrangig geprüft werden; handelt es sich doch um den Bereich, der für Pflegekräfte wie andere Beteiligte (z. B. den MDK der Pflegekassen) „messbar" ist. Eine Spritze, die ich setze, kann ich im Verordnungsblatt der Dokumentation angeben, einen Katheter, den ich lege, kann ich sehen, bei einer Wunde, die ich versorge, kann jeder den Heilungsprozess erkennen; wenn die Wundversorgung fachgerecht durchgeführt wurde.

Aber wer betrachtet es als eine qualifizierte und sinnvolle Arbeit, einen verwirrten Heimbewohner vor Selbst- oder Fremdgefährdung zu schützen, ohne dabei sein Selbstbestimmungsrecht einzuschränken.

Wie lässt sich hierbei Pflegequalität messen und belegen?

Wie lässt sich individuelles Wohlbefinden messen, zeigen und belegen?

Solange Leistungen, die gezielt das Wohlbefinden eines Heimbewohners fördern nicht als anerkannte Standards erfasst und festgelegt werden, können sie auch nicht mit Leistungsträgern abgerechnet werden. So brauchen wir uns nicht zu wundern, dass Pflegearbeit nach anderen Maßstäben bewertet wird und Pflegekräfte sich vorrangig an gesellschaftlich (und kassenrechtlich) anerkannten Leistungen orientieren.

Welcher Heimleiter bewertet das abgewogene und durchdachte „aus dem Haus gehen lassen" einer Heimbewohnerin als Leistung seiner Pflegekräfte?

Zunächst wird doch vermutet, dass die Pflegekräfte ihre Aufsichtspflicht vernachlässigt haben.

Wichtiger als jede Diskussion um die mögliche Verletzung der Auf-

---

[92] Jan Wojnar: Vortrag im Rahmen der Veranstaltung „Zukunft der Pflege" vom 07. 10. bis 09. 10. 93 in Hamburg

sichtspflicht erscheint es mir, relevante biographische Anknüpfungspunkte zu erforschen und aktuelle wie verschüttete Bedürfnisse aufzudecken und hiermit durch gezielte Angebote zum Wohlbefinden des Verwirrten beizutragen.

Auch die Pflegeplanung sollte sich prinzipiell an den vorhandenen Ressourcen orientieren und Maßnahmen entwickeln, die diese fördern, anstatt vorrangig Defizite zu beschreiben, die es „aktivierend" aufzuheben gilt.

Ein Pflegeplanungsziel, welches die Selbstbestimmung individuell fördert und erhält, ist in der Regel wichtiger und realistischer zu erreichen als das Pflegeziel, die Inkontinenz (ohne das Einverständnis des Bewohners) zu beseitigen.

Die – vertraglich geschuldeten – Angebote müssen also auf die Biographie des Bewohners abgestimmt werden.

Welche Eigenarten, Bedürfnisse und Wünsche hatten die Bewohner vor dem Heimeinzug?

Welche sind ihnen heute noch (oder wieder) wichtig?

Was bieten Sie ihnen diesbezüglich an?

3. Demenz und Verwirrtheit

Nicht nur von Pflegekräften, sondern ebenso von Haus- und Fachärzten wird der Begriff Demenz (lat.: ohne Geist sein) uneinheitlich gebraucht. Gleiche Sachverhalte werden mit unterschiedlichen Begriffen versehen. Um als Pflegekraft Verhaltensweisen dementer Menschen verstehen und zuordnen zu können, bedarf es zunächst einer Klärung der Begriffe und Symptome. In der Auseinandersetzung mit dem Thema Demenz und Verwirrtheit dokumentiert sich die Notwendigkeit theoriegeleitet zu arbeiten (vgl. Kap. VII, Pkt. 3).

Ungenaue bzw. fälschlicherweise gebrauchte Namen für Demenz sind:
▷ Psychoorganisches Syndrom,
▷ Hirnorganisches Psychosyndrom (HOPS),
▷ Zerebralsklerose,
▷ Verkalkung,
▷ Hirnleistungsstörungen,
▷ Durchblutungsstörungen des Gehirns,
▷ zerebrale Insuffizienz.

Hierbei handelt es sich um *Oberbegriffe* von Krankheiten, die zwar häufig mit einer Einschränkung der geistigen Leistungsfähigkeit einhergehen, aber nicht unbedingt eine Demenz darstellen. Sie tragen wenig zu einer Klärung bei.

Der Begriff Demenz beschreibt ein *klinisches* Zustandsbild unabhängig von seinen *Entstehungsbedingungen*. Er setzt nicht voraus, dass das Leiden chronisch oder irreversibel verläuft: Je nach Erkrankungsalter und Kausalität können Demenzen auch wellenförmig ablaufen, sich teilrestituieren (teilweise wieder zurück bilden) oder vollständig reversibel (umkehrbar) sein.[93]

Der Ausdruck Demenz steht nicht für eine bestimmte Krankheit, sondern ist ein Name für *eine Kombination von Beschwerden, die bei vielen Krankheiten vorkommen können.* Demenz ist ein Symptom vieler Krankheiten, bei denen es im Verlauf des Lebens zu einem Verlust der geistigen Leistungsfähigkeiten kommt. Dieser Verlust ist so stark, dass es zu Beeinträchtigungen im täglichen Leben (zum Beispiel bei der Versorgung des Haushalts oder im Kontakt zu Mitmenschen) kommt.[94]

Krankheitszeichen einer Demenz sind Verknüpfungen verschiedenartiger Störungen. Hierzu zählen insbesondere:
▷ Gedächtnisstörungen
▷ Störungen des Denkens und des Urteilsvermögens
▷ Orientierungsstörungen
▷ Benennungsstörungen (Anomie)
▷ Sprachstörungen (Aphasie)
▷ Störungen des Erkennens (Agnosie)
▷ Störungen bei Bewegung und Handlung (Apraxie)
▷ Lese-, Schreib- und Rechenstörungen (Alexie, Agraphie, Akalkulie)
▷ Antriebs- und Aufmerksamkeitsstörungen
▷ Persönlichkeitsstörungen.[95]

Die Internationale Klassifikation von Krankheiten (ICD) fordert für die Feststellung einer Demenz sowohl eine entscheidende Abnahme der intellektuellen Leistungsfähigkeiten mit einer Abnahme des Gedächtnisses und des Denkvermögens als auch eine Beeinträchtigung in den persönlichen Aktivitäten des täglichen Lebens.

Eine zuverlässige klinische Diagnose „Demenz" ist nur möglich, wenn die Hirnleistungsstörungen seit mindestens 6 Monaten deutlich vorhanden sind.

Grundlegend zu unterscheiden ist zwischen einer primär degenerativen und einer sekundären Demenz.

Primär bedeutet von Anfang an, zu Beginn, ursprünglich, übergeordnet.

Degenerativ bedeutet mit einem Abbau (von Zellbestandteilen, Zellen oder Organen und deshalb mit Fehlfunktionen) verbunden.

Da die genaue Ursache der meisten zu einer Demenz führenden Krankheiten noch unbekannt sind, bezeichnet man z. Zt. diese Demenzen (unbekannter Entstehung) als *primäre Demenzen.*

Die beiden wichtigsten primären Demenzformen sind
▷ DAT = Demenz vom Alzheimer-Typ (degenerative Demenz)
▷ Pick-Krankheit (tritt wesentlich seltener auf als die DAT und bei im Durchschnitt 20 Jahre jüngeren Menschen).

---

93 Ingo Füsgen, Demenz – Praktischer Umgang mit Hirnleistungsstörungen, 3. Aufl. in Schriftenreihe Geriatrie Praxis, MMV Medizin Verlag, München, 1995, S. 16
94 Günther Krämer in Alzheimer-Krankheit Trias Thieme-Verlag, Stuttgart, 1996
95 a. a. O. S. 38

Die primär degenerative Demenz ist durch einen langsam fortschreitenden Krankheitsverlauf gekennzeichnet.

Die *sekundäre Demenz* ist die Folge einer anderen, behandelbaren oder unheilbaren Krankheit. Hier wird besonders deutlich, was bereits oben erwähnt wurde, dass eine Demenz i. d. R. ein vieldeutiges Zeichen sehr unterschiedlicher Erkrankungen sein kann, die zu einer Störung der Funktion von Nervenzellen des Gehirns führen kann.

Bei den sekundären Demenzformen kann es sein, dass die der Demenz zugrunde liegende Krankheit behandelbar ist und somit auch in Folge einer Behandlung die Demenz rückbildbar ist; auch wenn eine völlige Rückbildung selten ist.

Die häufigste Ursache solcher sekundärer Demenzen stellen nach derzeitigem Kenntnisstand Stoffwechselstörungen, einschließlich Hormon- und Elektrolytstörungen und Vitaminmangelzustände dar sowie die Nebenwirkungen von Medikamenten oder Vergiftungen mit Drogen und Umweltgiften.

Die Behebung verschiedener Blut-, Leber-, Nieren-Schilddrüsen, Nebenschilddrüsenerkrankungen kann zu einer teilweisen Rückbildung einer damit einhergehenden sekundären Demenz führen. Ebenso die Behebung von Vitaminmangel (B 1, B 6, B 12) und Folsäuremangel.[96]

Es gibt über 50 verschiedene Krankheiten, die mit einer Demenz einhergehen können. Viele davon sind allerdings sehr selten.

Häufige Ursachen für eine sekundäre Demenz sowie andere Krankheiten, die eine Demenz verursachen oder vortäuschen können, sind:[97]

▷ Gefäßkrankheiten
 können zu einer *vaskulären Demenz* (früher auch MID, Multi-Infarktdemenz genannt) führen;
▷ Parkinson-Krankheit
 typische Zeichen: erhöhte Muskelspannung, Ruhezittern (Tremor), verminderte Beweglichkeit;
▷ Tumore
 Hirntumore und Tochtergeschwülste, andere Raumforderungen im Hirn, chronisches Subturalhämatom (Blutung zwischen Innenseite der Schädelknochen und dem Gehirn);
▷ Kopfverletzungen
 Traumen des Gehirns (z. B. sog. Boxer-Demenz durch jahrelange Mikro-Traumen);
▷ Autoimmun-Krankheiten
 z. B. Multiple Sklerose (MS);
▷ Entzündliche Krankheiten
 HIV-Infektion (AIDS) mit Befall des Nervensystems oder Tuberkulose.

Die *vaskuläre Demenz* ist durch ein stufenweises, abruptes Fortschreiten der Krankheit gekennzeichnet.

Es gibt durchaus auch Mischformen von Alzheimer- und vaskulärer Demenz (bei ca. 14 % aller Demenzformen).

---
96 a. a. O.
97 a. a. O. S. 42

Abb. 10: Unterschiede zwischen der Demenz vom Alzheimer-Typ und einer vaskulären Demenz, die für die Wahrnehmung durch Pflegende von Bedeutung sind[98]

Indikatoren:	Alzheimer-Krankheit	vaskuläre Demenz
Beginn:	unmerklich	meist plötzlich
Beschwerden:	betreffen alle geistigen Funktionen	manche geistigen Funktionen bleiben erhalten
Verlauf:	langsam schlechter werdend	meist plötzlich und stufenweise schlechter werdend; zum Teil aber auch langsam schlechter werdend
Geschlecht:	kein Unterschied	Männer sind häufiger betroffen
Bluthochdruck:	durchschnittlich häufig	überdurchschnittlich häufig (80 %)
Schlaganfälle in der Vorgeschichte:	fehlen normalerweise	häufig (aber nicht immer)
Lähmungen:	fehlen normalerweise	häufig
Taubheitsgefühle:	fehlen normalerweise	häufig
EEG:	allgemein verändert	umschrieben verändert
CT / MRT[99]	allgemeine Atrophie besonders kortikal	umschriebene Defekte besonders subkortikal

Die Alzheimer-Krankheit ist des Weiteren noch zu unterscheiden von einer depressiven Pseudo-Demenz. Ein wesentliches Unterscheidungsmerkmal ist darin zu sehen, dass Alzheimer-Kranke in der Regel die mit der Krankheit einhergehenden Probleme herunterspielen, während depressive Patienten von sich aus hierüber sehr häufig klagen. Auch sind die Gedächtnisstörungen bei einer depressiven Pseudo-Demenz nicht so ausgeprägt wie beim Vorliegen einer Alzheimer-Krankheit. Die wichtigsten Unterschiede sind in Abbildung 11 dargestellt. Es ist jedoch zu beachten, dass es auch hier wieder Mischformen – konkret: einer Alzheimer- und einer depressiven Pseudo-Demenz – geben kann.

Wie aus der untersten Reihe der Tabelle in Abb. 10 hervorgeht, kann des Weiteren zwischen *kortikaler* Demenz und *subkortikaler* Demenz unterschieden werden.

Die kortikale Demenz ist eine Demenz aufgrund von Veränderungen in der Hirnrinde.

Bei der subkortikalen Demenz stehen neben der Vergesslichkeit meist Veränderungen der Persönlichkeit mit dem Verlust von Spontanität oder Antriebsmangel, aber auch vermehrter Reizbarkeit im Vordergrund.

Wegen der zahlreichen Misch- und Übergangsformen ist eine

---
[98] nach G. Krämer in Alzheimer-Krankheit a.a.O.
[99] CT = Computertomographie, MRT = Magnetresonanztomographie

Abb. 11: Einige Unterschiede zwischen der Alzheimer-Krankheit und einer depressiven Pseudo-Demenz, die für die Pflege Dementer von Bedeutung sind[100]

Indikatoren:	Alzheimer-Krankheit	Depressive Pseudo-Demenz
Alter:	meist ab dem 7. Lebensjahrzehnt	jedes Erwachsenenalter
Beginn:	unmerklich (über Monate bis Jahre)	meist rasch in Stunden bis Tage
Ähnliche Episoden in der Vorgeschichte:	nein	häufiger
Arztbesuch:	oft erst auf Drängen der Angehörigen	oft aus eigenem Antrieb
Klagen:	selten, eher ungenaue Beschwerdeschilderung	häufig, meist genaue Beschwerdeschilderung
Tagesschwankungen:	oft abends oder bei Müdigkeit	meist morgens schlechter
Stimmung:	wechselnd, leicht umstimmbar	gleichbleibend depressiv
Angst:	gering	Versagensangst
Aufmerksamkeit, Konzentration:	gestört	meist nicht gestört
Schuldgefühle:	nein, beschuldigt häufiger andere	ja, häufiger
Wahnideen:	nicht einfühlbar	einfühlbar (Schuld- und Krankheitswahn)
Verhalten:	meist unbesorgt, fordernd	meist sehr besorgt, unsicher, zurückhaltend
Körperpflege:	wird vernachlässigt	bleibt unauffällig
Antwort auf Fragen:	oft „knapp daneben"	oft „ich weiß nicht"
Anstrengung bei Aufgaben:	bemüht sich, Freude bei Bewältigung	kaum Bemühung, lustlos
Gedächtnisstörungen:	mehr Kurzzeitgedächtnis (kaum Klagen)	Kurz- und Langzeitgedächtnis (starke Klagen darüber)
Andere kognitive Störungen:	fast immer	nein; keine Aphasie, Apraxie, Anomie usw.
Leistungsfähigkeit:	gleichbleibend schlecht	zeitweise gut, erhaltene praktische Fähigkeiten
Nächtliche Unruhe und Verwirrtheit:	oft	selten
Sexuelle Bedürfnisse:	eher ungestört	eher gestört
Medikamente/ Alkohol:	selten Missbrauch	häufiger Missbrauch

---

100 nach G. Krämer a. a. O.

Indikatoren:	Alzheimer-Krankheit	Depressive Pseudo-Demenz
Verlauf:	langsam schlechter werdend, stetiger Verlauf	meist rasch schlechter werdend, wechselnder Verlauf
Antidepressive Therapie:	ohne Einfluss auf Denkstörungen	bessert Denkstörungen
Dauer:	chronisch, bleibend	akut, vorübergehend

Unterscheidung der Demenzen in kortikale und subkortikale Formen ebenso schwierig wie zwischen primärer und sekundärer Form.

Die Alzheimer-Demenz zählt man zu den kortikalen Demenzformen, ebenso die Pick-Krankheit. Demenzen, wie z. B. die durch die Parkinson-Krankheit bedingte Demenzform, die krankhafte Veränderungen in der Gehirnstruktur zur Folge hat, zählt man zu den subkortikalen Demenzformen.

Als Mischform gilt hier die vaskuläre Demenz, weil sowohl die Hirnrinde als auch der subkortikale Hirnbereich betroffen sind.

Die Alzheimer-Demenz (52 %), die vaskuläre Demenz (17 %) und Mischformen beider Demenzen (14 %) machen insgesamt über 80 % aller Demenzen aus.

Die restlichen – sekundären – Demenzen basieren auf internistischen (z. B. Exsikkose, Vitaminmangel etc.) und neurologischen Erkrankungen (Multiple Sklerose, Hirntumoren, Morbus Parkinson etc.).

Zu den begünstigenden Faktoren einer Demenz zählen insbesondere
- körperliche Faktoren,
- psychische Faktoren,
- sozio-kulturelle Faktoren,
- Umweltfaktoren.

G. Krämer[101] meint zu den kausalen Bedingungsfaktoren im Hinblick

---

[101] a. a. O.

Abb. 12: Allgemein begünstigende Faktoren einer Demenz, die für die Pflege erheblich sind

körperliche Faktoren	Psychische Faktoren	Sozio-kulturelle Faktoren	ökologische oder Umweltfaktoren
• gestörter Hirnstoffwechsel • Hirnentzündung • zu wenig Essen und Trinken • schlecht hören, sehen • eingeschränkte Mobilität	• Angst • Abhängigkeit • Versagensängste • Selbstvorwürfe • unverarbeitete innere Konflikte • geistige Inaktivität	• Statusverlust • Isolation • Armut • Wohnverhältnisse	• Anregungsmangel • Ausstattungsmängel im Heim • Familäre Belastungen • Unfreiwillige Heimaufnahme • Pflegemängel im Heim

auf die Alzheimer-Demenz (der größten Gruppe Demenzerkrankter), dass mit großer Sicherheit das frühere Verhalten der Kranken einschließlich ihres Charakters keine ursächliche Rolle spielt. Auch haben in sich gekehrte, zurückgezogene Menschen kein erhöhtes Erkrankungsrisiko. Die Alzheimer-Erkrankung sei weder eine „Bestrafung" für einen schlechten Lebenswandel noch für eine ungesunde Ernährung oder anderes Fehlverhalten der Kranken und erst recht nicht für eine schlechte Betreuung durch die Partner oder Angehörigen.

Die Alzheimer-Demenz beginnt langsam und schleichend und entwickelt sich gewöhnlich auch in dieser Weise weiter. Stillstände und vorübergehende Verbesserungen des Zustandes sind durchaus möglich. Besonders die Gedächtnisstörungen sind nicht immer gleich und können sich von einem Tag auf den anderen, aber auch innerhalb von Stunden und Minuten verändern. So erinnern sich Betroffene manchmal plötzlich an längst vergessen Geglaubtes; kurze Zeit später wissen sie hierüber wiederum nichts.

Meist stehen Störungen des Gedächtnisses bzw. der Merkfähigkeit im Vordergrund. Es kann aber auch vorkommen, dass Sprach- und Orientierungsstörungen oder Störungen des Erkennens im Vordergrund stehen. Die Phasen mit geringen und mäßigen Störungen dauern durchschnittlich zwei bis drei Jahre.

Im weiteren Verlauf nimmt die Auffälligkeit und Häufigkeit der Krankheitszeichen mehr und mehr zu. Nächtliche Unruhe, zielloses Umherwandern, sich in den eigenen Räumlichkeiten verlaufen und verirren, Ruhelosigkeit tagsüber sind Kennzeichen dieser mittelschweren Störungen.

In einer weiteren Phase werden die Patienten zunehmend apathisch (antriebslos) und ziehen sich mehr und mehr aus ihrer Umwelt zurück. Sie unternehmen nichts und interessieren sich wenig bis gar nicht für etwas (Fernsehen, Unterhaltung mit anderen etc.). Die Körperpflege und die Kleidung werden zunehmend vernachlässigt. Die Sprache verlangsamt sich ebenso wie die Bewegungen. Sie gehen mit schlürfenden und kleinen Schritten und suchen oft nach Halt. Ohne Begleitung wagen sie sich nicht mehr aus dem Haus. Zeitweise sind sie gereizt und aggressiv.

Die Kranken sind nicht mehr in der Lage, kleine Verrichtungen durchzuführen. Sie wissen nicht mehr, wann es Tag und wann es Nacht ist und verlieren völlig die Kontrolle über Wasserlassen und Stuhlgang.[102]

In der Anlage findet sich die tabellarische Stadieneinteilung des Verlaufes der Alzheimer-Krankheit nach der von Reisberg erstellten globalen Verschlechterungsskala (engl.: Global Deterioration Scale, GDS).

---

102 a. a. O.

Wichtig ist dabei zu beachten, dass es selten zu einem „lupenrein" abgrenzbaren Verlauf kommt und sich die Phasen bei vielen Kranken überschneiden können.

Eine Demenz vom Alzheimer-Typ kann zeitweise verschlimmert sein durch folgende Faktoren:
▷ Entzündungen wie Blasen- und Lungenentzündung und andere auch leicht fieberhafte Infekte;
▷ gestörte Blut- und Nährstoffversorgung des Gehirns; verminderter Sauerstoffgehalt im Blut oder Diabetes;
▷ gestörter Kontakt mit der Umwelt durch Beeinträchtigung der Sinnesorgane wie reduzierte Seh- oder Hörfähigkeit, olfaktorische Störungen (Beeinträchtigung des Geruchssinns);
▷ Austrocknung aufgrund verminderter Flüssigkeitszufuhr, Fieber oder Durchfall (Dehydratation oder Exsikkose);
▷ Mangelernährung, z. B. durch einseitige Kost;
▷ Reduktion der funktionierenden Nervenzellen durch Schlaganfall oder Blutungen im Kopf;
▷ Medikamente, insbesondere Schlaf- und Beruhigungsmittel (Anticholinergika)[103], die zu einer verminderten Wirkung des bei der Alzheimer-Krankheit bereits gestörten cholinergenen[104] Übertragungssystems (s. hierzu Abb. 13);
▷ Alkohol beeinträchtigt die Leistungsfähigkeit des Gehirns.[105]

Anhand dieser Verschlimmerungsfaktoren wird ersichtlich, dass die tägliche Pflegearbeit, das Handeln und die Haltung der Pflegenden von entscheidender Bedeutung für den Verlauf und die Intensität der Demenz sind.

Begrifflich zu unterscheiden von der Demenz ist die „Verwirrtheit".

Abb. 13: Medikamente, die eine Demenz verschlimmern können:[106]

Schlafmittel	Schmerzmittel	Psychopharmaka
Barbiturate	Opiate	Antidepressiva
Benzodiazepine	Phenazon	Benzodiazepine
Bromide		Butyrophenone
		Lithium
		Phenothiazine

➡

---

103 Anticholinergika sind Medikamente, die die Reizübertragung vom Nervensystem zur Muskulatur durch Einwirkung auf den Übertragungsstoff Acetylcholin hemmen (Anwendung z. B. bei Morbus Parkinson oder bei hyperaktiven Patienten)
104 die Eigenschaften des Nervensystems betreffend
105 Aufzählung im Wesentlichen nach G. Krämer, a. a. O.
106 a. a. O.

Antihypertensiva	Antibiotika/	Anticholinergika/
Alphamethyldopa	Antimykotika	Spasmolytika
Betablocker	Chloramphenicol	Atropin
Clonidin	Griseofulvin	Belladonna-Alkaloide
Diuretika	Metronidazol	Butyscopolamin
	Penicillin	Propyphenazon
	Polymyxin	Trospiumchlorid
	Rifampicin	
	Sulfonamide	
Antiepiletika	Zytostatika	Diverse Stoffe
Brom	Asparaginase	Amphetamine
Ethosuximid	Cytarabin	Ciclosporin
Phenobarbital	Interferone	Digitalis
Phenytoin	Methotrexat	Disulfiram
Primidon	Vincristin	Ergotalkaloide
		L-Dopa
		Steroide
		Sulfonylharnstoffe

Abb. 14: Einige Umweltgifte, die eine Demenz verschlimmern können[107]

Metalle:	Aluminium, Arsen, Blei, Gold, Kadmium, Nickel, Quecksilber, Thallium, Wismut, Zinn
Organische Verbindungen:	Formaldehyd, Kohlenmonoxid, Kraft- und Treibstoffe, Methylalkohol, Organchlorverbindungen, Schwefelkohlenstoff, Schwefelwasserstoff etc.

Verwirrtheit ist ein Krankheitszeichen einer Demenz (s.o.). Der nicht ganz genaue Begriff des Verwirrtheitszustandes bezeichnet einzelne Symptome oder ein Syndrom (Symptomkomplex). Der Begriff Verwirrtheit darf nicht mit Demenz gleichgesetzt werden, weil Verwirrtheitszustände durchaus völlig unabhängig von einer Demenz auftreten können. Verwirrtheitszustände können jedoch auch Ausdruck einer Demenz sein oder einen Hinweis auf eine vorliegende oder beginnende Demenz darstellen.

Als Verwirrtheitszustand werden häufig verschiedene Formen einer Bewusstseinsstörung zusammengefasst, die vorübergehend oder auch dauernd sein können.

Bei Verwirrtheitszuständen ist vor allem die Orientierung gestört.

[107] nach Cummigs und Benson aus G. Krämer a. a. O.

Abb. 15: Vorübergehende und anhaltende Verwirrtheitszustände

Akute Verwirrtheit (vorübergehend)	Chronische Verwirrtheit (anhaltend)
Akute Verwirrtheit, z. B. bei Fieber oder hohem Blutzucker	Amnestisches Syndrom oder Korsakow-Syndrom[108]
Delir, z. B. bei Alkoholmissbrauch	Fortgeschrittene Demenz, z. B. Alzheimer-Demenz

Daneben bestehen typischerweise auch Störungen der Aufmerksamkeit, der Auffassung, des zusammenhängenden Denkens und des Gedächtnisses.

Die Betroffenen wirken rat- und hilflos, unruhig, aber auch überempfindlich. Sie können völlig passiv, aber auch übermäßig aktiv sein.

Bei vorübergehenden, akuten Verwirrtheitszuständen (z. B. dem Delir) sind die Betroffenen nur für Stunden bis Tage durcheinander und können Sinneseindrücke nicht mehr richtig einordnen. Nach Abklingen der Verwirrtheitszustände haben sie eine Erinnerungslücke. Chronische, dauerhafte Verwirrtheitszustände sind stets Ausdruck einer Demenz.

Bei Alzheimer-Patienten können Verwirrtheitszustände als Begleiterscheinung in den verschiedenen Phasen auftreten. Häufiger Auslöser in den frühen Phasen ist die plötzliche Umstellung von Lebensgewohnheiten (z. B. durch einen Heimeinzug).[109]

Ingo Füsgen erläutert Verwirrtheit wie folgt:[110]

Das Bild des klassischen Verwirrtheitszustandes wird geprägt durch
▷ Aufmerksamkeits- und Auffassungsstörungen,
▷ Störungen des zusammenhängenden Denkens,
▷ Beeinträchtigung der Lebensfähigkeit im Alltag,
▷ Beeinträchtigung der Urteils- und Kritikfähigkeit,
▷ mangelnde Orientierung des Patienten in zeitlicher, räumlicher, persönlicher und situativer Hinsicht.

Bei leichten Verwirrtheitszuständen können die Patienten teilweise orientiert sein.

In psycho-motorischer Hinsicht sind beim Verwirrtheitszustand alle Formen von Aktivitätsänderungen zu finden, von Inaktivität bis hin zu unruhiger Getriebenheit.

Im sprachlichen Bereich treten oft Logorrhoe und Konfabulation auf. Manchmal kann es zu aggressiven Ausbrüchen kommen. Seltener zei-

---

[108] amnestisches oder Korsakow-Syndrom = dauerhafte Gedächtnisstörungen mit starken Merkschwächen, zeitlicher und räumlicher Orientierungsstörungen und Konfabulierungen

[109] a. a. O.

[110] Ingo Füsgen in Demenz, MMV-Medizin-Verlag, München, 1995, S. 31 ff.

Abb. 16: Definition der Begriffe Demenz und Verwirrtheit

Demenz	Verwirrtheit
▷ ist ein *klinisches Zustandsbild*, unabhängig von Entstehungsbedingungen, ▷ ist der Name für *eine Kombination von Beschwerden*, die bei vielen Krankheiten vorkommen können, ▷ liegt nur vor, wenn eine entscheidende Abnahme der intellektuellen Leistungsfähigkeiten mit einer Abnahme des Gedächtnisses und des Denkvermögens einhergeht, ▷ eine zuverlässige klinische Diagnose ist nur möglich, wenn die Hirnleistungsstörungen seit mind. 6 Monaten deutlich vorhanden sind.	▷ bezeichnet einzelne Symptome oder ein Syndrom einer Demenz, ▷ kann einen Hinweis auf eine vorliegende oder beginnende Demenz darstellen, ▷ kann durchaus völlig unabhängig von einer Demenz auftreten, ▷ ist häufig eine Bewusstseinsstörung, die vorübergehend oder dauernd sein kann, ▷ hat vor allem eine Störung der Orientierung zur Folge, aber ebenso der Aufmerksamkeit, der Auffassung und des zusammenhängenden Denkens.

gen die Patienten psychotische Symptome.

Abschließend sind zur besseren Differenzierung in Abb. 16 nochmals die im Text verwendeten Begriffsdefinitionen für „Demenz" und „Verwirrtheit" tabellarisch dargestellt.

4. Das „störende" Verhalten dementer Bewohner

Demenzkranke sind nur selten in der Lage, über ihre Gefühle oder ihre Wahrnehmungen zu berichten. Die Medizin stützt ihre Diagnosen auf neurophysiologische Untersuchungen und psychologische Untersuchungen.

Wie aber mit den oft schwierigen Symptomen der Verwirrtheit in der Pflege umgehen?

Jan Wojnar hat in einem für die Pflegepraxis sehr wichtigen Beitrag verschiedene Verhaltensstörungen dementer Menschen hinterfragt und erläutert.[111]

Dabei geht er auf folgende Verhaltensauffälligkeiten genauer ein:
▷ das Schreien dementer Menschen

---

[111] Jan Wojnar in „Umgang mit schwerst störendem Verhalten" Aufsatzmanuskript liegt dem Autor vor

▷ das Schmieren mit den Exkrementen
▷ das aggressive Verhalten
▷ die motorische Unruhe mit Neigung zum Fortlaufen.

Er stellt kritisch fest: „Angesichts der Bedeutung dieser Störungen für das Schicksal der Betroffenen, ist das Desinteresse der Fachleute für diese Verhaltensauffälligkeiten bemerkenswert."

Die folgenden Ausführungen stützen sich im Wesentlichen auf seine Darlegungen. Sie sind für das Verstehen des Verhaltens und der Handlungen sowie den alltäglichen Umgang mit dementen Menschen von entscheidender Bedeutung.

Zu unterscheiden ist zunächst zwischen dem sogenannten störenden Verhalten und anderen Krankheitssymptomen.

Schmerzen und Halluzinationen sind i. d. R. auf pathologische, willkürlich nicht beeinflussbare Vorgänge innerhalb des Nervensystems zurückzuführen. Sie können – unabhängig von der zugrunde liegenden Ursache – durch die Beeinflussung der beteiligten Strukturen (z. B. medikamentöse Blockierung der Schmerzfaser) behandelt werden. Eine bedarfsgerechte an der individuellen Situation des Patienten ausgerichtete Schmerztherapie scheint jedoch in der BRD immer noch ein Randthema zu sein.

Bei dem *Schreien, Schmieren* und ähnlichen Störungen handelt es sich dagegen um *auffälliges Verhalten*, also in den meisten Fällen dem Willen, den momentanen Denkimpulsen oder dem Affekt entspringenden komplexen Reaktionen auf bestimmte in der Person begründete Vorgänge oder auch äußere Reize.

Dieses Verhalten ist nur in den seltensten Fällen medikamentös beeinflussbar.

Zunächst müssen erkennbare Schmerzen und Halluzinationen behandelt werden, die z. B. auf Intoxikationen (Vergiftungen), Fieber, Dehydratation (Wasserentzug im Körper) Stoffwechselstörungen etc. basieren können. Hier sollte zunächst für Entlastung des Patienten gesorgt werden, bevor in einem zweiten Schritt die eigentliche Ursache des störenden Verhaltens gesucht und, wo möglich, beseitigt werden kann.

Das o. g. störende Verhalten ist nur selten ein Krankheitssymptom. In den meisten Fällen ist es zunächst eine Reaktion auf innere oder äußere Reize, die nicht adäquat verarbeitet werden können. Wegen der intellektuellen oder funktionellen Einschränkungen (durch z. B. Demenz oder Aphasie) ist eine differenzierte Ausdrucksform nicht möglich. Den Betroffenen stehen als Ausdrucksmöglichkeiten nur primitive Verhaltensformen zur Verfügung. Durch die Fehleinschätzung der Umgebung (im Sinne einer positiven Verstärkung des störenden Verhaltens) kommt es häufig zur Verfestigung und Verselbstständigung solchen Verhaltens.

Eine gute Behandlung erfordert zunächst diagnostische Überlegungen und zielt auf die Beseitigung der Ursachen einer Krankheit.

Das auffällige Verhalten eines alten, dementen Menschen wird nur selten durch eine neurotische Störung oder durch eine Störung in der Persönlichkeitsstruktur bedingt.

Entscheidend ist eine genaue internistische, neurologische und psychiatrische Untersuchung des Betroffenen. Somit sollen die (behandelbaren) Ursachen der Störung ausgeschlossen werden. Anhand von neuropsychologischen Testergebnissen kann dann beurteilt werden, inwieweit das Verhalten mit den intellektuellen Fähigkeiten des Betroffenen übereinstimmt und inwieweit die Lernfähigkeit des Patienten für die einzelnen Therapieschritte unterstützend wirkt oder nicht.

Besonders die Diagnose einer Demenz ist häufig ohne ausreichende Befunde erstellt worden oder es werden unklare Oberbegriffe verwendet wie HOPS u.ä. (s. Pkt. 3). Aufgrund dessen sollte der behandelnde Arzt sich nicht nur auf bereits vorliegende Diagnosen verlassen. Wichtig ist auch eine ergänzende ausführliche Fremdanamnese.

Das *Schreien* gehört zu den besonders unerträglichen Störungen für Pflegekräfte. Nicht selten werden in diesen Situationen unreflektiert sedierende Medikamente verabreicht oder die Bewohner werden gar in ihren Zimmern eingeschlossen, um die Belästigung für andere Heimbewohner oder für das Pflegepersonal selbst so gering wie möglich zumindest in ihrer Wahrnehmung zu halten.

In einer Studie mit 408 Bewohnern eines großen Pflegeheimes konnte gezeigt werden, dass das Schreien hoch signifikant mit dem Vorliegen anderer psychischer Störungen als Demenz, Schizophrenie oder affektive Psychose, aber auch mit der Zahl der internistischen Diagnosen und den Klagen über Schmerzen einhergeht.[112]

Auch kann das Schreien häufig als eine Nebenwirkung der Behandlung mit Neuroleptika auftreten.

Hieran wird erkennbar, wie wichtig die genaue internistische, neurologische und psychiatrische Untersuchung dieser Bewohner ist.

Häufig wird bei schreienden Bewohnern das auffällige Verhalten mit Aufmerksamkeit bedacht, während das unauffällige Verhalten übersehen wird. Die Formen der Aufmerksamkeit reichen von persönlicher Zuwendung bis hin zu „Bestrafungen" durch Schimpfen usw. Dabei kommt es vor, dass die Reaktionsweisen des Personals nicht einheitlich sind, sondern sehr voneinander abweichen und einzelne Pflegepersonen ebenfalls sehr verschieden (je nach Belastbarkeit)

---

[112] Cohen-Mansfield, J., Billig, N., Lipson, S. Rosenthal, A.S.; Pawlson, L.G. in „Medical correlates of agitation in nursing home residents", Gerontology, 36: 150–158, 1990

reagieren. Dieses Verhalten führt nachweisbar zu einer Verfestigung des auffälligen Verhaltens, wie nicht nur Jan Wojnar herausfand. Negativ wirken sich auch „Versprechungen" aus, die nicht zeitgerecht eingehalten werden, wie „Ich komme gleich" oder „In 10 Minuten gibt es etwas zu essen".

Wojnar hierzu: „Schon durch relativ einfache Korrektur des Verhaltens des Pflegepersonals in ihrem Umgang mit den Bewohnern gelang es (leider nicht immer) das störende Verhalten weitgehend zu verändern."

Das gewünschte Verhalten wurde mit viel Zuwendung und Aufmerksamkeit bedacht, feste Absprachen bezüglich der Pflege und Betreuung eingeführt und die individuellen Interessen der Bewohner soweit wie möglich berücksichtigt.

Bei der Betreuung schreiender Bewohner mit Funktionsstörungen der Sinnesorgane erweist sich eine ruhige Umgebung mit einer intensiven persönlichen Zuwendung als besonders günstig. Eine „normale" Pflege- oder Wohnetage ist voll mit undifferenzierten Geräuschen, die durchaus angstauslösend wirken und eine Verwirrtheit verstärken können. Dies führt zu einer Überflutung mit unangenehmen oder nicht zuordnungsbaren Geräuschen und akustischen Reizen bei gleichzeitiger Verarmung der normalen, intellektuellen und anregenden Kommunikation. Die Wirkung ist vergleichbar mit der sensoriellen Deprivation (soziale Isolation bzw. Reizarmut) mit intensivem Verlangen nach Sinnesreizen und Körperbewegung, starker Suggestibilität (Empfindlichkeit für Suggestionen), Störung des normalen Denkablaufes, Konzentrationsschwäche, depressiver Stimmung und in einzelnen Fällen Halluzinationen (Sinnestäuschung ohne wahrnehmbare Außenreize). Eine Therapie mit Medikamenten ist nur in seltenen Fällen gerechtfertigt.

Schreien kann jedoch auch als ein Symptom einer Störung der Hirnfunktionen auftreten. Typisch hierfür ist, dass die Patienten dann ihr eigenes Schreien meistens selbst nicht wahrnehmen und sich über die „Unterstellung" des Untersuchers oder des Personals wundern.

Unterschiedliche Hirnverletzungen (durch Tumoren oder traumatische Einflüsse) können ebenso Schreien in den unterschiedlichsten Variationen verursachen.

Das *Schmieren* mit Exkrementen bereitet den Pflegenden häufig große Probleme, weil es sehr unangenehm ist, diese Bewohner zu waschen und dies häufig gegen den Willen der Bewohner passiert. Zudem ist diese Pflege sehr zeitaufwendig.

Auch dieses Problem wurde bisher nicht tiefer erforscht. In einer Untersuchung, die Wojnar in seinem o. g. Beitrag erwähnt, lag bei den 14 untersuchten Patienten eine Obstipation dem Schmieren zugrunde. Nach der erfolgreichen

Behandlung der Verstopfung stellten die Patienten das Schmieren ein. Viele geriatrische Langzeitpatienten leiden unter gastrointestinalen (Magen- und Darm-)Störungen. Häufig finden sich hierbei langanhaltende Durchfälle als Folge einer Obstipation. Ein Durchfall schließt also das Vorliegen einer Obstipation nicht aus. Viele demente Heimbewohner schmieren mit ihrem Kot, weil sie versuchen diesen wegzuwischen, aus ihrem Bett oder ihrer Wäsche entfernen wollen. Ich habe häufiger beobachten können, wie einzelne Bewohner ihren – harten – Stuhlgang sorgsam in Blumenerde oder ähnlichen „Verstecken" versuchten zu beseitigen.

Hilfreich erweist sich ein regelmäßiges Toilettentraining dann, wenn hierzu die Bereitschaft des Bewohners geweckt werden kann, das „Übersehen" der Kotverschmierungen durch das Personal, in dem hierauf nicht mit Schimpfen oder anderen nachteiligen Reaktionen eingegangen wird und eine unmittelbare Nähe zur gut beschilderten (bildhafte Zeichen) Toilette.

Aggressives Verhalten kann bei dementen Heimbewohnern verschiedene Ursachen haben. Wojnar berichtet davon, dass das Maß an Aggressivität mit der zunehmenden körperlichen Behinderung ansteigt, was zum Teil mit der erlebten Erfahrung einhergeht, zunehmend in Abhängigkeit und Unselbstständigkeit zu geraten. Ruthemann[113] spricht in klarer Abgrenzung zum aggressiven Verhalten alter Menschen von „gelernter Hilflosigkeit" und meint damit, dass Passivität, Depressivität, unangemessene Aggressivität usw. durch meist mehrere schwere Erfahrungen erworben wird. Gemeinsam ist diesen Erfahrungen, unangenehmen Situationen hilflos ausgeliefert zu sein, ein Schicksal nicht abwenden zu können, sich nicht erfolgreich wehren zu können. Wer sich vergeblich bemüht, nicht ausgeliefert zu sein, entwickelt demnach das Syndrom der „gelernten Hilflosigkeit" und setzt sich nicht mehr oder falsch – z. B. aggressiv – für seine Belange ein – bewusst oder affektiv.

Aggressives Verhalten legt demgegenüber nur vor, wenn die Absicht der Schädigung bei einem Täter besteht, wenn also eine Person (Bewohner) absichtlich etwas macht oder unterlässt, um eine psychische oder physische Beeinträchtigung einer anderen Person (Pflegende) herbeizuführen. Aggression wird also stets aufgrund einer (bewussten) Intention eines Täters definiert.

In diesem üblichen Begriff von Aggression steckt weiterhin auch die Aggression als Gefühl, also diejenige Wut (oder schwächer: Ärger), die man als aggressive Gefühle bezeichnen kann, die aber noch lange nicht zu aggressiven Handlungen führen müssen. Da-

---

[113] a. a. O. S. 71 ff

zwischen steht nämlich die Aggressionshemmung. Je größer die Aggressionhemmung (in Form von Normen, Vorbildern oder auch Müdigkeit, Medikamente), desto stärker dürfen die aggressiven Gefühle sein, ohne dass es zum „Wutausbruch" in Form einer schädigenden Handlung kommt.

Wegen des prozesshaften Verlaufs von „gelernter Hilflosigkeit" ist es wichtig frühzeitig zu intervenieren, weil dann die Folgen leichter behoben werden können. Es ist also wichtig, sich mit der Entstehungsgeschichte der „gelernten Hilflosigkeit" auseinanderzusetzen. Dabei lässt sich – kurz gefasst – die Entstehungsgeschichte der gelernten Hilflosigkeit als ein Verlust von Handlungsräumen (vgl. Kap. IV Pkt. 1) begreifen.

Wem Handlungsspielräume eingeschränkt werden – insbesondere durch die Einschränkung des Kontrollspielraums – stößt ständig an Grenzen, was Frustration auslöst und zu aggressivem Verhalten im Sinne der gelernten Hilflosigkeit führen kann.

Wichtig Es wäre unsinnig in solchen Situationen Bewohner mit Psychopharmaka zu sedieren oder zu dämpfen. Entscheidend ist die Veränderung des Umgangs mit ihnen!

Es wird auch hier wieder deutlich, wie gerade bei diesen Verhaltensweisen Dementer das theoriegeleitete Handeln und die Haltung der Pflegenden die Gesamtsituation und die konkrete Beziehungsgestaltung zum Dementen prägt.

Jan Wojnar hierzu: „Streit zwischen Bewohnern, lautes Schreien oder unfreundlicher, fordernder Umgangston des Personals führen zu einer unerträglichen Zunahme der Aggressionsbereitschaft unter den Patienten."

Die *motorische Unruhe (das „Wandern")* gehört, so Wojnar, zu den typischen Störungen bei der Demenz und führt besonders häufig zu einer geschlossenen Unterbringung der Betroffenen.

Auffällig ist, dass sich diese Gruppe der Dementen häufig durch größere Sprach- und Lesestörungen, Inkontinenz, fortdauernde Orientierungsstörungen und der Unfähigkeit zu erkennen, dass sie sich verlaufen haben von anderen Dementen (den „Nicht-Wanderern") unterscheidet. Sie zeigen aber gleichzeitig bessere soziale Fähigkeiten, besseres Hörvermögen, ziehen sich weniger zurück, sind sehr mobil und allgemein aktiv.

Das „Wandern" scheint häufig eine letzte Möglichkeit zu sein, eine willentliche Handlung auszuführen. Manche Bewohner nehmen auf ihren „Wandertouren" andere Bewohner noch mit, um so die Unsicherheit bei der Verfolgung ihres Zieles zu überspielen. Interessant ist auch, dass dabei zu beobachten ist, dass häufig das Gehen durch eine eigene „Anfeuerung"

(„Ich muss jetzt nach Hause gehen" oder: „Es war nett bei euch, aber ich muss jetzt kochen gehen") eingeleitet wird.

„Immer noch gehören Neuroleptika zu den am häufigsten verschriebenen Medikamenten zur Behandlung von Unruhezuständen bei dementen Patienten, obwohl ihre Wirksamkeit bei etlichen Störungen fraglich ist. Wegen der ausgeprägten Nebenwirkungen insbesondere bei älteren Patienten sollten unbedingt andere Medikamentengruppen berücksichtigt werden", meint Jan Wojnar zum Einsatz von Neuroleptika bei dementen Menschen.[114]

Die Behandlung durch Medikamente ist in solchen Fällen nicht zu verantworten (so Wojnar). Viel sinnvoller ist der Versuch einer intensiven Betreuung. Durch ständige Anwesenheit einer „gesunden" Person in einer kleinen Gruppe Dementer, die Gespräche und einfache alltägliche Tätigkeiten (Äpfel oder Kartoffeln schälen, Tücher oder Zeitungen falten etc.) anregen, verwandelt sich der Tag in eine Kette von unauffälligen Handlungen, die mit konstruktiver Abfuhr der Aggression und dem Abbau der Ängste einhergeht.

In einer Untersuchung[115] zur Anwendung von Neuroleptika bei dementen Menschen im Altenheim wurde Folgendes festgestellt:
▷ Die Lebensqualität der mit Neuroleptika behandelten Heimbewohner ist erheblich geringer als die der Bewohner, die nicht mit Neuroleptika behandelt werden.
▷ Immobilität, Stürze und Pneumonien treten bei mit Neuroleptika behandelten alten Menschen häufiger auf.
▷ Die Sterberate ist bei den mit Neuroleptika behandelten neuen Heimbewohnern höher als bei Heimbewohnern, die nicht mit Neuroleptika behandelt werden.
▷ In Altenheimen werden wesentlich höhere Neuroleptika-Dosen verabreicht als in der Gerontopsychiatrie; je größer die Heime, desto höher die Neuroleptikadosen.
▷ Neuroleptika werden in Altenheimen am häufigsten aufgrund von „Unruhe", „Schlafstörungen" oder „Aggressivität" verordnet. In vielen Fällen fehlt eine medizinisch fundierte Indikation.
▷ Dauerverordnungen sind die Regel, medizinisch jedoch nicht erforderlich.
▷ Bei Weiterbildung des Personals im Umgang und Gebrauch von Neuroleptika konnte der Verbrauch ohne erkennbare Nachteile für die Bewohner um bis zu 70 % gesenkt werden.

Psychologische Studien über die Veränderungen der Stimmungslage im Alter unter nicht dementen Menschen zeigen, dass hohe Zufriedenheit stark mit hoher Aktivität und starker sozialer Inter-

---

[114] a. a. O.
[115] Claudia Wilhelm-Gößling in Soziale Psychiatrie 2/99 S. 16 ff.

aktion zusammenhängen. Die Lebenszufriedenheit wird vor allem durch Behinderungen des Bewegungsapparates, aber auch der Seh- und Hörmöglichkeiten negativ beeinflusst. Positiven Einfluss hat auch der subjektive Gesundheitszustand, also das Gefühl „gesund zu sein", was jedoch nicht in jedwedem Fall zum Anlass genommen werden sollte, dem Bewohner die Wahrheit über seine Krankheit zu verheimlichen. Aggressives Verhalten resultiert u. a. durch schwere kognitive Beeinträchtigungen und durch mangelnde Nähe zu den engen Bezugspersonen im Altenheim.

Zusammenfassend kann gesagt werden, dass ein dementer Mensch viel Bewegung, enge Kontakte (körperliche und soziale Nähe) zu den Bezugspersonen, soziale Interaktion, Möglichkeiten zur Erforschung der Umgebung und ein Gefühl des körperlichen Wohlbefindens benötigt, um zufrieden zu sein.

Der Einsatz von freiheitsbeschränkenden und -entziehenden Maßnahmen im Altenheim sollte unter diesen Gesichtspunkten beurteilt und reflektiert werden.

5. Individualität geht vor Methode – zum Umgang mit ROT, Validation, Snoezelen und anderen pflegerisch-therapeutischen Ansätzen

Die meisten dementen Menschen leiden unter dem Prozess ihrer Demenz.

Sie spüren, „dass etwas nicht stimmt", dass merkwürdige Dinge mit ihnen passieren.

Den eigenen geistigen Verfall zu erleben ist wohl für jeden Menschen eine katastrophale Situation. Der demente Mensch reagiert mit seinem ganzen Wesen auf das, was passiert, mit seinem Herzen, seiner Seele und seinem Verstand.

Wie soll man mit dieser Angst und mit der gesamten Situation, aus der heraus der verwirrte Mensch oft verzweifelt Orientierung und Halt sucht, umgehen?

Seit einiger Zeit setzt sich allmählich die Erkenntnis durch, dass therapeutische Maßnahmen sich nicht nur an seine (Rest-)Kompetenzen richten sollten, sondern vor allem die Lebensqualität und damit die Individualität des Menschen im Blick haben müssen.

Leider wird die Nutzung der Vielfalt therapeutischer Möglichkeiten nicht immer abgestimmt auf die jeweilige Situation, auf das jeweils sinnvolle für einen dementen Menschen. Es herrscht in manchen Altenheimen eine Situation, die der eines Orchesters vergleichbar ist, wo zahlreiche Solisten ihre einzelnen Instrumente zwar hervorragend beherrschen, die Virtuosität der Einzelnen jedoch nicht zu einem harmonischen Ganzen reicht.

Andererseits gibt es Einrichtungen, die kein gesteigertes Interesse an therapeutischen Ansätzen haben, wo regelrecht eine therapiefreie Zone herrscht. In solchen Einrichtungen ist der Verbrauch sedierender Medikamente auffällig hoch.

Bei allen therapeutischen Ansätzen sollten von Pflegenden die folgenden Grundsätze beachtet werden:
- ▷ Die individuellen Interessen und (Rest-)Fähigkeiten des Bewohners sind zu berücksichtigen.
- ▷ Visuelle, akustische und olfaktorische Reize sollten den Bedürfnissen des Bewohners entsprechen und ihn keineswegs „überreizen".
- ▷ Die Dauer einer therapeutischen Maßnahme und die Einhaltung von Pausen sind zu berücksichtigen.
- ▷ Leistungsdruck sollte auf jeden Fall vermieden werden, weil er den Bewohner seelisch wie körperlich sehr belasten kann.
- ▷ Der Bewohner ist als erwachsener Mensch zu achten; Infantilisierungen in der Ansprache und in der Wahl der Methode sind zu unterlassen.
- ▷ Therapeutische Maßnahmen sollten nach Möglichkeit in den Alltag und in die Pflege integriert werden und nicht nur „zeitlich begrenzte Sonderveranstaltungen" sein.

Einige pflegerisch-therapeutische Ansätze sollen im Folgenden kurz erläutert und kritisch vor dem Hintergrund dieser Grundsätze betrachtet werden.

Beschäftigungs- und bewegungstherapeutische Übungen:

Vielen dementen Menschen bleibt noch lange ein Gefühl für Rhythmik erhalten. Die Nutzung dieser Ansätze bietet die Möglichkeit, für ausreichende Aktivität zu sorgen. Singen, Tanzen, Bewegen kann aufmunternd und aktivierend wirken; durchaus auch noch in späteren Stadien einer Demenz. Bewegung fördert zudem einen normalen Nachtschlaf. Derartige Übungen wirken vor allem, wenn sie spielerisch in den Alltag integriert und weniger gezielt als Sonderveranstaltung organisiert werden.

Konzentrationsübungen und Gedächtnisspiele:

Mit sogenannten Konzentrationsübungen soll ein Systematisieren von Abläufen und Handlungen, ein Bewusstmachen durch Kombination von Sehen, Hören und Sprechen sowie eine Automatisierung von regelmäßig wiederkehrenden Bewegungsabläufen erhalten und trainiert werden.

Mit Gedächtnisspielen und -trainings sollen Intelligenzreserven erhalten werden. Man spricht auch vom „Gehirn-Jogging". Dabei wird bei dieser Assoziation allerdings verkannt, dass das Gehirn kein Muskel ist, der durch regelmäßiges Training kräftig gehalten werden kann. Bei Alzheimer-Dementen ist eine Steigerung der Gedächtnisfähigkeiten (und sonstiger Hirnleistungen) durch ein solches Training bestenfalls zu Beginn der Krankheit halbwegs sinnvoll. Bei einem amnestischen Syndrom (Korsakow-Syndrom) ist ein solches Training abzulehnen.

Viele Betroffene empfinden solche Trainings und die ständige Reproduktion von Gedächtnisinhalten als Belastung und durchaus peinlich, weil ihnen vor Augen geführt wird, was sie alles *nicht* (mehr) können. Dies kann durchaus das Vermeidungsverhalten verstärken.

Realitäts-Orientierungs-Training (ROT):

Realitäts-Orientierungs-Training (ROT) war bis vor einigen Jahren ein absoluter „Renner" in vielen Altenheimen. Mit Wanduhren, übergroßen Wandkalendern, Spiegeln und ähnlichen zeit und personell orientierenden Gegenständen des Alltags wurde versucht, den Bezug zur Realität aufrecht zu erhalten. Häufig wurde die Anwendung von ROT auch damit begründet, ein Abrutschen in die Isolation (der Demenz) vermeiden zu wollen.[116]

ROT wurde bereits in den 50er Jahren von dem amerikanischen Psychiater Folsom für in Alten- und Pflegeheimen lebende Menschen entwickelt, die an Gedächtnisverlust litten, Verwirrtheitszustände zeigten oder desorientiert waren. Die Behandlungsziele liegen im Wesentlichen darin, eine „Verbesserung" der Orientierung und des Gedächtnisses zu erreichen; in der Erhaltung der persönlichen Identität und der Kommunikationsbereitschaft sowie in der Unterstützung sozialer Kontakte.

Klassische Vorgehensweise ist z. B. das morgendliche Wecken mit realitätsorientierenden Grundinformationen wie „Guten Morgen Herr Schmitz, heute ist Montag, jetzt ist es acht Uhr und die Sonne scheint." Unterstützend werden Anzeigetafeln, Zeitpläne u. a. Maßnahmen angewendet. Häufig wird ergänzend ein Gruppenangebot unterbreitet, bei dem mehrere Demente mit realitätsorientierenden Aufgaben konfrontiert werden. Alltagsgegenstände sollen erkannt und benannt werden. ROT setzt primär auf die Aufrechterhaltung kognitiver Fähigkeiten.

Es erfordert jedoch eine genaue Abstimmung auf die tatsächlichen Leistungsmöglichkeiten eines Bewohners, da sich diese erfahrungsgemäß (innerlich) zurückziehen, wenn sie immer wieder mit für sie unverständlichen und nicht mehr nachvollziehbaren Aufgaben und damit mit ihrem eigenen Versagen konfrontiert werden.

---

116 s. u .a. l. Füsgen in „Demenz" a. a. O. S. 121

Des Weiteren erweckt die Gruppentherapie häufig einen Schulcharakter, der ebenso beängstigen kann und negative Erinnerungen wach werden lässt.

Letztendlich ist es für einen Dementen unwesentlich, welchen Tag wir heute haben. Relevanter ist vielmehr, dass er auch ohne dieses Wissen gefühlsmäßig angenommen wird und sich sicher und geborgen fühlt.

Leider wird ROT heute immer noch in vielen Einrichtungen als das Nonplusultra der Dementenbetreuung angesehen. Die Wohnatmosphäre, die die Identifikation und das Wohlbefinden unterstützt, wird den oben erwähnten Relikten des ROT (übergroße Kalender etc.) „geopfert". Es wird häufig verkannt, dass die kognitiven Fähigkeiten im Verlauf einer Demenz sehr unterschiedlich ausgeprägt sein können und die Bewohner schnell und leicht überfordert sind.

Ein klassisches Beispiel, wie ROT auf keinen Fall angewendet werden sollte, lieferte Anfang der 90er Jahre ein Video-Lehrfilm, der mittlerweile vom Markt genommen wurde, in dem in einer sogenannten Therapiestunde mit schwer dementen Heimbewohnern ein alter Mann vor einen großen Spiegel gefahren wurde und sich hierin (wieder-) erkennen sollte. Der Mann sagte zunächst, dass er „einen alten Mann" in dem Spiegel sehen würde. Auf den Hinweis der Therapeutin, dass es sich dabei um ihn selbst handeln würde, begann der Mann zu weinen und äußerte Zweifel daran, dass es sich um sein Spiegelbild handele. So alt könne er noch nicht sein, stellte er fest, und: er sei doch in Würde alt geworden.

Ob dieser Mann – der im Rollstuhl saß – in seinem Zimmer oder im Bad über einen Spiegel, der auf seine Sichthöhe eingestellt ist, verfügt, ist noch nicht einmal so sehr von Bedeutung (auch wenn dies die Widersprüchlichkeit des „therapeutischen Handelns" noch deutlicher werden lassen würde). Wichtiger ist vielmehr, dass es bei dieser Therapie offenkundig nicht um Fragen des Wohlbefindens geht, vielmehr um die bloße Erbringung kognitiver Leistungen. Vergleichbare „Therapien" wurden mit anderen Bewohnern dieser Gruppe ebenfalls durchgeführt, z. B. aus fünf verschiedenen Gegenständen sollte eine hochgradig demente Frau einen Kamm erkennen.

Der Versuch der „Verbesserung der Orientierung" – eines der Ziele des ROT – geht hier völlig zu Lasten notwendiger Geborgenheit und Sicherheit; obschon Letzteres im o. g. Filmbeispiel auch noch zum ausdrücklichen Ziel der Therpie erklärt wurde.

ROT entstammt geschichtlich der „Wirtschaftswunder-Mentalität" der 50er und 60er Jahre. Nach dem Motto „Wer was leistet, wird es auch zu was bringen" werden gesellschaftlich implantierte Wertvorstellungen auf demente Menschen übertragen – oft ohne Rücksicht auf den Verlauf und dem individuellen Stadium ihrer Demenz und ohne biographische Ansätze zu berücksichtigen. ROT realisiert dem Dementen wie beschränkt die Welt ist, die wir mit ihm teilen: reduziert auf Namen, Uhrzeiten, Jahreszeiten und sonstige Fakten. Aber was ist eine Zeit ohne Inhalt und ein Name ohne Persönlichkeit?

Übrigens wurde die Biographie von der Therapeutin im o. g. Film dann als „Rettungsanker" eingesetzt, als dieser zu weinen begonnen hatte, indem sie den alten Mann nach seinem früheren Beruf fragte und ihn damit von der von ihr verursachten schmerzhaften Erfahrung (der Betrachtung des eigenen Spiegelbildes) abzulenken versuchte.

Validation:
Validieren bedeutet verwirrte Menschen, so wie sie sind, zu respektieren und anzuerkennen, ihnen wertschätzend zu begegnen. Validation wurde in den 60er und 70er Jahren von der amerikanischen Sozialarbeiterin Naomi Feil entwickelt. Hintergrund waren ihre häufig gemachten Erfahrungen, dass verwirrte und demente Menschen kaum mehr in unsere ach so attraktive Wirklichkeit zurück wollen.

Die theoretischen Grundlagen des Validierens sind in einer relativ unorthodoxen Mischung aus traditionellen (Jung, Freud) und modernen psychoanalytischen Verfahren (Maslow, Erikson) zu finden, die Feil mit Erkenntnissen aus der Psychologie und der Neurologie mischt. Sie ist der Überzeugung, dass es stets einen (Hinter-)Grund für das Vorliegen einer Demenz gibt, der biographisch zu suchen ist.

Validieren bedeutet vor allem, die Gefühle des verwirrten Menschen anzuerkennen und ernst zu nehmen. Es wird versucht mit Empathie und auf der Basis von vertrauter Nähe in die Welt der Verwirrten vorzudringen und nicht – wie beim ROT – diese aus der ver-rückten Welt in die reale zurückzuholen.

Es geht nicht um die Beurteilung des Dementen, sondern um die Achtung und den Respekt ihm gegenüber.

Dies setzt natürlich eine entsprechende Haltung der Pflegenden voraus. Entsprechende Schlüsselkompetenzen und besondere Kompetenzen (s. Kap. VIII) im Umgang mit Verwirrten sind hierbei unabdingbar.

Die wesentlichen Ziele der Validationstherapie nach N. Feil sind wie folgt kurz zusammengefasst:
▷ Wiederherstellen des Selbstwertgefühls,
▷ Verminderung von Stress,
▷ Rechtfertigen des gelebten Lebens,
▷ Lösen von in der Vergangenheit nicht ausgetragenen Konflikten,
▷ Reduktion von Beruhigungsmitteln,
▷ Verbessern der verbalen und der nonverbalen Verständigung,

- Verhindern eines weiteren Rückzugs,
- Verbessern des Gehvermögens und des körperlichen Wohlbefindens.

N. Feil schreibt in ihrem Buch „Validation – ein neuer Weg zum Verständnis alter Menschen"[117] für welche Menschen die Validations-Therapie geeignet sein kann:
Menschen,
- die sehr alt sind, nämlich zwischen 80 und über 100 Jahren,
- die ein relativ glückliches Leben geführt haben,
- die ernste Krisen ihr ganzes Leben lang geleugnet haben,
- die an überlebten Rollen festhalten,
- die Beeinträchtigungen des Gehirns, der Sehkraft und des Gehörsinns aufweisen,
- die eine beschränkte Bewegungsfähigkeit und Gefühlskontrolle, sowie ein mangelhaftes Kurzzeitgedächnis aufweisen,
- die ihr Bedürfnis nach Liebe, nach Identität und danach, ihre Gefühle auszudrücken, durch Körperbewegungen und früh erlernte Bilder befriedigen,
- die unbewältigte Gefühle haben, die sie ausdrücken müssen,
- die sich auf die Ebene des Unbewussten zurückziehen, um der schmerzvollen Realität der Gegenwart zu entgehen,
- sich im vierten Stadium (s. u.) „Verarbeiten und Vegetieren" befinden und in ihrem Bemühen stehen, die Vergangenheit wachzurufen. Sie sind bis zu ihrem Tod mit dem Verarbeiten beschäftigt.

Nicht geeignet ist die Validation für Menschen, die
- orientiert sind,
- ein geistiges Handicap aufweisen,
- eine Geisteskrankheit hatten,
- ein organisches Trauma erlitten haben (z. B. Aphasie nach einem Schlaganfall).

Feil teilt den Verlauf einer Demenz in vier Stadien ein:
a) das Stadium I der mangelhaften Orientierung
b) das Stadium II der Zeitverwirrtheit
c) das Stadium III der sich wiederholenden Bewegungen
d) das Stadium IV des Vegetierens.

Daran ausgerichtet differenziert N. Feil die jeweilige Anwendung validierender Maßnahmen, wie z. B.

Stadium I:
die Verwendung von „Wer, Was, Wie, Wann-Fragen" (nie: „Warum" fragen!) und minimale Berührung, Respekt und Wertschätzung zeigen.

Stadium II:
den bevorzugten Sinn des Bewohners[118] ansprechen, Berührungen und Blickkontakt, mit klarer, tiefer, warmer, liebevoller Stimme sprechen.

---

117 Verlag Altern und Kultur, Wien, 1992
118 N. Feil differenziert zwischen eher akustischen und eher visuellen Typen. Nach dem jeweils vom Bewohner bevorzugten Sinnesorgan soll sich die Kommunikation des Pflegenden richten.

Stadium III:
Berührungen verwenden, Blickkontakt, Emotionen und Bewegungen spiegeln, sich den Gefühlen des Bewohners anpassen

Stadium IV:
Bewegungen spiegeln, Sinnesorgane stimulieren (Musik, Gerüche etc.).

Kritisch zu sehen ist insbesondere die relativ eigenwillige Mischung psychoanalytischer Wurzeln sowie der Hang der Validations-Therapie-Begründerin mit öffentlichkeitswirksamen Auftritten regelrechte Massen-Shows zu veranstalten und die Validation allzu sehr als *die* befriedigende Antwort auf die Frage des adäquaten Umgangs mit dementen Menschen zu sehen.

In der folgenden Graphik soll verdeutlicht werden, wie die beiden vorgenannten Betreuungs-Prinzipien des ROT und der Validation sich hinsichtlich der damit einzunehmenden Haltung durch den Betreuer unterscheiden.[119]

Abb. 17: Die Bedeutung der Einstellung des Pflegenden auf den dementen Menschen

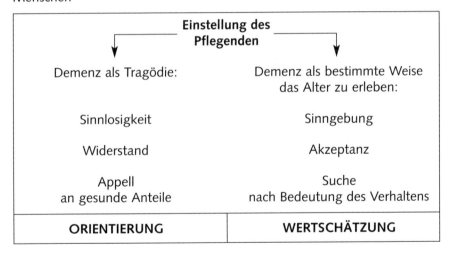

In den Niederlanden, so van der Kooij[120], sucht man einen, wie ich meine, richtigen Weg zwischen dem Appell-Charakter des ROT und dem Akzeptanz-Modell der Validation. Es geht darum, die Polarisierung zwischen den beiden Ansätzen (ROT = kognitiv, logisch; Validation = assoziativ, emotional etc.) aufzulösen und zu einer auf die jeweilige Situation des demen-

---
119 in Anlehnung an einen Beitrag von Cora an der Kooij (ndl. Krankenschwester und Historikerin) zur KDA-Fachtagung „Qualitätsgeleitetes Planen und Arbeiten in der Altenhilfe" vom 05. und 06. Mai 1994
120 a. a. O.

ten Menschen abgestimmten Therapie zu gelangen.

Man ist um eine „Balance" zwischen Appell und Akzeptanz bemüht.

Snoezelen:

Eine andere Umgehensweise mit dementen Menschen kommt ebenfalls aus den Niederlanden zu uns, das sogenannte „Snoezelen". Das Interesse hieran steigt in letzter Zeit in den Einrichtungen der Altenhilfe an.

Auf der Grundlage von Freiheit und emotionaler Geborgenheit wird eine Vielfalt sinnlicher Anregungen angeboten. Mit der einsetzenden Entspannung und dem Wohlbefinden kann der „innere Therapeut" angeregt werden. Das gilt für Menschen mit einer geistigen Beeinträchtigung als auch für „normale" Menschen. Überlässt man sich dem „Wohl-Wollen", kann Snoezelen zu einer meditativen Tiefenentspannung führen.[121]

Eine weiter zurückliegende Grundlage hat Snoezelen in der aus den USA kommenden Idee, für geistig Behinderte eine „sensorische Cafeteria" anzubieten. Ein Raum, wo geistig behinderte Menschen die Möglichkeit haben, verschiedene Sinneserfahrungen zu erleben. Snoezelen ist diesem Ansatz vergleichbar.

Snoezelen, ein aus den Begriffen schnuppern und dösen zusammengesetztes Wortspiel, kommt aus der Arbeit mit geistig Behinderten und wurde hierzu in den Niederlanden entwickelt. Mittlerweile hat man gute Erfahrungen auch im stationären Bereich der Altenarbeit mit Snoezelen machen können.

Brehmer[122] schildert die Erfolge dieser Methode in einer westfälischen Klinik für Psychiatrie und Neurologie:
▷ die Fähigkeit zu entspannen und abzuschalten ist deutlich höher als auf anderen Etagen,
▷ Aggressives und autoaggressives Verhalten ist deutlich seltener zu beobachten,
▷ die Ausdauer bei bestimmten Aktivitäten auszuharren, ist deutlich größer,
▷ die Fähigkeit zu entscheiden ist höher,
▷ die Eigeninitiative ist höher,
▷ die Fähigkeit zur Kontaktaufnahme zu sich selber und zu anderen ist höher.

Sinnliche Reize werden in einer angenehmen und stimmungsvollen Atmosphäre angeboten. In einigen deutschen Altenheimen wurden hierzu eigens sogenannte „Traumräume" eingerichtet, in denen Duftkerzen und ruhige, fließende und harmonische Musik sowie langsam verlaufende Lichteffekte eine angenehme Atmosphäre erzeugen, in denen sich die Bewohner gerne länger aufhalten.

Auch werden die taktilen Wahrnehmungen durch Tastbretter mit

---
[121] aus: „Snoezelen – schnuppern und dösen" von Christian Brehmer, Altenpflege 12/94
[122] a. a. O.

unterschiedlichen Stoffen, Bürsten u. ä. angesprochen.

Manche Heimmitarbeiter sind dazu übergegangen, solche Einrichtungsgegenstände eigenhändig oder mit Bewohnern gemeinsam anzufertigen.

Über die Sinneserfahrungen soll Wohlbefinden erzeugt und vermittelt werden.

Ein Angebot, das von den meisten Bewohnern gerne angenommen wird.

Man kann auch ohne „Traumraum" Stimuli für jeden Sinn anbieten (vgl. Abb. 18).

Abb. 18: Möglichkeiten, in der Pflege die Sinne dementer Menschen zu stimulieren

Stimuli	Möglichkeiten
auditiv	ruhige besinnliche Musik
visuell	leicht abgedunkelter Raum, Kerzenlicht Flüssigkeitsdias
taktil	Tastbretter, Naturstoffe (Holz, Gras, Heu etc.)
olfaktorisch	Duftlampen oder -kerzen mit Weihrauch u. a. Düften
Geschmack	unterschiedliche Früchte und sonstige Lebensmittel

Solche Angebote kosten meistens wenig Geld und sind gerade für schwer demente Bewohner ein sehr sinnvolles Mittel, um sensorische Fähigkeiten zu erhalten und Wohlbefinden zu erzeugen.

In einem niederrheinischen Altenheim hat Erich Schützendorf gemeinsam mit MitarbeiterInnen einen Raum für Bewohner eingerichtet, der von einer Art Duschvorhang abgetrennt in einer Flurecke besteht. Reflektierende Sterne leuchten an der Innenseite des Vorhanges und an der Decke, nachdem sich der Bewohner dorthin auf einem Stuhl sitzend zurückgezogen hat und den Vorhang geschlossen hat.

Tastbretter an den Flurwänden bieten viele Möglichkeiten taktile „Experimente" durchzuführen.

Basale Stimulation:

Nicht vergessen möchte ich an dieser Stelle den Hinweis auf die Anwendung basaler Stimulation in der Pflege. Es macht einen wesentlichen Unterschied, ob beispielsweise ein pflegebedürftiger Bewohner „normal" gewaschen wird, oder ob die Pflegenden gezielt und überlegt entscheiden, ob eine anregende oder eine beruhigende Waschtechnik anzuwenden ist.

Die Technik der basalen Stimulation kann während der gesamten Körperpflege eingesetzt werden, nicht nur punktuell. Auch Massagen und Bewegungsübungen können nach den Prinzipien der basalen Stimulation ausgerichtet werden.

Hierüber kann vor allem Kontakt zu schwerst dementen Menschen aufgenommen werden.

Insgesamt ist bei allen beschriebenen Methoden zu beachten, um welchen Menschen es sich handelt. Wie dement ist der Bewohner und was hat ihn früher interessiert und bewegt.

Es gibt kein Rezept (weder das ausschließliche Propagieren der Validation noch des ROT ist ein richtiger Ansatz!) und es gibt keinen allzeit anwendbaren Standard.

Die persönliche Haltung des Mitarbeiters und seine Kompetenz ist jedoch von entscheidender Bedeutung für die bewohner- und situationsgerechte Wahl der entsprechenden Methoden und deren Änderung. Kein Konzept ist von Dauer. Das erfordert ein gewisses Maß an Kreativität, an Flexibilität und an Phantasie von den Pflegenden.

Vor jeder Methode steht der Blick auf das Wohlbefinden des alten dementen Menschen.

Maßnahmen müssen für den Bewohner nachvollziehbar sein. Sein Einverständnis und seine Mitwirkungsbereitschaft (Compliance) stehen im Vordergrund. Gegen seinen Willen ist jeder Versuch zum Scheitern verurteilt.

Der Einbezug des gerontopsychisch veränderten Menschen ist sicherlich meist erschwert. Sei es durch Verständigungsschwierigkeiten, Vergesslichkeit, Antriebsschwäche o. ä. Die Pflegenden und Betreuer müssen bei ihren entsprechenden Bemühungen um Einbezug und Motivation des Patienten, dessen psychische und mentale Einschränkung (Wissen um die Erkrankung) also mit einkalkulieren. Für den Umgang mit gerontopsychisch veränderten Menschen und den Einsatz pflegerisch therapeutischer Angebote gilt folgender Spruch:

„Ich interessiere mich sehr für die Zukunft, denn ich werde den Rest meines Lebens mit ihr verbringen" (Charles F. Kettering).[123]

6. Vertrautheit entwickeln

Jeder Mensch sieht sich selbst und erfährt seine Umwelt auf individuelle Art. Manche Erfahrungen teilen wir mit anderen, dies schafft gemeinsame Vertrautheit.

Vertrautheit gibt uns Sicherheit und Gelassenheit. Wenn wir Menschen vertrauen können, dann ist dies eine kaum ersetzbare wertvolle Erfahrung.

Wenn uns Situationen vertraut sind, erleichtert uns dies die Wahr-

---

[123] aus dem Manuskript von W. Jansen, a. a. O.

nehmung unserer Umweltkontrolle (vgl. Kap IV.) und vermittelt uns ebenfalls Sicherheit.

Wenn uns Menschen oder Situationen nicht vertraut sind, bemühen wir uns in aller Regel darum, ein Gefühl der Vertrautheit zu entwickeln.

Jeder von uns geht gerne an einen Arbeitsplatz, wo ihm die Menschen vertraut sind, wo man ihm Vertrauen entgegenbringt.

Demente alte Menschen verlieren dieses Wohlbefinden und Sicherheit vermittelnde Gefühl der Vertrautheit. Mit der Abnahme des Erinnerungsvermögens, nehmen auch weitere kognitive Fähigkeit ab, die Fähigkeit
▷ Handlungen und Situationen zu deuten,
▷ Zusammenhänge zu erkennen,
▷ Dinge, Sachverhalte und Menschen wiederzuerkennen,
▷ Situationen zu überschauen,
▷ sich zu erinnern.

Dies beeinträchtigt das Gefühl von Vertrautheit enorm, bis hin zum kompletten Entgleiten der vertrauten Menschen, der vertrauten Umgebung und der vertrauten Gegenstände und Situationen.

Die vertraute Umgebung, der vertraute Partner, das vertraute Ich; alles ist anders und nicht mehr begreifbar. Man kann es nicht mehr „greifen", im Sinne von erfassen.

Auf der Suche nach Vertrautheit setzen demente Menschen Fragmente ihrer noch erinnerbaren Vergangenheit zusammen und suchen so nach Überresten des Bekannten. In der Vergangenheit finden sie am ehesten die in der Gegenwart verlorengegangene Sicherheit. Die Sehnsucht nach Vertrautem findet hier ihre Fluchtpunkte.

Diese Fluchtpunkte liegen in der Biographie des Dementen, je nach der gesellschaftlichen Rolle, die man einst inne hatte, und nach dem Geschlecht, den Rollen aus der Vergangenheit; als Vater, Mutter, Ehepartner, Berufstätiger etc.

Das Hineinschlüpfen in diese ehemaligen Rollen vermittelt Dementen eine Vertrautheit, wie sie hieraus früher auch erfahren wurde.

Dies ist kein bewusst verlaufender Prozess, sondern eher der angstgeleitete Versuch einer minimalen Orientierung im „Meer der Ver-rücktheit", wie Schützendorf die Landschaft eines Verwirrten beschreibt.

Für alte demente Frauen im Altenheim ist die Anpassung an die Altenheimsituation u. a. deshalb schwierig, weil sie ihr Zuhause verlieren; den Ort, der ihnen über Jahrzehnte so vertraut war, der ihnen Identifikation verschaffte. Sie müssen alles abgeben, was ihnen bisher Sicherheit gab, ihre Rolle ändert sich gravierend.

Es ist schwierig für Pflegende, dieses Gefühl der Vertrautheit zu ersetzen, wieder neu zu vermitteln, in einer Umgebung, die kaum Möglichkeiten zur persönlichen Identifikation lässt. Alte Vertrautheiten brauchen ihren Raum. Neue

Vertrautheiten geben das Gefühl, gemocht zu werden, dazu zu gehören.

„Es ist die Aufgabe der Pflegenden, innerhalb der gegebenen Möglichkeiten zu sorgen und Interaktionsmuster zu entwickeln, welche ein Gefühl der Vertrautheit entstehen lassen. Das erfordert eine suchende, abtastende und ausprobierende Haltung, bei der Wissen, Fähigkeiten, Kreativität, Geduld und der Wille, den dementierenden älteren Menschen zu begreifen, unentbehrlich sind."[124]

Vertrautheit ist die Basis zur Anwendung der in Kap. VIII beschriebenen Kompetenzen, wie z. B. Humor. Humor setzt ein hohes Maß an Vertrautheit im Umgang zwischen Pflegenden und dementen alten Menschen voraus.

Vertrautheit kann man nicht erzwingen; sie entsteht und entwickelt sich prozessual – nicht in allen Pflegebeziehungen. Das sollte akzeptiert werden. Hier kann man auf ein in der Kreativität und in den individuellen Fähigkeiten interdisziplinär zusammengestelltes Team zurückgreifen. Nicht jede Pflegekraft entwickelt auch bei ständiger Geduld eine vertrauensvolle Beziehung zu einem bestimmten Bewohner.

Wohlwollendes Abtasten, Ausprobieren, Suchen – die oben bereits erwähnte reflektierte Suchhaltung, die sich Pflegende im ¬gang mit dementen Menschen ¬ sollten, bilden die Basis, um Vertrautheit entstehen und wachsen zu lassen.

Aber auch die Akzeptanz von Ablehnung gehört dazu. Die Bereitschaft, das Suchen und Ausprobieren anderen zu überlassen, sich selbst zurückziehen zu können, wenn dies dem Wunsch, dem Interesse des Dementen entspricht.

In dem Wort Vertrauen steckt das Verb „trauen". Trauen bedeutet „fest werden" und stammt in seiner Herkunft aus der Wortgruppe des Adjektivs „treu". Die Begriffe „Glauben", „Hoffen", „Zutrauen" entstammen der gleichen Wortgruppe und sind ethymologisch dem Verb „trauen" verwandt.

Auch hier macht die Herkunft des Begriffes – ähnlich wie beim Begriff des „Fixierens" (Kap. II Pkt. 2) die Tragweite seiner Bedeutung deutlich.

7. Verwirrte ver-rückt sein lassen[125]

In der Abwägung zwischen möglichen Stressfaktoren und durchaus lebenswerten Zielen (Selbstständigkeit) besteht der Schlüssel für einen anderen Umgang mit Verwirrtheit und verwirrten Menschen.

---

124 Corry F. M. Bosch in „Vertrautheit – Studien zur Lebenswelt dementierender alter Menschen", Ullstein-Medical, Wiesbaden, 1998, S. 123

125 Die Überschrift zu diesem Punkt entspricht dem Titel eines sehr lesenswerten Buches von E. Schützendorf und H. Wallrafen-Dreisow: „In Ruhe verrückt werden dürfen" Fischer-Verlag, Frankfurt a. M., 1991

Verwirrte Heimbewohner verfügen über eine eigene „Biographie ihrer Verwirrtheit". Sie ist der Ansatzpunkt für das wesentliche Ziel: sich Wohlfühlen können.

Müssen wir einen Bewohner, der es liebt, tagsüber im Schlafanzug umherzugehen, in ein Hemd und eine Hose zwingen?

Mit welcher Berechtigung glauben wir aus unseren Erfahrungen, unserem Lebensstil, den „Werten dieser Gesellschaft" ableiten zu können, was richtig und was weniger richtig oder falsch für einen Verwirrten ist?

Möchte ein dementer Mensch tatsächlich, dass man ihn morgens mit den realitäts-orientierenden Worten:

„Guten Morgen Herr Müller, es ist der 18. Mai 1998, 8.00 Uhr morgens, die Sonne scheint und in einer halben Stunden gibt es Frühstück" weckt?

Würden wir so geweckt werden wollen und wollen Bewohner eines Altenheims wirklich so geweckt werden?

Was hält viele Pflegende eigentlich davon ab, einen alten Menschen ver-rückt werden zu lassen bzw. ihn in seiner Verwirrtheit zu belassen?

Liegt es daran, dass es schwerfällt, tagtäglich neue Brücken in die ver-rückte Welt des Verwirrten aufzubauen und sich auf diese Welt einzulassen?

Und wenn diese Brücken aufgebaut werden: Wer soll darüber gehen? Wer soll sich auf wen zu bewegen?

Pflegende handeln viel zu häufig nach dem Motto:

„Wir bauen die Orientierungs-Brücken; dann hat der Verwirrte bitteschön diese zu nutzen und drüber zu gehen."

Diese – meist unbewusste – Haltung vieler Pflegenden schafft Stress!

Stress für den ver-rückten Bewohner. Stress für die Pflegenden.

Frustrationen entstehen aus nicht-erfüllten Erwartungen.

Mit welchen Erwartungen gehen wir auf Demente zu?

Warum können wir alte Menschen nicht „in Ruhe ver-rückt werden lassen"?

Neue Wege in der Altenpflege sind vor allem Wege über Brücken, die Leitungskräfte und Pflegende gemeinsam überschreiten müssen.

Dabei „zu lassen" bzw. „zuzulassen" bedeutet für Pflegende wie Demente eine Erleichterung des ohnehin belastenden Alltags.

Zuzulassen bedeutet nicht, passiv zu bleiben und zuzusehen, wie der Verwirrte in problematische Lebenslagen gerät.

Zuzulassen bedeutet einen aktiven bewussten Prozess zwischen Pflegenden und Verwirrten, bei dem der Pflegende weniger in die ver-rückte Welt des Dementen eingreifen, als vielmehr in der „realen Welt" Rahmenbedingungen gestalten und schaffen sollte, die dem dementen Menschen „gut tun", die ihm helfen, seinen Bewegungsdrang ausagieren zu können, die ihm Ängste nehmen, die ihm Vertrautheit und Geborgenheit vermitteln und ihm sein Recht auf Selbstbestimmung lassen.

Wichtig
Recht auf Selbstbestimmung heißt für Pflegende: das Recht auf Verwirrtheit im Pflege-Alltag als Handlungsmaxime anzuerkennen.

Hierzu gehört zweifelsohne auch, das Recht auf unkonventionelle Lebensweisen zuzulassen. Menschen mit ausgefallenen Lebensstilen werden schneller als ver-rückt oder verwirrt bezeichnet als andere. Wo Verwahrlosung Ausdruck des eigenen Lebensstils (geworden) ist, hat Altenpflege im Rahmen einer fachgerechten Betreung im Wesentlichen die Aufgabe „Alternativen" anzubieten.

Der alte Mensch entscheidet (Selbstständigkeit!), ob er dieses (oder ein anderes) Angebot annimmt und wieweit er es annimmt oder ob er in seinen bisherigen Gewohnheiten weiterleben möchte.

Leitungsverantwortliche und Pflegende müssen lernen, dementen Menschen in gewissem Umfang ein „Recht auf Risiko" einzuräumen und diese Risiken dennoch verantwortlich zu managen. Das Leben jedes einzelnen Menschen ist täglich mit Risiken behaftet. Demente gehören nicht unter eine hiervon befreite Käseglocke, sie sind auch nicht Teil eines unberührbaren Naturschutzreservats! Fachgerechte Betreuung heißt auch Risiken zuzulassen. Die Grenzen sind in diesem Buch umschrieben. Es geht nicht darum, vorsätzlich oder grob fahrlässig Gefahren in Kauf zu nehmen, sondern es geht um die sachgerechte *situativ-bedingte Abwägung* zwischen dem Freiheitsanspruch des Verwirrten und den Betreuungspflichten der Pflegenden.

Eine Aufgabe die, wie viele anderen auch, an der Realität des Arbeitsalltags orientierbar und trainierbar ist – ein ROT (Realitätsorientierungstraining) für Träger, Leitungskräfte und Pflegende.

So verstanden braucht man veraltete pflegerisch-therapeutische Ansätze nicht aufgeben. Für einen veränderten Adressatenkreis kann ihre Anwendung durchaus Sinn machen.

Anhang

Fragebogen zur Problematik der Freiheitsentziehung im Altenheim

Dieser Ihnen vorliegende Fragebogen dient einer Untersuchung über die Auswirkungen des 1992 in Kraft getretenen Betreuungsrechts innerhalb verschiedener ausgewählter Altenheime.

Teile der Ergebnisse dieser Befragung fließen anonymisiert in ein Fach- und Praxisbuch für Pflegekräfte in der stationären Altenhilfe ein, welches voraussichtlich im Sommer 1999 erscheinen wird.

Ich möchte Sie bitten, die folgenden 11 Fragen ausführlich und wahrheitsgemäß zu beantworten und zusammengefalet in eine zu diesem Zweck in Ihrer Einrichtung aufgestellte „Sammel-Box" zu werfen. Sie können den Bogen – wenn Sie möchten – vorher auch in einen Briefumschlag stecken. Ihre Heimleitung bzw. PDL sagt Ihnen, wo sich die „Sammel-Box" in Ihrer Einrichtung befindet.

Wie gesagt: Die Befragung erfolgt anonymisiert, schreiben Sie also bitte nicht Ihren Namen auf den Fragebogen. Es können und sollen keine Rückschlüsse auf Ihre Person gezogen werden!

Noch ein Hinweis:

Bei den meisten Fragen sind Mehrfachnennungen möglich oder erwünscht!

Ich bedanke mich für Ihre Mitarbeit!

Manfred Borutta

---

1. **Welche der unten angegebenen Tatbestände würden Sie als freiheitsbeschränkende bzw. freiheitsentziehende Maßnahmen (Fixierungen) bewerten?**

    ❏ Trickschlösser an den Stations- und Eingangstüren
    ❏ Abschließen der Zimmertüre eines Bewohners
    ❏ Täuschung über vorhandene Verriegelungen an Türen
    ❏ Bauchgurte im Bett
    ❏ Bettgitter
    ❏ Bettschürzen
    ❏ Stecktische am (Roll-)Stuhl
    ❏ Hand-, Fuß- und Körperfesseln
    ❏ Gurte am Stuhl
    ❏ Wegnahme der Bekleidungsstücke (z. B. Schuhe) der BewohnerInnen
    ❏ Wegnahme der Fortbewegungsmöglichkeiten (z. B. Rollstuhl, Gehwagen)

- ❏ psychischer Druck auf einen Bewohner
- ❏ Gabe von sedierenden Medikamenten

2. **Haben Sie schon mal eine freiheitsentziehende oder einschränkende Maßnahme gegenüber einem Heimbewohner durchgeführt?**

- ❏ ja, einmal war dies unumgänglich
- ❏ ja, mehrfach musste ich dies tun
- ❏ ja, aber ...   ❏ nein, noch nie

3. **Aus welchen Gründen oder in welchen Situationen halten Sie freiheitsbeschränkende bzw. -entziehende Maßnahmen für angebracht und notwendig?**

- ❏ bei akutem Personalmangel
- ❏ bei möglicher Sturzgefahr eines (z. B. gehbehinderten) Bewohners
- ❏ bei möglicher Selbstgefährdung eines Bewohners (z. B. beim Aufstehen aus dem Bett)
- ❏ bei möglicher Fremdgefährdung (Dritter) durch den Bewohner (z. B. bei Bewohnern, die schon mal aggressiv wurden)
- ❏ auf eigenen Wunsch des Bewohners (Sicherheitsbedürfnis)
- ❏ bei Bewohnern, die (z.B. auf Grund einer vorliegenden dementiellen Veränderung) Gefahrensituationen nicht mehr richtig abschätzen können
- ❏ bei akut drohender und erheblicher Selbstgefährdung des Bewohners (z. B.: ein verwirrter Bewohner, der das Heim verlässt und bei „Rot" anzeigender Ampel über eine stark befahrene Kreuzung gehen will)
- ❏ bei akut drohender und erheblicher Fremdgefährdung (Dritter) durch den Bewohner (z. B.: ein Bewohner, der mit einer Gehhilfe auf einen Mitbewohner einschlagen will)
- ❏ aus folgenden anderen Gründen: _____

4. **Wer ist in Ihrer Einrichtung befugt, über den Einsatz von freiheitsbeschränkenden und -entziehenden Maßnahmen zu entscheiden?**

- ❏ die Heimleitung   ❏ direkte Angehörige
- ❏ die Stationsleitung   ❏ der Bewohner selbst

❏ die jeweilige Pflegefachkraft ❏ ein Vormundschaftsrichter
❏ der Arzt ❏ ein gesetzlich bestellter Betreuer
❏ andere Personen: _____

---

5. **Dürfen in Ihrer Einrichtung räumlich desorientierte BewohnerInnen das Haus verlassen?**

❏ nein, auf gar keinen Fall
❏ ja, nach Möglichkeit geht jemand vom Personal mit
❏ ja, unter folgenden Voraussetzungen : _____

❏ wir haben mit solchen Situationen bereits Probleme gehabt

---

6. **Wie häufig gab bzw. gibt es für Sie und Ihre KollegInnen hausinterne oder externe Fortbildungsangebote zu Themen wie „Aufsichts- und Betreuungspflichten im Heim", „Selbstbestimmungsrecht von HeimbewohnerInnen", „Betreuungsrecht" oder zu ähnlichen Themen?**

❏ unsere Kollegen sind so gut ausgebildet, dass sie diese Art von Fortbildungen nicht (mehr) brauchen
❏ häufiger als zweimal im Jahr ❏ ein- bis zweimal im Jahr
❏ einmal in 2 Jahren ❏ seltener als alle 2 Jahre
❏ gar nicht

---

7. **(Wie) Arbeiten Sie mit dem Vormundschaftsgericht zusammen?**

❏ Es gibt regelmäßige Kontakte/Besprechungen/Informationsaustausch
❏ Wir haben gemeinsame Vereinbarungen getroffen (z. B. Vordrucke, Verfahrensweisen etc.)
❏ Wir benötigen das Vormundschaftsgericht nicht, weil wir fachgerecht und eigenverantwortlich im Einzelfall entscheiden, was zu tun ist
❏ Die Zusammenarbeit ist schwierig bzw. nicht gegeben
❏ Es gibt unsererseits folgende Kritikpunkte an dieser Zusammenarbeit:

_____
_____
_____
_____
_____

8. Welche Handlungsalternativen zum Fixieren von BewohnerInnen schlagen Sie Ihren KollegInnen vor? Bitte stichwortartige Nennungen

_____
_____
_____
_____
_____
_____

9. Ich bin...

Ausbildungsqualifikation:
❏ examinierte/r AltenpflegerIn
❏ examinierte/r KrankenpflegerIn
❏ examinierte KinderkrankenpflegerIn
❏ examinierte/r KrankenpflegehelferIn
❏ PflegehelferIn
❏ Auszubildende/r
❏ PraktikantIn
❏ Zivildienstleistender
❏ Aushilfskraft
❏ sonstiges (bitte kurz benennen): _____

Funktion:
❏ Stations-/Wohngruppen leiterIn
❏ stellvertr. Stations-/WG-Ltg.
❏ sonstiges: _____

10. Wie lange sind Sie schon im Beruf tätig?

❏ Ich bin noch in der Ausbildung
❏ weniger als ein Jahr
❏ bis zu drei Jahren
❏ bis zu fünf Jahren
❏ bis zu 10 Jahren
❏ länger als 10 Jahre

11. Fühlen Sie sich für die Arbeit mit verwirrten Heimbewohnern gut ausgebildet?

- ❏ ja, meine Pflegeausbildung hat mich auf diese Aufgabe gut vorbereitet
- ❏ es geht so
- ❏ die Ausbildung liegt zu lange zurück
- ❏ ich fühle mich häufiger mit dieser Aufgabe überfordert
- ❏ ich fühle mich stark überfordert und manchmal „ausgebrannt"
- ❏ ich würde gerne eine Zusatzausbildung oder eine Weiterbildung in diesem Bereich machen

**Faxvordruck /
Formschreiben 1**

_____   _____
(Name und Adresse der Pflegeeinrichtung)   (Datum)

An
Herrn / Frau

_____
(Name und Adresse des Bevollmächtigten bzw. Betreuers)

Betr.: Betreuung von Frau / Herrn _____
(Name des Bewohners)

Aus pflegerischen Gründen (s. u.) und / oder auf Anraten des Hausarztes haben wir bei Frau / Herrn *(Name des Bewohners)* folgende freiheitsentziehende Maßnahme durchführen müssen:

_____

_____

_____

(Darstellung der Maßnahme)

Folgende Gründe haben uns zur Durchführung der Maßnahme veranlasst:

_____

_____

Wir bitten Sie, sich bei einem Besuch von der Notwendigkeit der Maßnahmen zu überzeugen und alsbald beim zuständigen Amtsgericht – Vormundschaftsgericht – die erforderliche Genehmigung für die oben angeführte freiheitsentziehende Maßnahme zu beantragen.
Zuständig für eine solche Genehmigung ist das Amtsgericht – Vormundschaftsgericht – , bei dem die Betreuung anhängig ist.
Ein Pflegebericht und / oder ärztliches Attest zur Notwendigkeit der Maßnahme ist beigefügt / wird umgehend nachgereicht.

_____
(Unterschrift der verantwortlichen Pflegekraft / PDL)

**Faxvordruck /
Formschreiben 2**

(Name und Adresse der Pflegeeinrichtung)   (Datum)

An das
Amtsgericht – Vormundschaftsgericht –

(Adresse des Gerichts)

Betr.: **Anregung zur Bestellung eines/einer BetreuerIn für unsere/n Heimbewohnerln
Frau / Herrn** _____
        (Name des Bewohners)

Unser/e HeimbewohnerIn Frau / Herr *(Name der/des BewohnerIn)* kann nach unseren Beobachtungen und Erfahrungen und dem beigefügten Attest des Hausarztes ihre/seine Angelegenheiten nicht mehr alleine besorgen. Unserer Meinung nach sollte ein/e BetreuerIn für folgende Wirkungskreise bestellt werden:
❏ Aufenthaltsbestimmung
❏ ärztliche Behandlung
❏ Gesundheitssorge
❏ Regelung der finanziellen Angelegenheiten
❏ _____
❏ _____

Frau / Herr *(Name der/des BewohnerIn)* hat niemanden zur Wahrnehmung dieser Aufgaben bevollmächtigt.

Zu ihrem / seinem eigenen Schutz müssen wir zeitweilig in die Freiheitsrechte der/des BewohnerIn eingreifen. Folgende freiheitsbeschränkende / freiheitsentziehende Maßnahmen mussten wir bislang anwenden:

(Darstellung der Maßnahmen)

Deshalb sollte möglichst umgehend von einem zu bestellenden Betreuer die vormundschaftsgerichtliche Genehmigung für diese Maßnahmen beantragt werden.

Sollte nicht alsbald über die Bestellung eines Betreuers entschieden werden können, bitten wir, wenigstens vorläufig einen Betreuer zu bestellen, der die erforderlichen Schritte veranlassen kann.

(Unterschrift der verantwortlichen Pflegekraft / PDL)

**Faxvordruck /
Formschreiben 3**

_____   _____
(Name und Adresse der Pflegeeinrichtung)   (Datum)

An das
Amtsgericht – Vormundschaftsgericht -

_____
(Adresse des Gerichts)

**Betr.: Unterbringungsmaßnahme nach § 1846 BGB für unsere/n Heimbewohnerln
Frau / Herr** _____
(Name des Bewohners)

Wie aus dem vorliegenden Pflegebericht und dem beigefügten ärztlichen Attest des Hausarztes ersichtlich ist, mussten wir bei Herrn / Frau (*Name der/des BewohnerIn*) zu seinem / ihrem Schutz kurzfristig folgende gravierende freiheitsentziehende Maßnahme durchführen, die unterbringungsähnlichen Charakter (nach § 1906 Abs. 4 BGB) hat

_____

_____

_____
(Darstellung der Maßnahmen)

Die Bestellung eines Betreuers wurde von uns bereits mit Datum vom _____ angeregt, ist bisher jedoch noch nicht erfolgt.

Wir bitten um vorläufige Anordnung der genannten Maßnahmen durch das Vormundschaftsgericht, da die von uns für notwendig gehaltenen Maßnahmen einen gravierenden Eingriff in die Freiheitsrechte der / des BewohnerIn darstellen.

_____
(Unterschrift der verantwortlichen Pflegekraft / PDL)

Bedeutung der Stadieneinteilung der Alzheimer-Krankheit nach Reisberg für therapeutische bzw. kompensatorische Maßnahmen
(G. Krämer, Alzheimer Krankheit, Stuttgart 1996, im Georg Thieme-Trias Verlag KG)

Stadium:	Beschreibung:	Intensität
1. Unauffällig	• Keine Gedächnisstörungen, normaler Befund	
2. Fragliche Störungen (Werden nur von Betroffenen selbst bemerkt)	• Vergessen, wo vertraute Gebrauchsgegenstände hingelegt wurden oder wie gut bekannte Menschen heißen • Angemessenes Verhalten ohne nennenswerte Beeinträchtigung des beruflichen und gesellschaftlichen Lebens • Im Gespräch und bei der Untersuchung keine sicheren Gedächnisstörungen nachweisbar	
3. Geringe Störungen (Werden oft vertuscht oder überspielt)	• Stärkeres Nachlassen der Merkfähigkeit mit eindeutigen Störungen in mehr als einem der nachfolgenden Bereiche: – Zurechtfinden an einem fremden Ort – Verminderte Leistung und Versagen bei beruflichen Anforderungen (fällt Mitarbeitern auf) – Wortfindungsstörungen und Schwierigkeiten, sich an Namen von Bekannten zu erinnern (wird von Freunden und Bekannten bemerkt) – Behalten nur eines kleinen Teils eines gelesenen Textes – Schlechtes Behalten von Namen neu vorgestellter Personen – Verlegen oder Verlieren von Wertgegenständen • Verringerte Leistungsfähigkeit im Beruf oder sozialem Umfeld (von den Betroffenen häufig verleugnet) • Bei der Untersuchung zumindest testpsychologisch Nachweis von Gedächtnis- und Konzentrationsstörungen	

Stadium:	Beschreibung:	Intensität
4. Mäßige Störungen	• Eindeutige Störungen, unter anderem mit: – fehlender oder schlechter Kenntnis aktueller oder kurz zurückliegender Ereignisse – Probleme beim Erinnern des eigenen Lebenslaufs – Störungen bei schwierigen Denk- oder Rechenaufgaben – Probleme, sich an unbekannten Orten zurechtzufinden oder beim Umgang mit Geld (Einkaufen, Verreisen) • Leichte Feststellbarkeit dieser Störungen im Gespräch oder bei der Untersuchung • Nachlassende Aktivität und Neigung, Konkurrenzsituationen oder erhöhte Anforderungen zu vermeiden (weiterhin häufig Verleugnen der Störung) • Meist (noch) keine Störung in den folgenden Bereichen: – Orientierung zu Ort, Zeit und Person – Wiedererkennen vertrauter Gesichter und Personen – Zurechtfinden an bekannten Orten	
5. Mittelschwere Störungen	• Unfähigkeit, alleine zurechtzukommen (auf Hilfe Dritter angewiesen) • Im Gespräch oder bei der Untersuchung Störungen von: – Erinnerungen an wichtige Dinge des täglichen Lebens wie die eigene Telefonnummer, Adressen oder Namen naher Angehöriger – Häufige Desorientierung zur Zeit (Datum, Wochentag, Jahreszeit usw.) oder zum Ort – Probleme bei der Auswahl passender Kleidungsstücke – unter Umständen Vernachlässigung der Körperpflege	

Stadium:	Beschreibung:	Intensität
	• Meist (noch) keine Störung in den folgenden Bereichen: – Orientierung zur eigenen Person – Kenntnis naher Angehöriger – Körperpflege und Toilettengang	
6. Schwere Störungen	• Auftreten schwerer Störungen, z.B.: – gelegentliches Vergessen der Namen von Partnern – Fehlendes Erinnern kurz zurückliegender Ereignisse oder wichtiger eigener früherer Erfahrungen – Schwierigkeiten beim Rechnen von Zahlen zwischen eins und zehn – gestörte Wahrnehmung von zeitlichen Veränderungen, auch in Bezug auf die Umwelt (Jahreszeiten) – Persönlichkeitsstörungen – eventuelle zusätzliche Störungen: ▷ Verfolgungsdenken, Wahnvorstellungen (z.B. Diebstahl oder Ehebruch), Halluzinationen ▷ Unruhe, Angstsymptome, aggressives Verhalten ▷ fehlender Antrieb • Vollständige Abhängigkeit von der Hilfe Dritter, auch beim An- und Ausziehen und der Körperpflege • Gestörter Tag-Nacht-Rhythmus • Unter Umständen Kontrollverlust für Blasenentleerung und Stuhlgang • Meist (noch) keine Störung in folgenden Bereichen: – Erinnern des eigenen Namens – Unterscheidung bekannter und unbekannter Personen	
7. Sehr schwere Störungen	• Extreme Verminderung des Wortschatzes mit weitgehendem oder völligem Verlust der Sprachfähigkeit • Verlust der Gehfähigkeit • Probleme beim Sitzen • Verlust der Fähigkeit zu Lächeln • Häufig Kontrollverlust für Blasen- und Darmentleerung	

In Spalte 3 ist die steigende Intensität der in Kap. IX Pkt. 5 beschriebenen therapeutischen und kompensatorischen Maßnahmen anhand zunehmend intensiverer Schattierungen dargestellt. Je dunkler die Schattierung, umso mehr sollten diese Maßnahmen in einem Pflegekonzept Berücksichtigung finden.

Literaturverzeichnis

Die folgende Aufstellung dokumentiert empfehlenswerte Publikationen zum Thema „Freiheitsentziehung in der Altenpflege" und einen Auszug der Quellenliteratur, die vom Autor verwendet wurde. Genauere Angaben hierzu sind den jeweiligen Fußnoten im Text zu entnehmen.

Bücher:
- Artes, Obex, Vaessen, Wagner:
„Professionelle Pflege – Theoretische und praktische Grundlagen", Bocholt, 1997

- Beck-Texte im dtv:
„BtR – Betreuungsrecht", München, 1998

- Berhard / Walsh:
„Leiten und Führen in der Pflege", Berlin/ Wiesbaden, 1997

- Blonski, H.:
„Wohnformen im Alter", Weinheim und Basel, 1997

- Böhme, H.:
„Arbeitsrecht für die Pflege", Stuttgart, 1998

- Borutta, Manfred:
„Fixierung in der Pflegepraxis", Hannover, 1994

- Bosch, Corry F. M.:
„Vertrautheit", Wiesbaden, 1998

- Brenner, G.:
„Rechtskunde für das Krankenpflegepersonal", 6. Auflage, Stuttgart, 1997

- Dörner, K., und Plog, U.:
„Irren ist menschlich", Lehrbuch der Psychiatrie, Psychotherapie, 1. Neuauflage, Bonn 1996

- Feil, Naomi:
„Validation", Wien, 1992

- Füsgen, Ingo:
„Demenz", München, 1995

- Gastinger, S.:
„Freiheitsschutz und Haftungsrecht in der stationären und ambulanten Altenhilfe", Freiburg 1993

- Goberg, O.:
„Das Heimgesetz und zugehörige Verordnungen – Kommentar, Hannover 1997

- Held, Otten, Prümmer, Reckmann; Caritas-Verband des Bistums Aachen (Hrsg.):
„Doku – O.K. – Pflegedokumentationshandbuch für die stationäre Altenpflege", Aachen, 1999

- Jürgens, Kröger u. a.:
„Das neue Betreuungsrecht", München, 1992

- Kämmer, K. / Schröder, B. (Hrsg.):
„Pflegemanagement in Alteneinrichtungen, 3. Auflage, Hannover, 1998

- Kirchhof, R.-R.:
„Betreuungsgesetz", Stuttgart, 1992

- Klie, Th.:
„Rechtskunde für die Altenpflege", 6. Auflage, Hannover, 1997

- Klie, Th.:
„Pflegeversicherung", 4. Auflage, Hannover, 1998

- Klie, Harris, Ramin:
„Heime zum Leben", Hannover, 1995

- Klie, Th.:
„Recht auf Verwirrtheit?", Hannover 1993

- Klie, Lörcher:
„Gefährdete Freiheit", Freiburg, 1994

- Klie, Th.:
  „Recht der Altenhilfe", Hannover, 1998
- Klie, Th.:
  „Heimaufsicht – Praxis, Probleme und Perspektiven", Hannover, 1988
- Krämer, G., Dr.:
  „Alzheimer-Krankheit", Stuttgart, 1996
- Miesen, B., Dr.:
  „So blöd bin ich noch lange nicht", Stuttgart, 1996
- Ruthemann, U.:
  „Aggression und Gewalt im Altenheim", Basel, 1993
- Schmidbauer, W.:
  „Pflegenotstand – das Ende der Menschlichkeit", Hamburg, 1992
- Schützendorf, E., und Wallrafen-Dreisow, H.: „In Ruhe verrückt werden dürfen", Frankfurt a. M., 1991
- Sigert, W.:
  „Führen ohne Konflikte?", Renningen-Malmsheim, 1994
- Sinkkonen, S. / Hornetz, K. (Hrsg.):
  „Kranken- und Gesundheitspflege in Finnland und Deutschland", Frankfurt a. M., 1995
- Suter, Martin:
  „Small world", Zürich, 1997
- Tölle, Rainer:
  „Psychiatrie", Berlin, 1996
- Walsh / Ford:
  „Pflegeriutale", Berlin, Wiesbaden, 1996
- Zimmermann, W.:
  „Betreuungsrecht 1999 – Hilfe für Betreute und Betreuer", München, 1998

Sonstige Publikationen:

- DBfK u. a.:
  Öffentlich-rechtliche Grundlagen für das Berufsfeld Pflege im Hinblick auf vorbehaltene Aufgabenbereiche (Igl.), Göttingen, u. a., 1998
- KDA:
  Forum 35, Haftungsfragen und Pflegeversicherungsgesetz (Böhme, Hans), Köln, 1997
- Jansen, Wolfgang:
  „Arbeitshilfen zum kreativen Umgang mit dementen Bewohnern", unveröffentlichtes Manuskript, 1998
- Landschaftsverband Rheinland:
  „Integrieren und aktivieren statt verwahren", Arbeitshilfe für die Betreuung psychisch kranker Menschen im Altenpflegeheim, Köln, 1995
- Lotze, Dr.:
  „Gutachten vom 11. 05. 88 für das AG Hamburg", 1988
- Landschaftsverband Rheinland:
  Psychosoziale Arbeitshilfe 13
  Empfehlungen für Leistungsstandards in der gerontopsychiatrischen Pflege, Bonn, 1999
- Senatsverwaltung für Soziales, Berlin:
  Arbeitshilfe Freiheitsbeschränkende und -entziehende Maßnahmen, Berlin, 1994